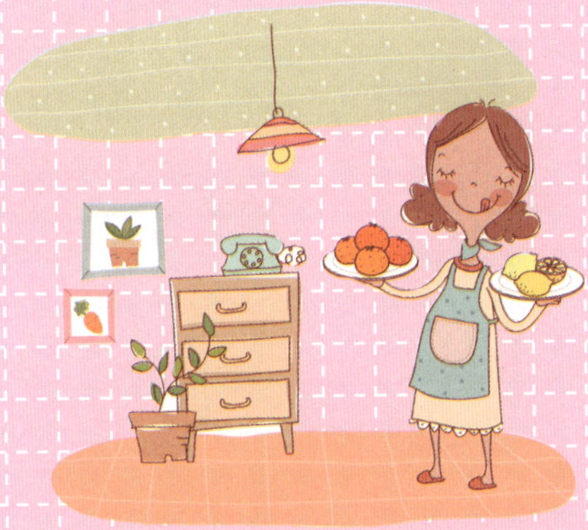

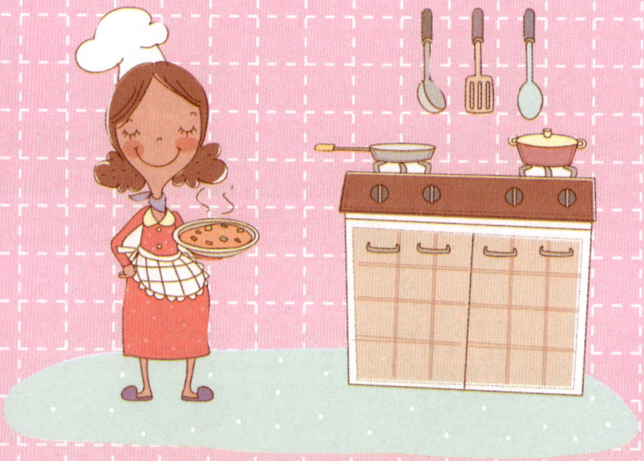

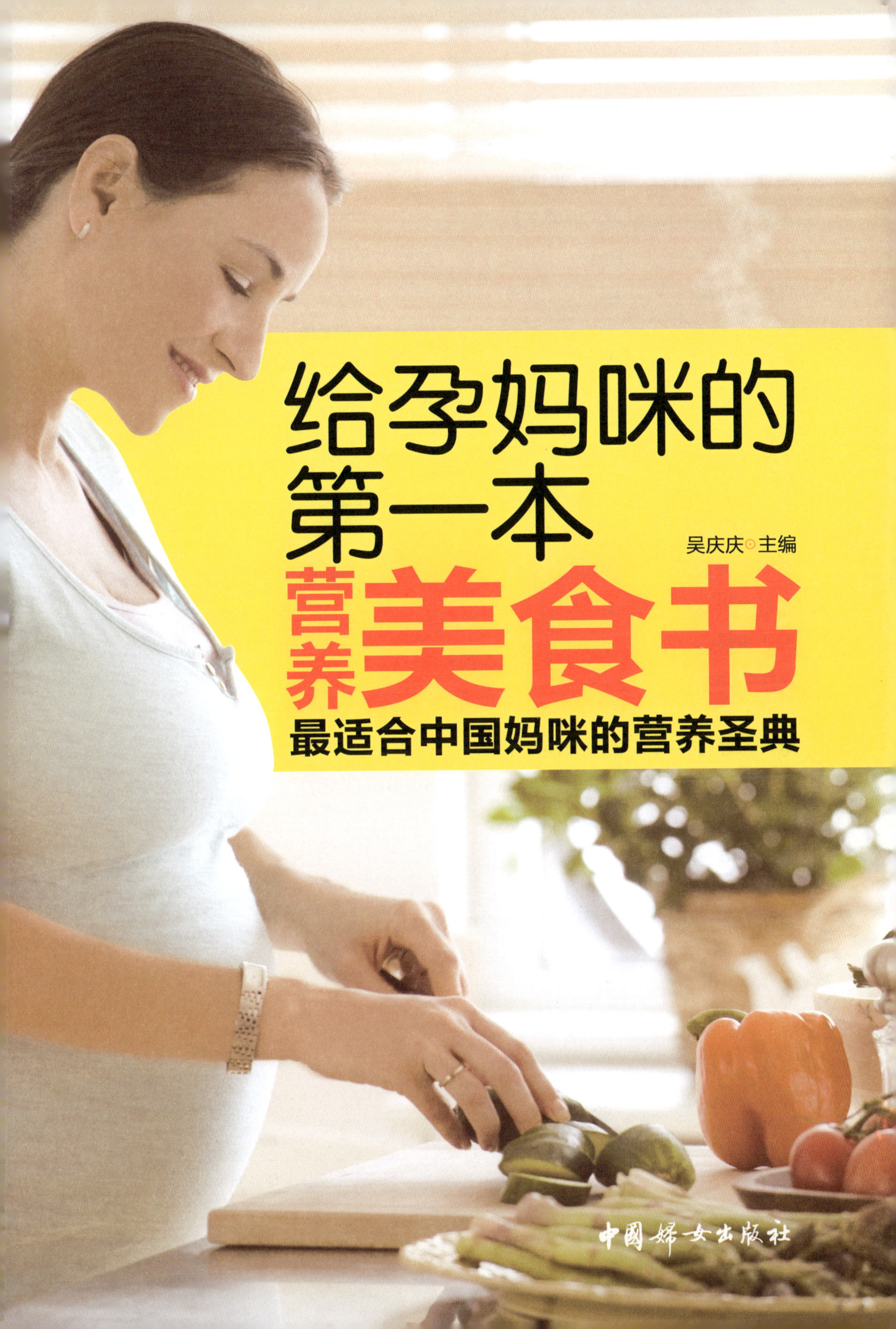

给孕妈咪的第一本营养美食书

吴庆庆◎主编

最适合中国妈咪的营养圣典

中国妇女出版社

图书在版编目(CIP)数据

给孕妈咪的第一本营养美食书/吴庆庆主编.
—北京:中国妇女出版社,2012.2

ISBN 978-7-5127-0368-1

Ⅰ.①给… Ⅱ.①吴… Ⅲ.①孕妇-营养卫生②孕妇-妇幼保健-食谱 Ⅳ.①R153.1②TS972.164

中国版本图书馆 CIP 数据核字(2011)第 255704 号

给孕妈咪的第一本营养美食书

作　　者:吴庆庆　主编
策划编辑:宋　罡
责任编辑:王赛男
责任印制:王卫东
出　　版:中国妇女出版社出版发行
地　　址:北京东城区史家胡同甲 24 号　　**邮政编码:**100010
电　　话:(010)65133160(发行部)　65133161(邮购)
网　　址:www.womenbooks.com.cn
经　　销:各地新华书店
印　　刷:三河市骏杰印刷厂
开　　本:170×240　1/16
印　　张:17
字　　数:250 千字
版　　次:2012 年 4 月第 1 版
印　　次:2012 年 4 月第 1 次
书　　号:ISBN 978-7-5127-0368-1
定　　价:36.00 元

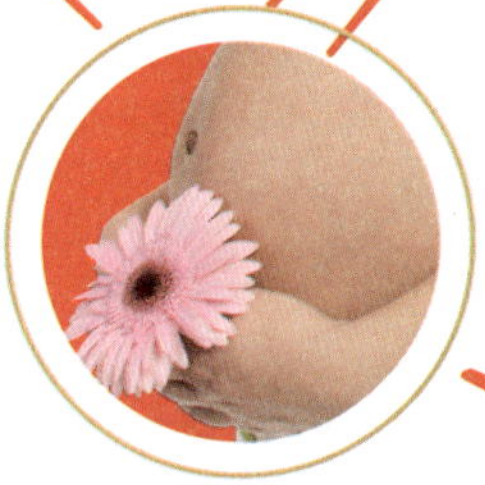

前言

PREFACE

人人都希望能拥有一个聪明漂亮、健康活泼的宝宝。因此，只要一发现怀孕，绝大多数孕妈妈都会大补特补各种营养品，唯恐亏待了肚子里的小宝宝。但是孕期到底应该补什么、何时补、补多少，很多准妈妈都没有科学的补充方案。

孕期40周，胎儿的生长发育确实有不同阶段，但只要按照怀孕40周每周的特点，全面摄取营养，就能满足胎儿成长的需要。

那么怀孕40周，到底每周应该补什么、补多少呢？本书将告诉你答案！

本书是以怀孕40周为结构进行编排的，详细而具体地列出了孕妈妈每周所需的重点营养素、营养饮食方案、营养美味食物、营养食谱、饮食注意事项和禁忌等方面，其中涉及的食谱包含主食、菜肴、汤、粥、果汁等不同类型，能让孕妈妈吃到既丰富，又营养的食物。

本书所列的食物和食谱都是生活中常见的，并且每个食谱都有详细的做法步骤，相信孕妈妈在开心享受美食的同时，还能缓解孕吐，缓解疲劳，远离妊娠期高血压综合征，吃出更聪明更健康的宝宝。

妈妈营养好，宝宝才聪明。愿每一位孕妈妈在此书的帮助下，都能孕育出更健康、更聪明的宝宝！

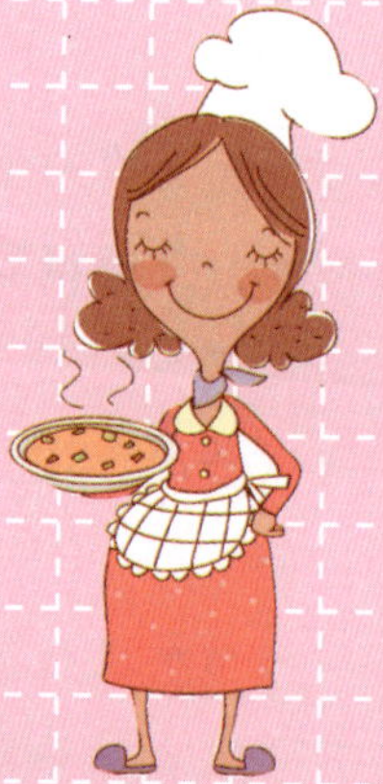

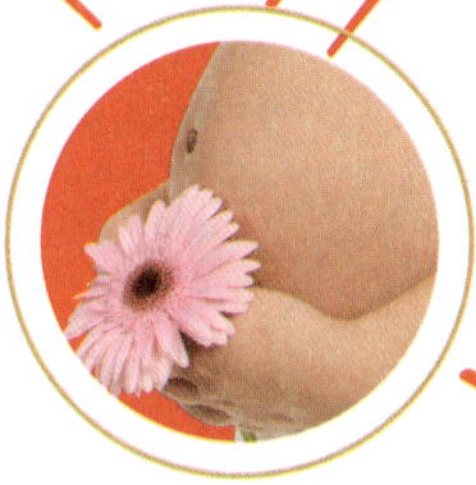

目录

CONTENTS

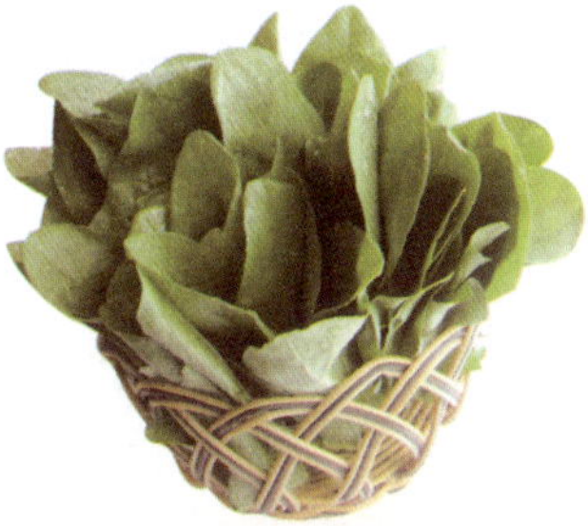

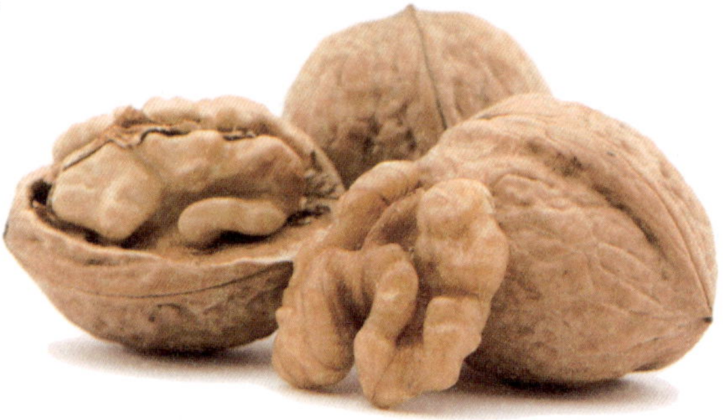

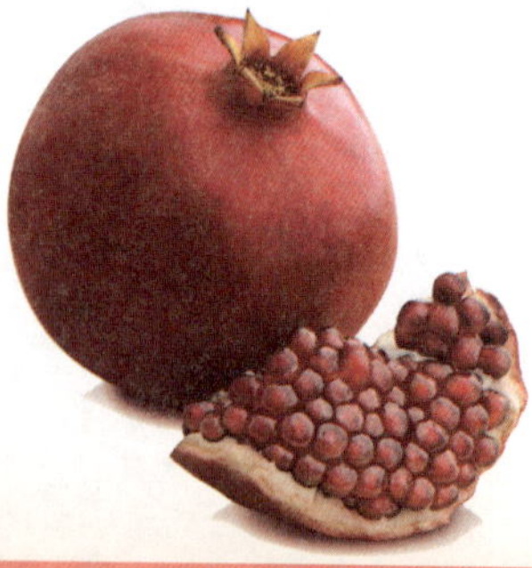

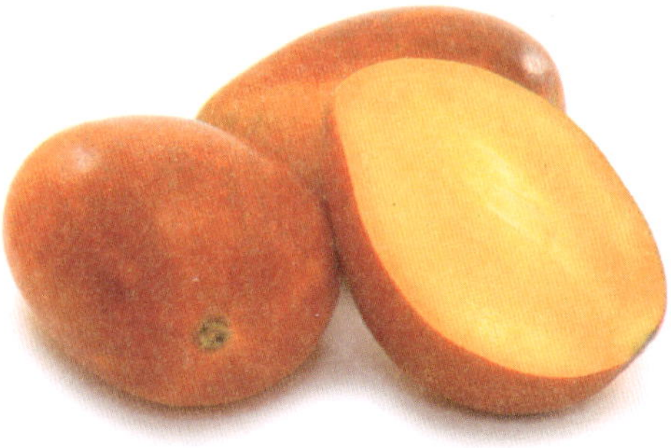

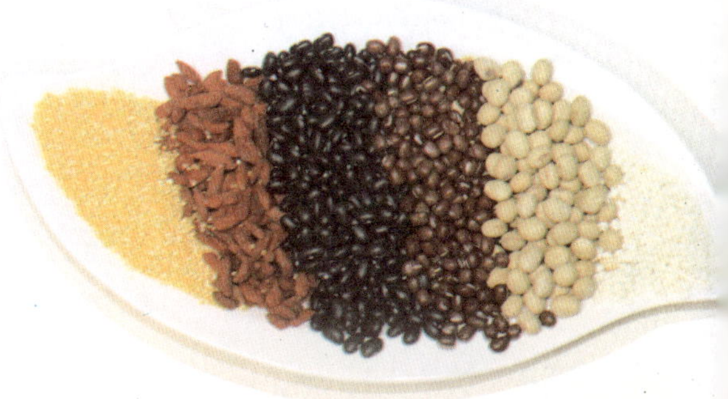

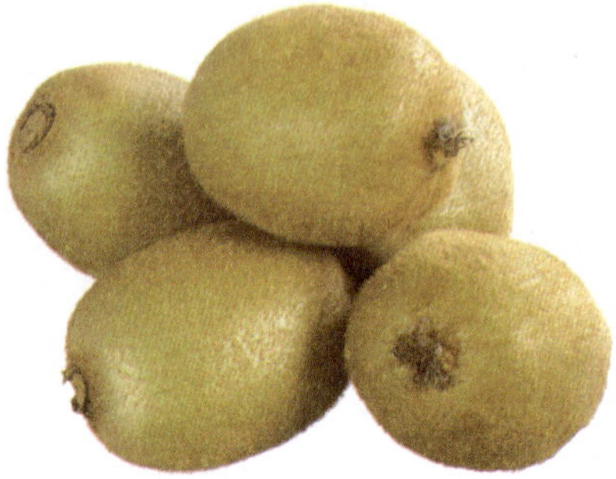

第14周

补碘、补铁是重点

第15周

不要贪食冷饮

第16周

补充含钙、含磷食物

第17周

继续补钙，少吃高热量甜食

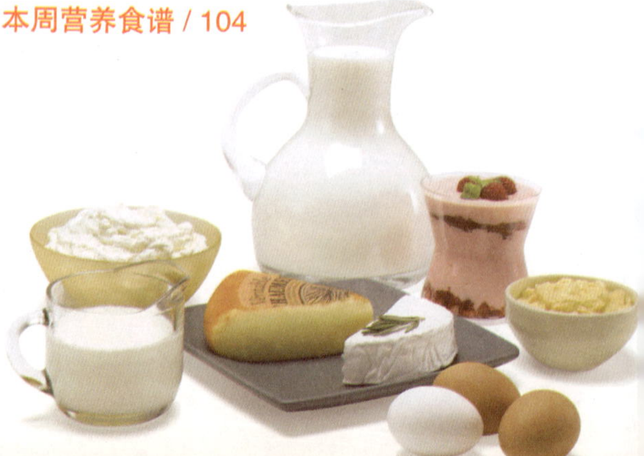

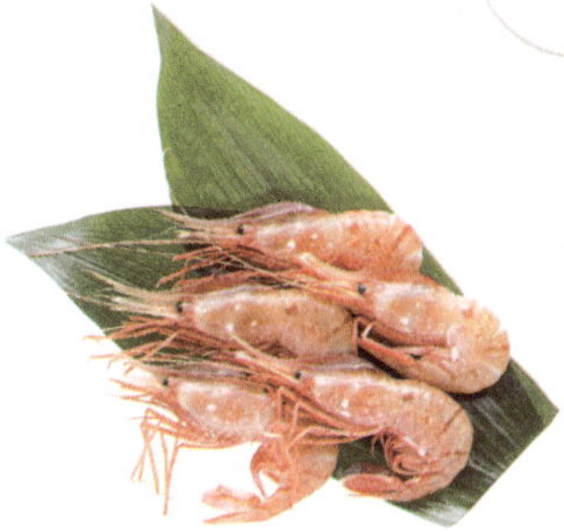

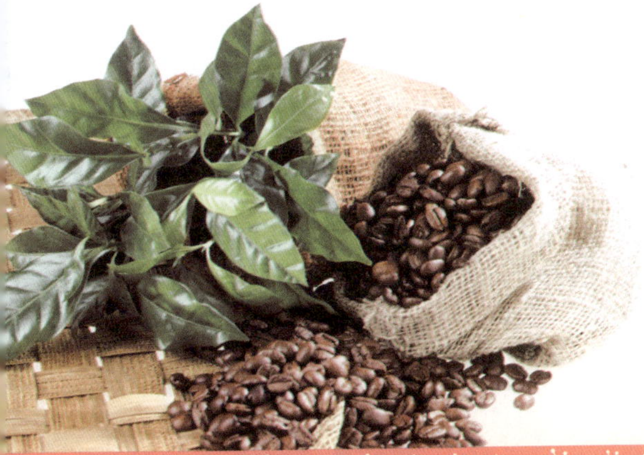

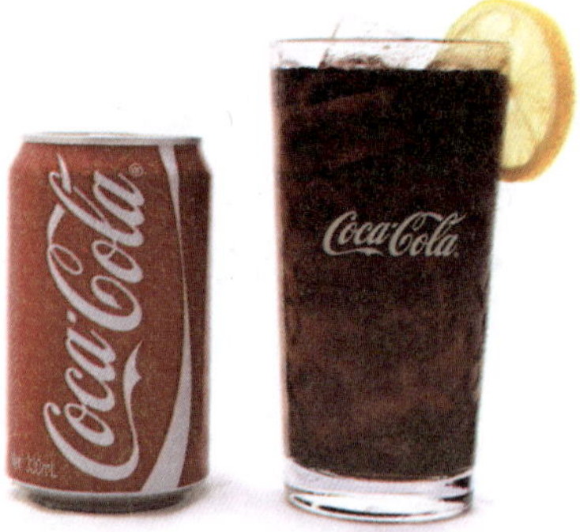
Coca-Cola
Coca-Cola

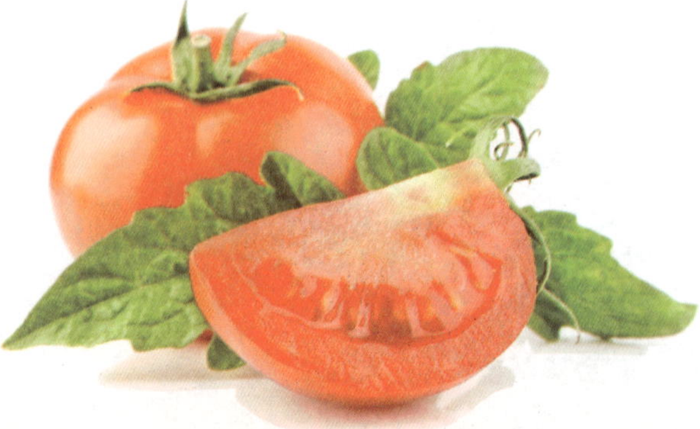

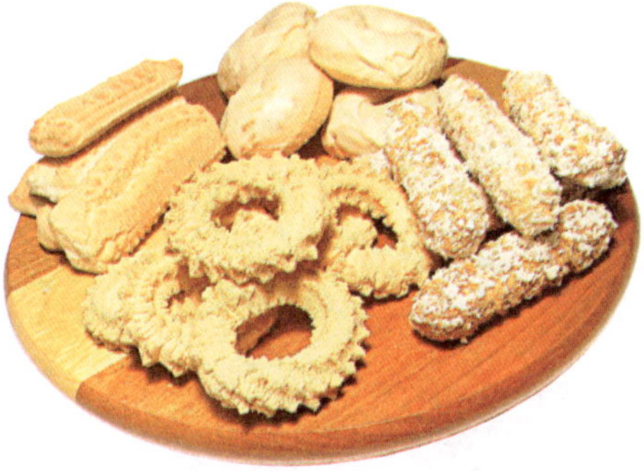

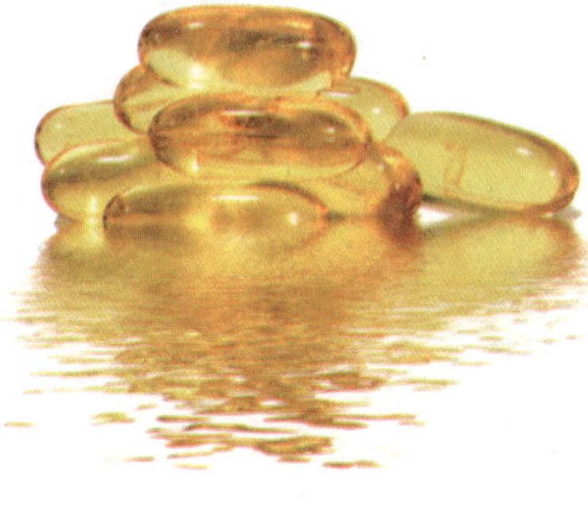

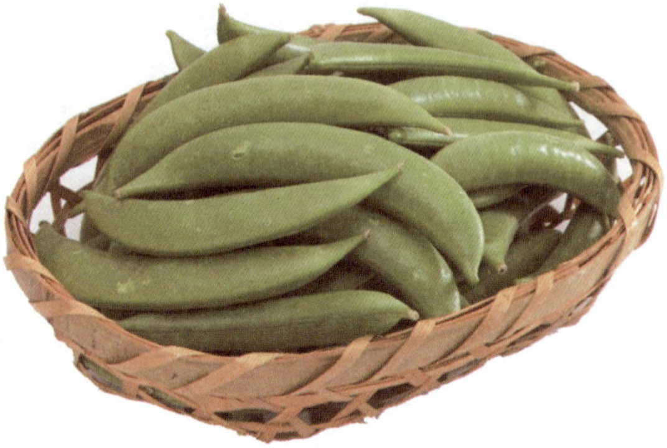

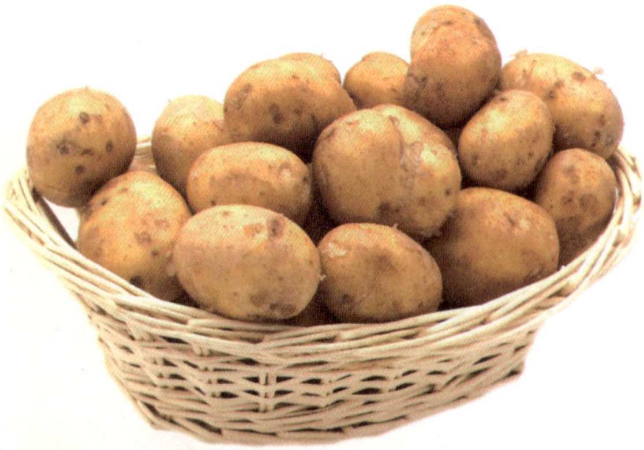

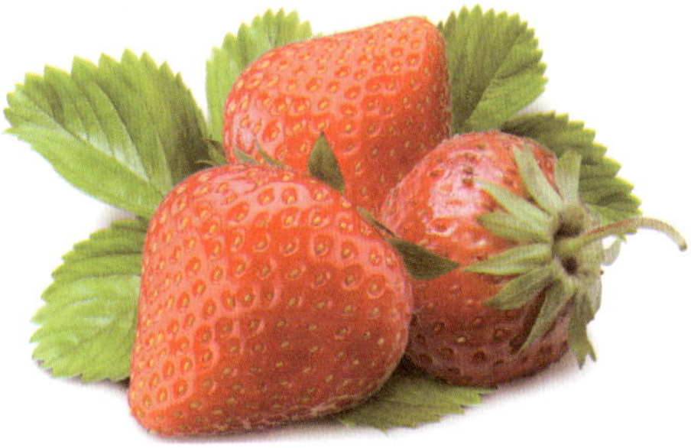

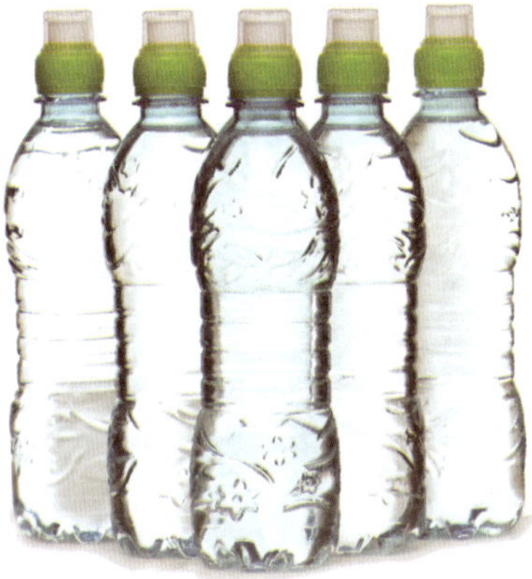

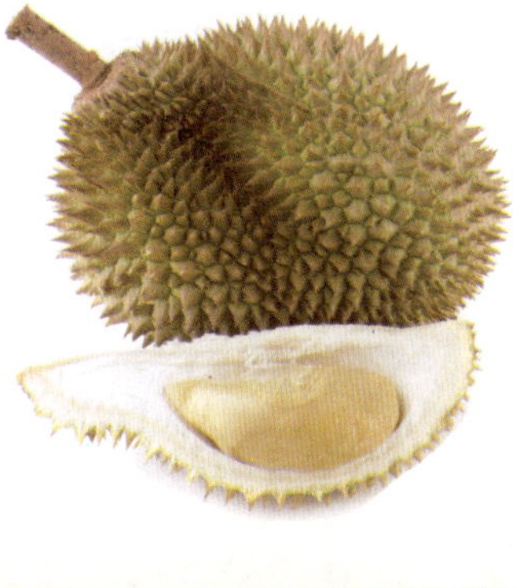

第39周

吃饱吃好，储备体能

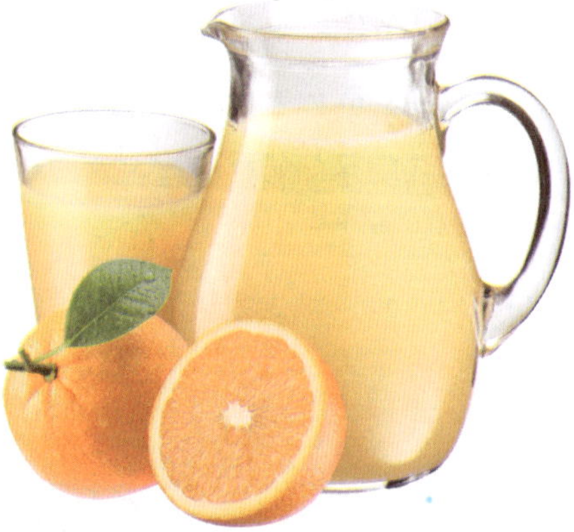

第40周

分娩前的助产食谱

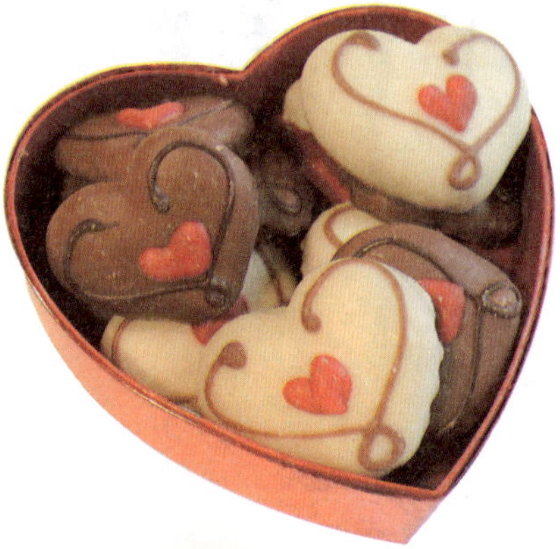

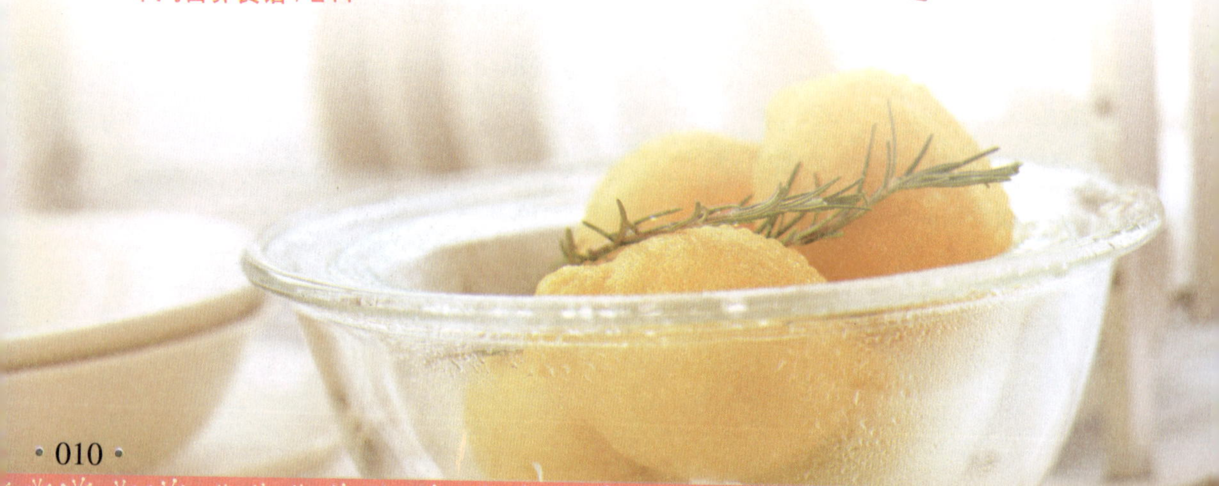

第1周 储备营养，不挑食

本周重点营养素 This Week's Major Nutrients

虽然第1周的精子和卵子还未真正结合在一起，但也一定要遵循营养全面、合理搭配的饮食原则。孕妈妈应适当增加糖类和蛋白质的摄入量，糖类每天150克以上，蛋白质每日不少于40克。另外要确保无机盐、钙质和维生素的供给。

本周营养饮食方案 This Week's Nutrient-Rich Way of Eating

孕前3个月开始进行营养储备

优生学研究表明，孩子出生后的体质和智力的好与坏，很大程度上取决于胎儿时期所得到的营养是否充足、均衡。因此，孕期营养极为重要，但要保证孕期营养，还须从准备怀孕的前3个月就开始积极储备。

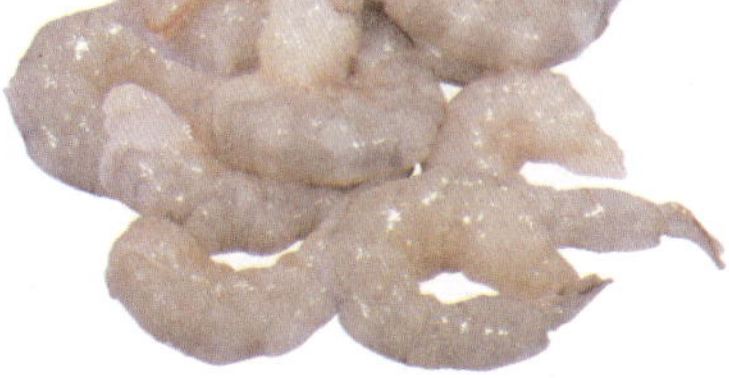

1.要保证产生优良的精子和卵子，饮食上注意多吃瘦肉、蛋类、鱼虾、动物肝脏、豆类及豆制品、海产品、新鲜蔬菜和时令水果等。

2.注意主副食搭配合理，并要多样化。饮食上不偏食、不素食、不依赖滋补品进补。少吃加工的食物，多吃五谷杂粮，越新鲜、越原汁原味的食物，人体吸收的营养越多。

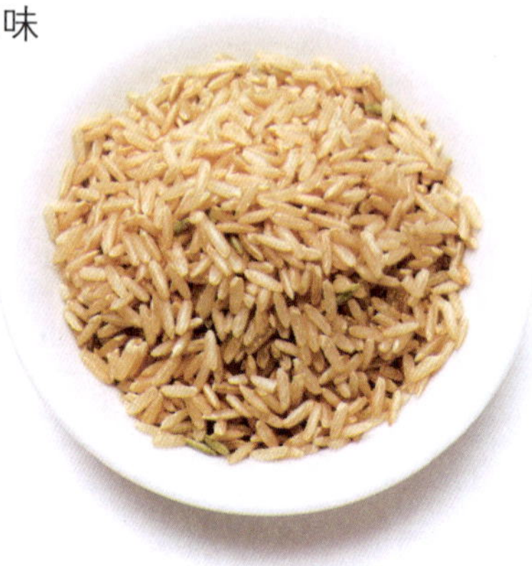

3.丈夫注意多吃花生、芝麻、鳝鱼、泥鳅、鸽子、牡蛎、麻雀、韭菜等食物，因为其中富含促进生育的锌元素，并多吃猪肝、瘦肉等富含氨基酸的食物，这些食物可补精壮阳，有助于形成优良精子。

4.为减少早孕反应对身体摄入营养造成的损失，孕前注意摄取身体储存量较低的一些营养素，如富含叶酸、锌、铁、钙的食物，为早期胚胎正常发育打下充足的物质基础。

5.为避免怀孕后容易发生便秘、胀气甚至痔疮，孕前可多吃一些富含纤维素的食物，如全麦面包、糙米、果仁、韭菜、芹菜、无花果等。

6.为防止妊娠纹出现，可从孕前3个月开始，在腹部涂抹维生素E，并在整个围产期使用，这样做对预防妊娠纹有明显的效果。

7.为了补充孕期饮食中缺乏的营养，可在孕前3个月开始服用营养素胶囊，这对提供优良卵子、预防胎儿畸形及防止早产有一定作用。

孕前3个月开始服用叶酸增补剂

我国传统的饮食结构使人们从饮食中摄取不到充足的叶酸，加之叶酸在烹调时又很容易被破坏，因此我国育龄女性普遍缺乏叶酸，容易使胚胎的神经管发育出现畸形，导致无脑儿、脊柱裂、脑膨出等先天畸形儿出生。我国是神经管畸形儿发生率最高的国家。因此，从孕前3个月就要开始注意摄取叶酸。

1.改变传统饮食结构，饮食中注意安排富含叶酸的食物，如动物肝脏、肾脏、绿色蔬菜（菠菜、小白菜、苋菜、韭菜）、鱼、蛋、谷、豆制品、坚果。

2.改善容易破坏叶酸的烹调方法，如做菜时不要温度过高，时间不宜太长。

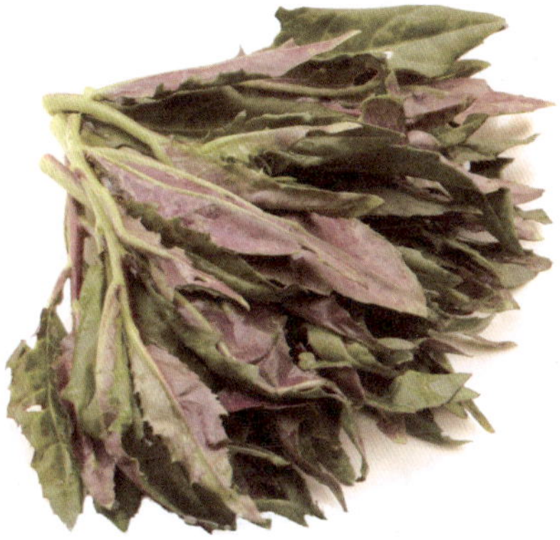

3.最有效的补充叶酸的方法是从怀孕前3个月开始，每天口服一粒含0.4毫克叶酸的福格森孕妇营养素软胶囊，一直服用到哺乳期结束。特别注意，不要错服治疗贫血的叶酸片，这种叶酸片每片剂量为5毫克，是福格森胶囊的12.5倍，过多服用反而会起到不良作用。

还需要提醒的是，计划怀孕期间，夫妻双方都不要穿紧身裤或尼龙裤，尤其是丈夫，裤子越紧睾丸温度就越高，生精功能会下降。

从打算怀孕那天起就要减少同房次数，让丈夫的精子从数量到质量上都有所保证。25~27岁是女人生育的最佳年龄，如果条件不具备，也应当在30岁的时候生育，最迟不要超过35岁，否则孕妇健康风险增高的同时，宝宝畸形的风险也将随之升高。

怀孕初期对身体有益的饮食

有助于大脑发育的DHA

DHA在脑发育和神经发育过程中起着至关重要的作用。DHA大量存在于脊背呈蓝色的鱼类和坚果类食物中。

塑造骨骼的钙

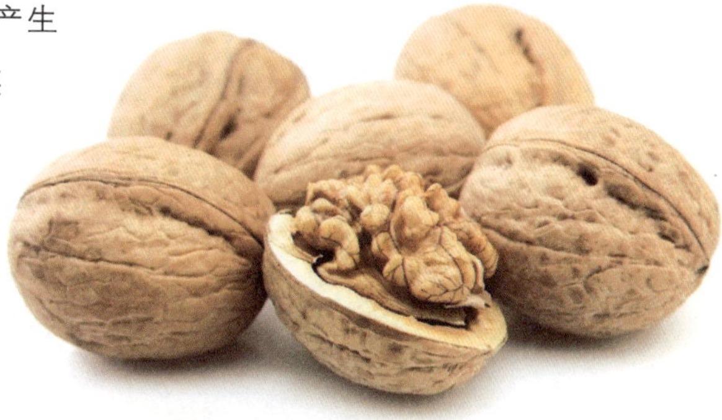

钙对胎儿的骨骼和神经系统的发育产生着重要影响。乳制品、鱼、茼蒿、裙带菜等食物中含有丰富的钙。由于需要不断地向胎儿供应钙，如果孕妈妈钙摄取量低，母体中积蓄的钙很快便会枯竭。因此，女性怀孕和哺乳期应预防骨质疏松症。

促进血液循环的镁

镁有促进血液循环的功能，从而使胎儿获得充分的血液供应。镁还能促使血液中的糖转化为能量。镁多含于大豆、石榴、香蕉、杏仁等食物中。

防止流产的维生素E

维生素E属于脂溶性维生素，过度摄取反而有害。如果摄取不足，又容易导致自然流产。花椰菜、菠菜等黄绿色蔬菜和植物油中含有丰富的维生素E。

抗贫血的铁

铁是人体最容易缺乏的营养成分，多含于肝脏、肉类、鸡蛋、粗米面食、黄绿色蔬菜、坚果类、干豆类食品中。孕妈妈体内缺铁，很容易患上贫血，如果贫血症状未得到改善，正常分娩时的出血也会带来危险。缺铁还会给孕妈妈的心脏带来负担。此外，缺铁的孕妈妈容易产生疲劳感，并对生理压力反应敏感，易患疾病。不过，孕妈妈缺铁一般不会对胎儿产生很大影响，因为胎儿会利用孕妈妈体内的血生成血红蛋白。

哪些食物可以提高受孕概率

富锌食物：各种植物性食物中含锌量比较高的有豆类、花生、小米、萝卜、大白菜等；各种动物性食物中，以牡蛎含锌最为丰富，此外，牛肉、鸡肝、蛋类、羊排、猪肉等含锌也较多。

动物内脏：这类食品中含有较多的胆固醇，其中，约10%是肾上腺皮质激素

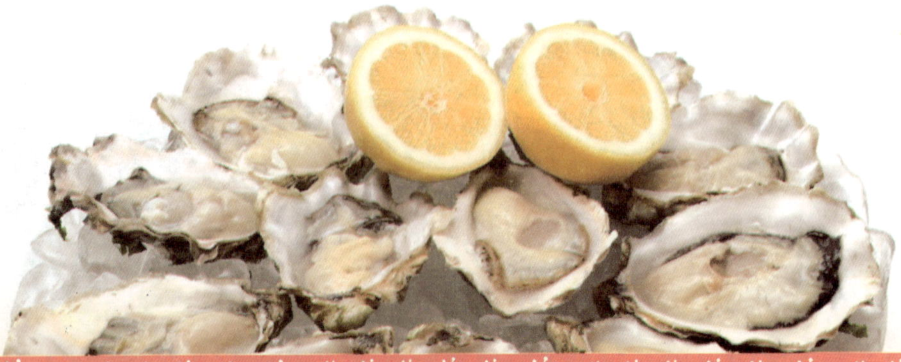

和性激素，适当食用这类食物，对增强性功能有一定作用。

富含蛋白质、维生素的食品：如瘦肉、鸡蛋、新鲜蔬菜、水果等。

富含精氨酸的食物：据研究证实，精氨酸是精子形成的必需成分，并且能够增强精子活力，对男子生殖系统正常功能维持有重要作用。可多吃鳝鱼、海参、墨鱼、章鱼、木松鱼、芝麻、花生仁、核桃等。

本周饮食禁忌

减少食盐量

盐中含有大量的钠，在孕期，如果体内的钠含量过高，血液中的钠和水会由于渗透压的改变，渗入组织间隙中形成水肿。因此，多吃盐会加重水肿并且使血压升高，甚至引起心力衰竭等疾病。

建议：正常的孕妇每日的摄盐量以7~10克为宜。在注意盐的吸收量的同时，还要继续吃各种维生素，以确保得到额外的铁元素的补充。

本周营养食谱 This Week's Diet Plan

红糖山药

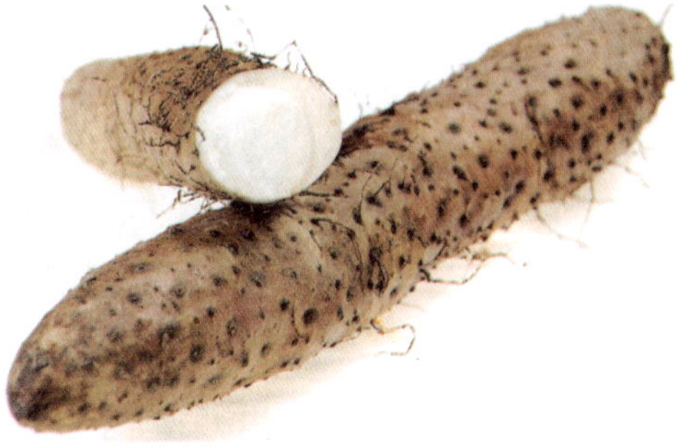

食谱原料：山药500克，红糖50克。

制作方法：先将山药切成块，锅里加水后将山药块倒入、煮熟，放入凉水中浸泡；把红糖溶化后加清水烧开、过滤、凉凉，放冰箱里稍冷冻后取出；把山药沥干水后放在盘中，加入冷却的糖汁即成。

营养小秘密

山药可补肾强身、补气益精，非常适合夫妻在孕前食用。

红糖蜂糕

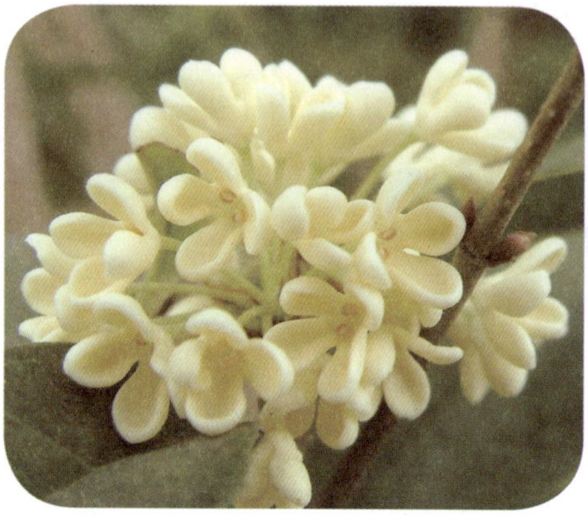

食谱原料： 玉米面50克，红糖15克，桂花2克，青红丝2克，碱适量，面肥200克。

制作方法： 1.把玉米面放入盆内，加入面肥和适量温水，和成较软的面团发酵，待发起时兑入适量碱水，搅拌均匀，放入桂花、红糖，揉匀待用。

2.将屉布铺平，玉米面坯倒入，抹平，撒上青红丝，大火蒸熟，出屉后，凉凉，切块食用。

营养小秘密

这是一道适合孕早期孕妈妈养血的食谱。红糖的好处在于“温而补之，温而通之，温而散之”，也就是我们俗称的温补。红糖所含有的葡萄糖释放能量快，吸收利用率高，可以快速地补充体力。中医认为，红糖具有益气养血，健脾暖胃，祛风散寒，活血化淤之效，特别适于产妇、儿童及贫血者食用。

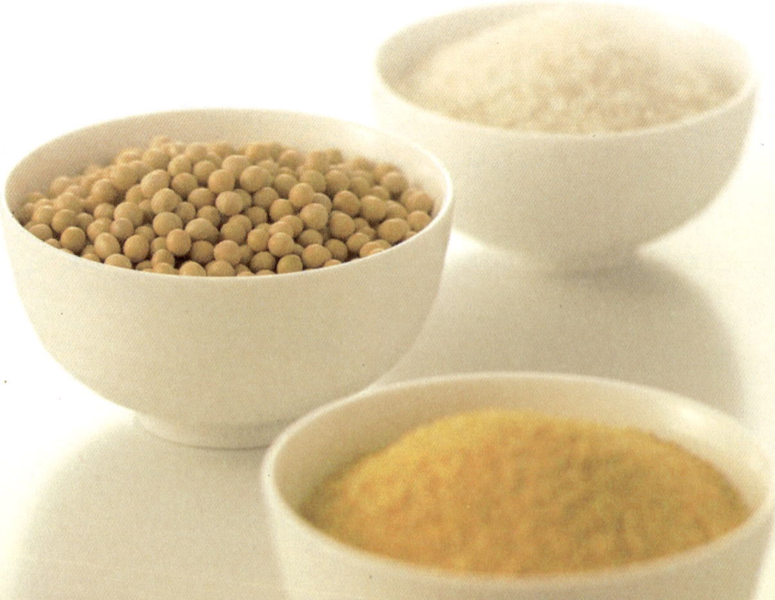

第2周 叶酸不能少

T 本周重点营养素
his Week's Major Nutrients

为保证胎儿神经系统的正常发育，孕妈妈要多吃富含叶酸的食品，如樱桃、桃、菠菜等新鲜水果和蔬菜，也可遵照医嘱补充叶酸片剂。在每天供给正常成人需要的2200千卡的基础上，再加上400千卡。

T 本周营养饮食方案
his Week's Nutrient-Rich Way of Eating

避免维生素A的过度摄取

维生素A大量存在于我们日常摄取的食物中，如果摄取过度，孕妈妈有可能产下畸形儿。

肝、鱼肝油、全脂奶粉、鸡蛋等食物中均含有维生素A，应避免摄取过度。

松香油含维生素A，因此要避免使用含有该成分的粉刺治疗剂或化妆品。

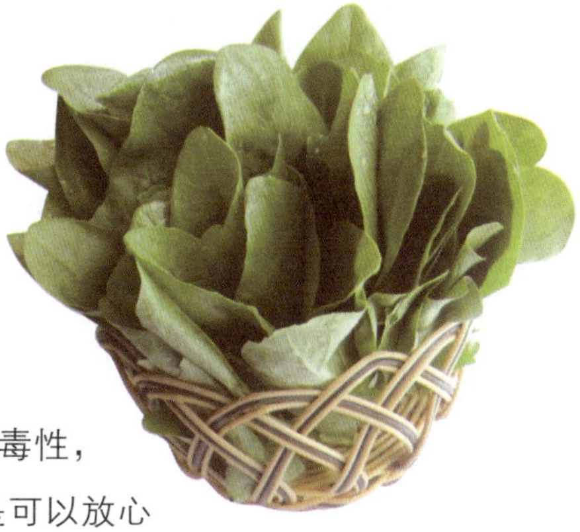

在人体中转化为维生素A的胡萝卜素没有任何毒性，因此，胡萝卜、菠菜等黄色、绿色蔬菜和海藻类是可以放心食用的。

孕妈妈要远离的饮食

酒精

怀孕期间即使是少量饮酒也容易引起胎儿神经发育迟缓、发育不全，以及心脏、大脑、神经管的畸形或面部畸形，因此从怀孕早期就要远离酒精。

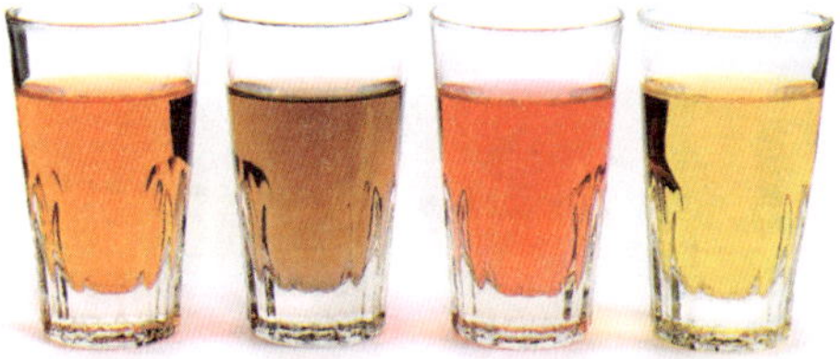

快餐食品

快餐食品中不仅含有大量足以引起胎儿异常的色素和防腐剂以及阻碍钙吸收的磷酸盐，而且缺乏营养，对孕妈妈和胎儿都不利。

人工甜味剂

减肥饮料中含有新型甜味剂阿斯巴甜，如果大量摄取有可能引起胎儿的智力障碍。另外，糖精可能致癌，尽量不要食用。

致癌防腐剂

奶酪、清凉饮料、火腿、香肠以及人造黄油等食物中均含有防腐剂。山梨酸和苯甲酸等防腐剂容易诱发癌症或引起细胞的突发性变异和染色体异常，因此应尽量避免食用。

辛辣和刺激性食物

怀孕后肠胃功能较之以前会下降20%左右，导致孕妈妈有时会感到消化不良或胃痛，因此应尽量避免摄取过于辛辣或刺激性的食物。

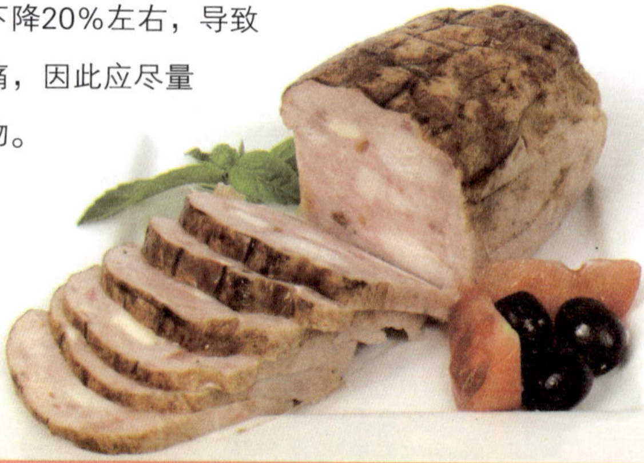

莴笋是叶酸的最好来源

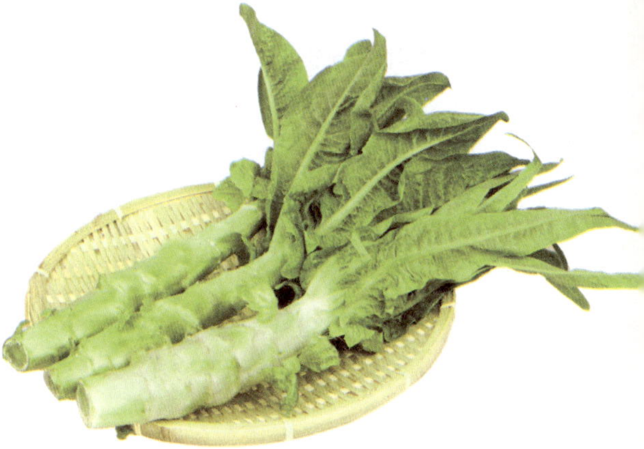

当谈到孕期营养时，人们第一个想到的肯定是叶酸。其实，不仅孕妈妈，男女老少都需要补充叶酸。因为它参与制造红血球和白血球，增强免疫力，一旦缺乏，人体便会出现疲劳、健忘、失眠等一系列症状。

因此，我们在日常生活中要注意补充一定量的叶酸，美国食品药品管理局也建议，每位育龄女性每日最低需摄入50微克叶酸，尤其在妊娠初期。为防止胎儿神经管畸形，高龄女性应至少在计划怀孕前1个月到初孕的3个月内每日在膳食外补充叶酸400微克。在日常饮食中，莴笋就是叶酸的最好来源之一，它的茎叶中均含有大量的天然叶酸，具有很高的营养价值。鲜莴笋叶煎汤饮可治疗浮肿和腹水，莴苣子可治疗乳汁不通，莴笋嫩茎中的白色浆汁还具有催眠的作用。所以说，莴笋是一种营养价值很高的食物，甚至说它“浑身都是宝”也不为过。

除莴笋外，其实叶酸也广泛存在于我们日常食用的动植物食品中，良好来源有肝、肾、鸡蛋、豆类、水果、绿叶蔬菜等。由于食物中的叶酸经烹调后损失率可高达50%～90%，因此多食用一些生拌的瓜果蔬菜更有利于叶酸的吸收，而孕妈妈可以额外服用一些叶酸补充剂以保证胎儿正常发育所需。

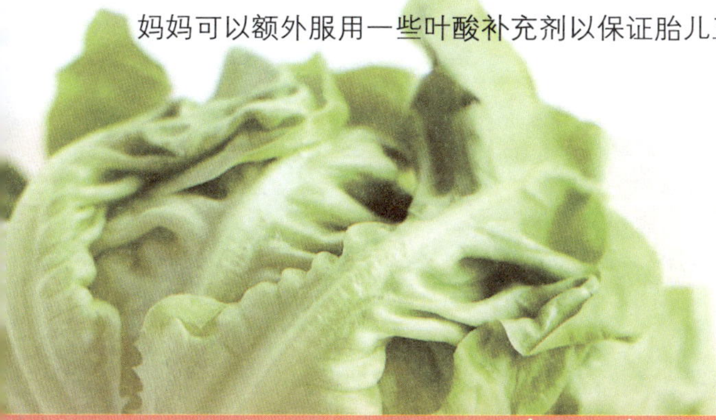

叶酸补充有讲究

含叶酸的食物很多，但由于天然的叶酸极不稳定，易受阳光、加热的影响而发生氧化，长时间烹调可被破坏，所以人体真正能从食物中获得的叶酸并不多，故对绿色的蔬菜不宜烹煮得过烂。叶酸的生物利用率较低，在45%左右；而合成的叶酸在数月或数年内可保持稳定，容易吸收且人体利用率高，约高出天然制品1倍。如并发缺铁性贫血，可同时补铁。

煲汤等烹饪方法会使食物中的叶酸损失50%～90%；盐水浸泡过的蔬菜，叶酸的成分也会损失很大。因此，孕妈妈们要改变一些烹饪习惯，尽可能减少叶酸流失，还要加强富含叶酸食物的摄入。

为保留食品的营养，应该做到以下几点：

1.买回来的新鲜蔬菜不宜久放。制作时应先洗后切，现时炒制，一次吃完。炒菜时应急火快炒，3～5分钟即可。煮菜时应在水开后再放菜，可以防止维生素的丢失。做馅时挤出的菜汁含有丰富营养，不宜丢弃，可做汤或和面。

2.淘米时间不宜过长，不宜用力搓洗，不宜用热水淘米；米饭以焖饭、蒸饭为宜，不宜做捞饭，否则会使营养成分大量流失。

3.熬粥时不宜加碱。

4.做肉菜时，最好把肉切成碎末、细丝或小薄片，急火快炒。大块的肉、鱼应放入冷水中用小火炖煮烧透。

5.最好不要经常吃油炸食品。

本周饮食禁忌

哪些东西不能吃

螃蟹：它味道鲜美，但其性寒凉，有活血祛淤之功，故对孕妇不利，尤其是蟹爪，有明显的堕胎作用。

甲鱼：虽然它具有滋阴益肾的功效，但是甲鱼性味咸寒，有着较强的通血络、散淤块的作用，因而有一定堕胎之弊，尤其是鳖甲的堕胎之力比鳖肉更强。

薏米：是一种药食同源之物，中医认为其质滑利。药理实验证明，薏米对子宫平滑肌有兴奋作用，可促使子宫收缩，因而有诱发流产的可能。

本周营养食谱 This Week´s Diet Plan

菠菜鸡煲

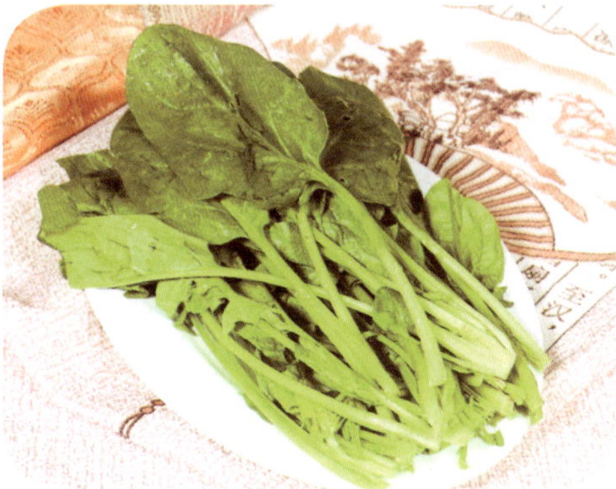

食谱原料：鸡半只，菠菜100克，冬菇4朵，葱、姜、冬笋、蚝油、酱油、糖、盐、料酒、植物油各适量。

制作方法：1.鸡洗净，剁成小块；菠菜洗净，用沸水焯一下，切段；冬菇洗净，切成块；冬笋切成片。

2.锅中放油烧热后，用葱、姜爆香，加入鸡块、冬菇及蚝油翻炒片刻。

3.放料酒、盐、糖、酱油及冬笋，不停翻炒，炒至鸡熟烂。

4.菠菜放在沙锅中铺底，将炒熟的鸡块倒入即可。

营养小秘密

菠菜含有丰富的叶酸，叶酸的最大功能是保护胎儿免受脊柱裂、脑积水、无脑等神经系统畸形之害。同时，菠菜富含的B族维生素还可预防孕妈妈盆腔感染、精神抑郁、失眠等常见的孕期并发症。

香蕉薯泥

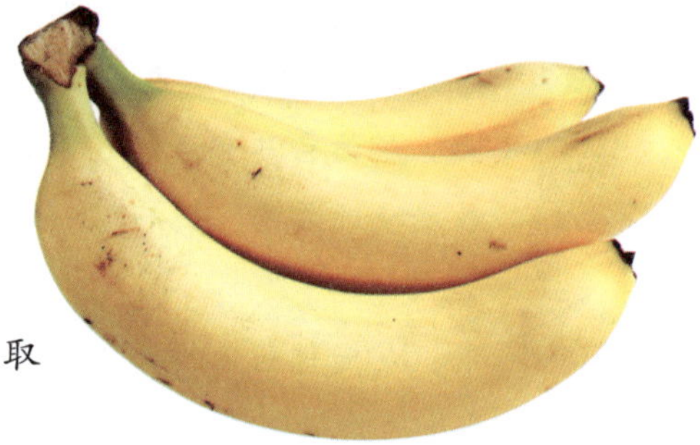

食谱原料：香蕉50克，地瓜50克，玉米粒10克，蜂蜜1小匙。

制作方法：1.香蕉去皮，用汤匙捣碎；地瓜洗净，去皮；放入电锅中蒸至熟软，取出压成泥状，放凉备用。

2.将香蕉泥、地瓜泥与玉米粒混合，淋上蜂蜜即可。

营养小秘密

香蕉及地瓜富含叶酸。怀孕前期多摄取富含叶酸的食物，对于胎儿血管神经的发育有帮助。

香菇油菜

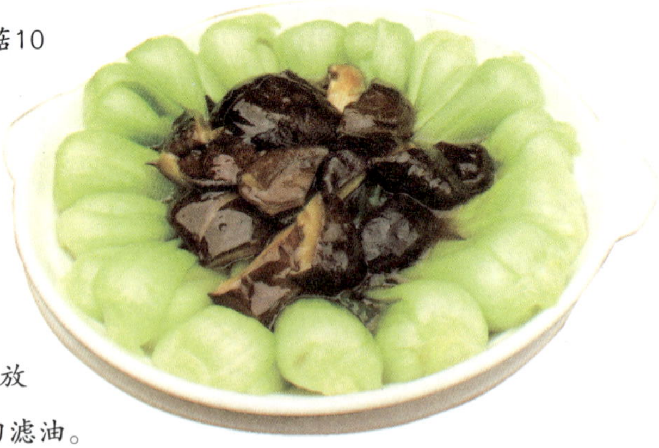

食谱原料：油菜500克，香菇10朵，鸡汤、精盐、味精、白糖、料酒、湿淀粉、植物油、鸡油各适量。

制作方法：1.将油菜心洗净，在根部剞上十字花刀。

2.在锅内加油烧至六成热，放入油菜心炸至呈脆绿色时倒入漏勺滤油。

3.锅内留底油15克，加入鸡汤50克、精盐3克、味精1.5克、白糖2克及油菜心煸炒入味，出锅将油菜心整齐地摆入盘内。

4.锅内另加油20克，放入鸡汤、香菇、料酒、精盐、白糖、味精烧透，用湿淀粉10克（淀粉5克加水）勾芡，淋入鸡油，出锅浇入盛油菜的盘中即成。

营养小秘密

据专家测定，油菜中含多种营养素，所含的维生素C丰富，也富含叶酸。

凉拌莴笋

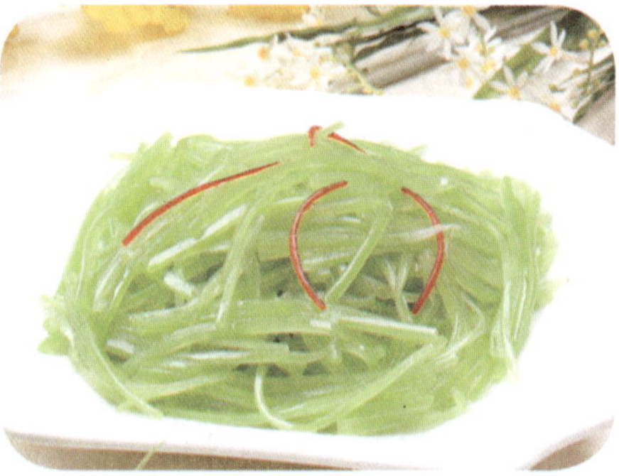

食谱原料：莴笋500克，盐、麻油、味精、鸡精、辣椒油、醋、大蒜、红辣椒各适量。

制作方法：1.把莴笋切成丝，加少许盐腌渍，等出水后，把水挤净，放入盘中。

2.往盘中加入麻油、盐、味精、鸡精、辣椒油，如果喜欢的话，可以按个人口味加入一点醋和大蒜，拌匀即可。上桌前加点红辣椒配色。

营养小秘密

莴笋含有多种维生素、矿物质、维生素C、铁、叶酸等。麻油中含有蛋白质、芝麻素、维生素E、卵磷脂、蔗糖、钙、磷、铁等矿物质，是一种营养极为丰富的食用油。

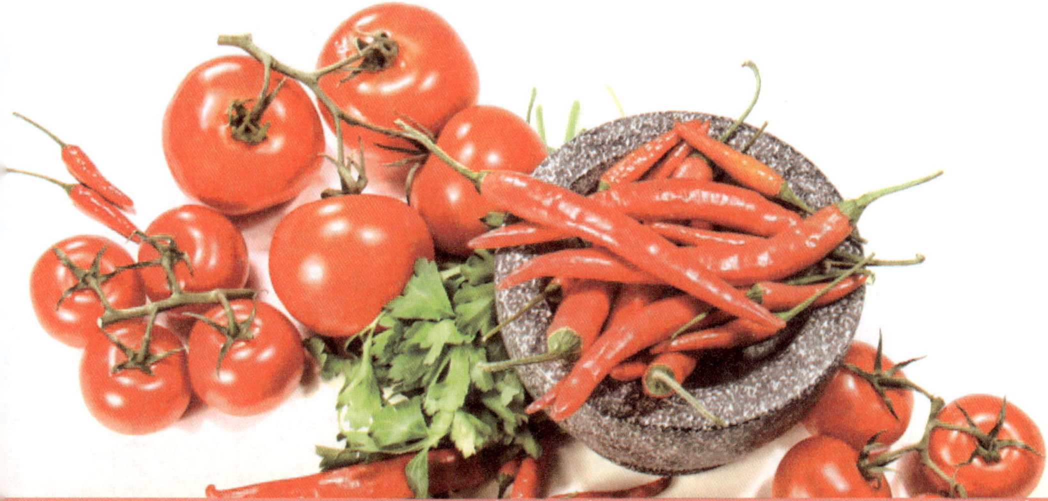

第3周 食补也能防辐射

T本周重点营养素
This Week´s Major Nutrients

补充叶酸的同时，孕妈妈还要加强多种微量元素的摄取，微量元素锌、铜等参与了胎儿中枢神经系统的发育，可以适当吃一些香蕉、动物内脏，还有瓜子、松子等坚果类食品，都富含锌元素。

T本周营养饮食方案
This Week´s Nutrient-Rich Way of Eating

能量食品大聚会

孕妈妈的饮食规则里有重要的一条：少食多餐，这就意味着所挑选的食物个个都要"精明强干"。以下12种孕期高能量食品，麦片、酸奶、花椰菜等，榜上有名。

麦片　为了让孕妈妈有一个充满活力的早晨，赶快把早餐的烧饼、油条换成麦片粥吧！为什么？因为麦片不仅可以让你一上午都保持精力充沛，而且还能降低体内胆固醇的水平。不要选择那些口味香甜、精加工过的麦片，最好是天然的、没有任何糖类或其他添加成分在里面的。可以按照自己的口味和喜好在煮好的麦片粥里加一些果仁、葡萄干或是蜂蜜。

全脂牛奶　怀孕的时候，需要从食物中摄取的钙大约比平时多1倍。多数食物的含钙量都很有限，因此孕期喝更多的全脂牛奶就成了孕妈妈聪明的选择。孕妈妈每天应该摄取大约1000毫克的钙，只要3杯全脂牛奶（200克）就可以满足这种需求。

瘦肉　铁在人体血液转运氧气和红细胞合成的过程中起着不可替代的作用，孕期血液总量会增加，以保证能够通过血液供给胎儿足够的营养，因此孕期对于铁的需要就会成倍地增加。如果体内储存的铁不足，孕妈妈会感到极易疲劳，因此通过饮食补充足够的铁就变得尤为重要。瘦肉中的铁是供给这一需求的主要来源之一，也是最易于被人体吸收的。

柑橘　尽管柑橘类的水果里90%都是水分，但其中仍然富含维生素C、叶酸和大量的纤维，能帮助你保持体力，防止因缺水造成的疲劳。

香蕉　可以快速地提供能量，帮你击退随时出现的疲劳。而且在你时常被呕吐困扰的时候，香蕉很容易被你的胃接受。你可以把它切成片放进麦片粥里，也可以和牛奶、全麦面包一起做早餐。

全麦面包　把每天吃的精粉白面包换成全麦面包就可以保证每天20～35克纤维的摄入量。同时，全麦面包还可以提供丰富的铁和锌。

绿叶蔬菜　菠菜含有丰富的叶酸和锌，甘蓝是很好的钙的来源。把沙拉的原料改变一下，加入一些深颜色的莴笋，一定会提高这道菜的营养价值，因为越是深颜色的蔬菜往往意味着它的维生素含量越高。也可以随时在汤里或是饺子馅里加入一些新鲜的蔬菜。

坚果　如果怀孕前因为坚果脂肪含量高而对它敬而远之，那么现在应该重新认识：脂肪对于胎儿脑部的发育是很重要的，而且坚果可以让你饿得不那么快。专家建议可以用一些不饱和脂肪（在坚果中发现的一类有益于心脏健康的脂肪）取代饱和脂肪（在肉类和黄油中发现的）。因为坚果的热量和脂肪含量比较高，因此每天应将摄入量控制在28克左右。还有一个特别需要注意的地方：如果你平时有过敏现象，最好避免食用某些容易引起过敏的食物，例如花生。

鸡蛋　很多孕妈妈一看见肉就觉得恶心，那么鸡蛋就成了她们在孕期摄取蛋白质的最佳来源，而且鸡蛋中还含有人体所需的各种氨基酸。煎个鸡蛋再配点儿蔬菜会让你的早餐既简单又丰盛。如果受不了煎鸡蛋的味道，那就煮个鸡蛋吃吧。

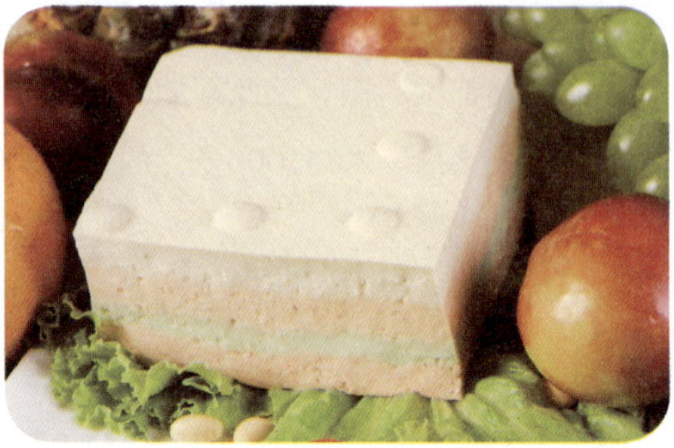

花椰菜　吃这种蔬菜真是好处多多，它不仅营养丰富、健康美味、富含钙和叶酸，而且还含有大量的纤维和抵抗疾病的抗氧化剂，内含丰富的维生素C，还可以帮助你吸收其他绿色蔬菜中的铁。

豆制品　对于那些坚持素食的孕妈妈，豆制品是一种再好不过的健康食品了。它可以提供很多孕期所需的营养，例如蛋白质。

低脂酸奶　酸奶富含钙和蛋白质，即使是对于患有乳糖不耐症的孕妈妈来说，酸奶也是易于吸收的，而且有助于胃肠保持健康的状态。

有助于胎儿中枢神经系统发育的营养元素

从怀孕第3周起，胎儿的中枢神经开始发育，神经管开始形成；到了两个月，胎儿的大脑已经形成，并且不断发育；第23周左右，胎儿可能第一次做梦，这意味着思维活动的开始——你相信吗？小小的胎儿，还没有出生，就已经有了人的思维了！

以下列举几种有助于胎儿中枢神经系统发育的营养元素，孕期应注意补充。

乳清蛋白

乳清蛋白能为人体提供必需的氨基酸。奶类和乳制品是其最佳来源。

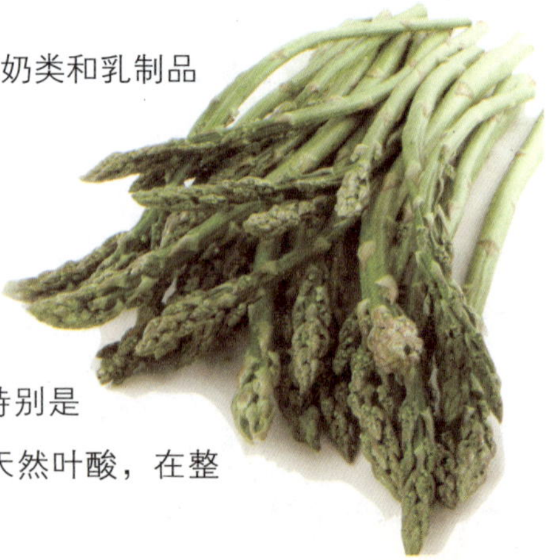

叶酸

叶酸有助于预防胎儿神经管发育不良或畸形，还能降低妊娠高血脂发生的危险。最好在孕前3个月就开始每日补充叶酸，特别是孕早期更应注意补充。很多食物中都含有天然叶酸，在整个怀孕期间都要多吃含叶酸的食物，如芦笋、鳄梨、甜菜根、黑豆、哈密瓜、强化早餐麦片、橘子、菠菜和全麦面包等。

维生素B_{12}

它可以帮助降低胎儿发生神经管畸形的风险，同时也是神经发育的营养素。孕妈妈应多吃动物肝、肾、肉类、乳制品、鱼、贝类和蛋类等，以补充维生素B_{12}。

DHA

DHA是胎儿大脑发育的基础物质之一，胎宝宝是依靠母体来摄取DHA的，而孕妈妈体内的DHA水平则取决于饮食中α亚麻酸和DHA的含量。所以，孕妈妈应多吃各种鱼类，如鲭鱼、鲑鱼、鲱鱼等，还有葵花子、绿叶蔬菜等。

锌

它可以改善胎儿的行为发育。富含锌的食物有海产品、动物肝脏、鱼、蛋、奶、肉、豆类及果仁等。

多食海产品预防出生缺陷

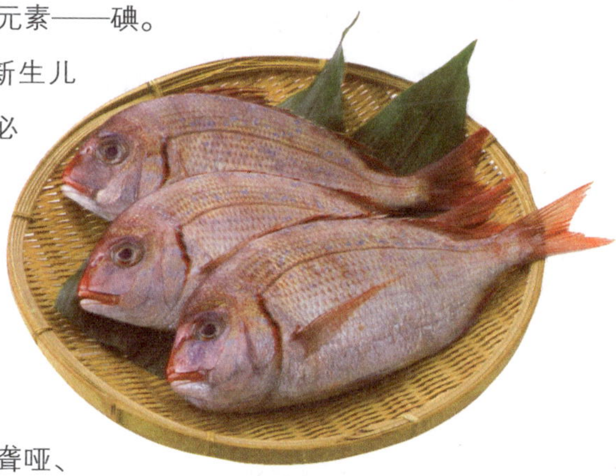

孕前和孕早期还应该补充一种微量元素——碘。女性围产期和孕早期碘缺乏均可增加新生儿将来发生克汀病的危险性。碘是人体必需的微量元素之一。碘缺乏会引起甲状腺素合成减少以及甲状腺功能减退，并因此影响母体和胎儿的新陈代谢，尤其是蛋白质合成。有研究显示，当围产期和孕早期碘摄入量低于25克时，新生儿可能出现以智力低下、聋哑、性发育滞后、运动技能障碍、语言能力下降以及其他生长发育障碍为特征的克汀病等。专家建议，由于孕前和孕早期对碘的需要相对较多，除摄入碘盐外，还建议至少每周摄入一次富含碘的海产食品，如紫菜、鱼、虾等。

4类食物帮助孕妈妈防辐射

1.富含胶原弹性物质的食物

这一类食物的代表有海带、紫菜、海参，动物的皮肤、骨髓等，因为食物中的胶原物质有一种黏附作用，它可以把体内的辐射性物质黏附出来排出体外，而且其中动物皮肤所蕴涵的弹性物质还具有修复受损肌肤的功能。

2.富含抗氧化活性物质的食物

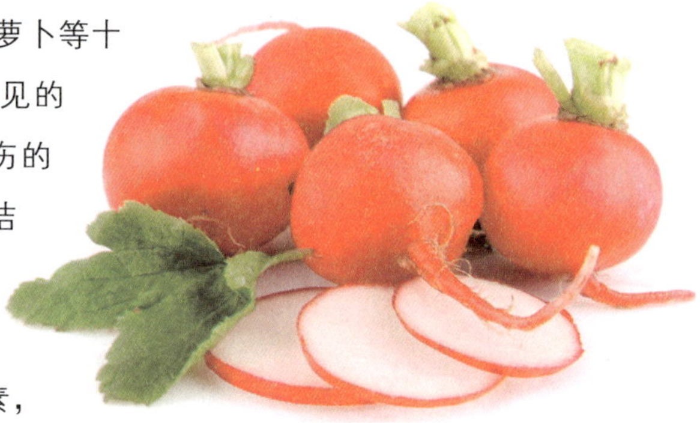

油菜、青菜、芥菜、卷心菜、萝卜等十字花科蔬菜，不仅是人们餐桌上常见的可口菜肴，而且还具有防辐射损伤的功能。新鲜蔬菜是人体内的“清洁剂”，其奥妙在于蔬菜拥有“秘密武器”——碱性成分，可使血液呈碱性，溶解沉淀于细胞内的毒素，使之随尿液排泄掉。

3.具有排毒功能的食物

具有排毒功能的食物，比如猪血、黑木耳等。猪血的血浆蛋白丰富，血浆蛋白经消化酶分解后，可与进入人体的粉尘、含辐射的有害金属微粒发生反应，变成难以溶解的新物质沉淀下来，然后排出体外。黑木耳的最大优势在于可以帮助排出纤维素物质，使这些有害纤维在体内难以立足。这一类的食物可以帮助我们把体内的有害物质排出体外，不给辐射物质留下丝毫立足空间。

4.明目类食物

这一类食物主要是针对长时间面对计算机工作的孕妈妈。计算机对视力危害很大，经常操作计算机的孕妈妈应多吃些明目食品，如枸杞、菊花、决明子。常喝菊花茶能收到清心明目的效果。枸杞清肝明目，对保护视力也有很大好处。

本周饮食禁忌

孕妈妈要少吃味精

英国一家媒体组织多位名厨、美食评论家和历史学家评选出食品历史上的10个“灾难时刻”，味精赫然位列其中，原因是“味精摄入过多可使人出现眩晕、头痛等症状”。

这是因为谷氨酸如果摄入过多，就会在大脑中转换成一种成分，它名叫V-羟基丁酸。如果它的浓度高了，就会产生以上的症状。普通人吃适量的味精对身体并无影响，孕妇、婴幼儿就有较高风险了，所以能免则免。味精摄入过多会消耗大量的锌，因此孕妈妈要少吃味精。

本周营养食谱 This Week´s Diet Plan

桃仁炖乌鸡

食谱原料：乌鸡半只，核桃仁75克，枸杞、葱、姜、花椒、绍酒、盐各适量。

制作方法：1.乌鸡洗净切块，汆水，去浮沫。

2.加核桃仁、枸杞、花椒、绍酒、盐、葱、姜等，同煮。

3.再开后转小火炖，至肉烂。

营养小秘密

配核桃仁，能大大提升妇科圣品——乌鸡的补锌功效。

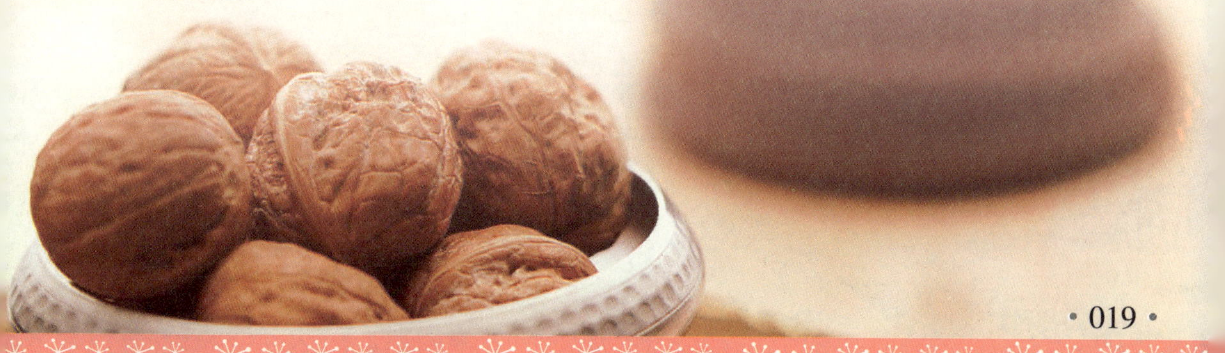

银丝羹

食谱原料：蛋黄豆腐（又名日本豆腐）250克，干贝、黑木耳、香菜、上汤、葱、姜各适量。

制作方法：1.把蛋黄豆腐及洗净去蒂的黑木耳切丝，用冷水泡着，葱、姜切丝备用。

2.干贝蒸软，凉后搓碎，上汤烧开后下入各种配料。

3.烧开调味、勾芡，最后撒入香菜末。

营养小秘密

蛋黄、干贝和木耳是食物中补锌的高手，清淡鲜香的口味，肯定能讨得孕产妈妈的欢心。

孜然鱿鱼

食谱原料：鱿鱼500克，葱、姜、白醋、料酒、孜然、植物油各适量。

制作方法：1.将鱿鱼剪开，把墨囊取出，剪去内脏，剥下皮，并冲洗干净。

2.将鱿鱼切成花刀片放沸水中氽下捞出沥干。

3.锅中放油烧热后放入葱末、姜片，炝锅后倒入鱿鱼快速翻炒，再放入白醋、料酒、孜然，将鱿鱼炒熟透。

营养小秘密

鱿鱼含有丰富蛋白质，矿物质尤以钙、磷、铁、硒、钾、钠最为丰富，对宝宝骨骼发育和造血十分有益。另外较之其他产品，其锌含量仅次于牡蛎。

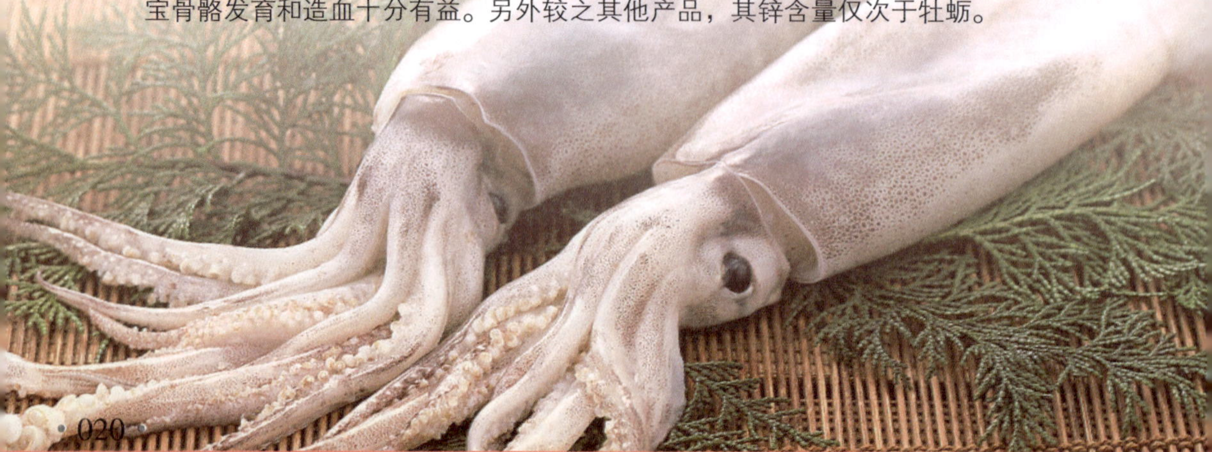

第4周 合理调胃，增加食欲

本周重点营养素
This Week's Major Nutrients

在接下来的2周里，胚胎的体积会增加7000倍，细胞的快速分裂过程需要大量的叶酸参与。若孕妈妈缺乏叶酸，便会引起胚胎细胞分裂障碍，导致胚胎细胞分裂异常、胚胎细胞发育畸形，特别是由于神经管发育畸形，导致胎儿出现“无脑儿”或“脊柱裂”。

因此，特别提醒孕妈妈要加强叶酸的摄取量，每天多吃一些富含叶酸的水果，对孕妈妈会更有帮助。

本周营养饮食方案
This Week's Nutrient-Rich Way of Eating

有助于胎儿体格发育的营养元素

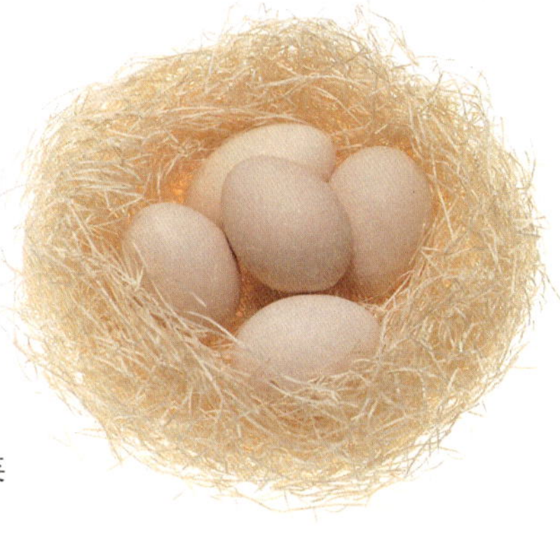

蛋白质：它是胎儿生长发育和器官组织形成的物质基础。优质的乳清蛋白，如α乳清蛋白，还能够促进抗氧化物质及免疫物质的生成。孕中期的孕妈妈每天应增加蛋白质15克，到了孕晚期，则每天需要增加蛋白质20克。蛋白质在奶类、肉类（鱼、禽、畜）、蛋类、豆类及豆制品中含量较高。

脂肪：虽然听上去不那么美妙，但它却是构成人体组织细胞的重要成分。其中必需脂肪酸对胎儿的生长发育极为重要，因为人体自身不能合成，所以需要从食物中获取。油类、奶类、肉类、蛋类中脂肪含量较高。值得注意的是，低胆固醇的饮食有利于心血管健康，而从植物油和鱼油中获取的脂肪含有较少的胆固醇。

碳水化合物：它是胎儿能量的主要来源。含碳水化合物多的食物有谷类、薯类、水果等。

钙：钙有利于胎儿骨骼发育，并且可以为宝宝出生后储备骨矿物质。孕妈妈要把钙供应给胎儿，以促进胎儿骨骼的生长，一定要吃足够的含钙食品，尤其是奶制品。含钙多的食物包括海产品、豆制品、奶制品、鸡蛋、根茎类蔬菜等。

铁：它是造血和红细胞生成的必需元素，还可以为出生后的宝宝身体发育储备铁。铁在动物肝脏、红色的肉类、紫菜、口蘑、芝麻酱、绿叶蔬菜、李子、杏、核桃仁等食物中含量较高。

硒：它的主要功能是具有抗氧化作用，能消灭细胞内的自由基，增强人体抵抗力。含硒多的食物主要有鱼虾类、动物的心和肝、大蒜、芦笋、蘑菇及芝麻等。

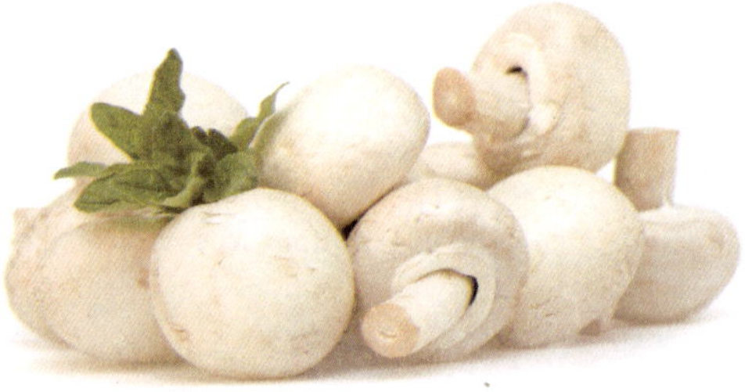

天然胡萝卜素：具有抗氧化、抗自由基的作用，是人体健康的守护者。深绿色蔬菜、红色和黄色水果、根茎类蔬菜等胡萝卜素含量较高。

孕妈妈如何调胃才安全

怀孕早期，由于胎盘分泌的某些物质有抑制胃酸分泌的作用，能使胃酸显著减少，消化酶活性降低，从而使孕妈妈产生恶心欲呕、食欲下降、肢软乏力等症状，而酸味能刺激胃分泌胃液，有利于食物的消化与吸收，所以多数孕妈妈都爱吃酸味食物来调胃。

然而，孕妈妈食酸应讲究科学，不可食用人工腌渍的酸菜、醋制品。因为这些食物虽然有一定的酸味，但维生素、蛋白质、矿物质、糖分等多种营养几乎丧失殆尽，而且腌菜中的致癌物质亚硝酸盐含量较高，过多食用对母体、胎儿健康无益。所以，喜吃酸食的孕妈妈，最好选择既有酸味又营养丰富的番茄、樱桃、杨梅、石榴、橘子、酸枣、葡萄、青苹果等新鲜水果，这样既能改善胃肠道不适症状，也可增进食欲，加强营养，有利于胎儿的生长。

另外，对于酸酸的山楂，虽然其富含维生素C，但无论是鲜果还是干片，孕妈妈都不能多吃，因为山楂或山楂片有刺激子宫收缩的成分，有可能引发流产和早产，尤其是妊娠3个月以内的孕早期女性及既往有流产、早产史的孕妈妈更不可贪食山楂。

孕妈妈不宜过量吃水果

不少孕妈妈喜欢吃水果，甚至还把水果当蔬菜吃。她们认为这样既可以补充维生素，将来出生的宝宝还能皮肤白净、健康漂亮。

营养专家指出，这种想法是片面的、不科学的。虽然水果和蔬菜都含有丰富的维生素，但是两者还是有区别的。水果中纤维素含量并不高，但蔬菜中纤维素含量却很高。如果过多地摄入水果，而不吃蔬菜，就会减少纤维素的摄入量。有的水果中糖分含量很高，如果孕期糖分摄入过多，还可能引发孕妈妈糖尿病。

正常情况下，孕妈妈每日食用100克橘子或猕猴桃就可以了，还可根据季节食用些西瓜、番茄、草莓等，最多一天不可超过500克。

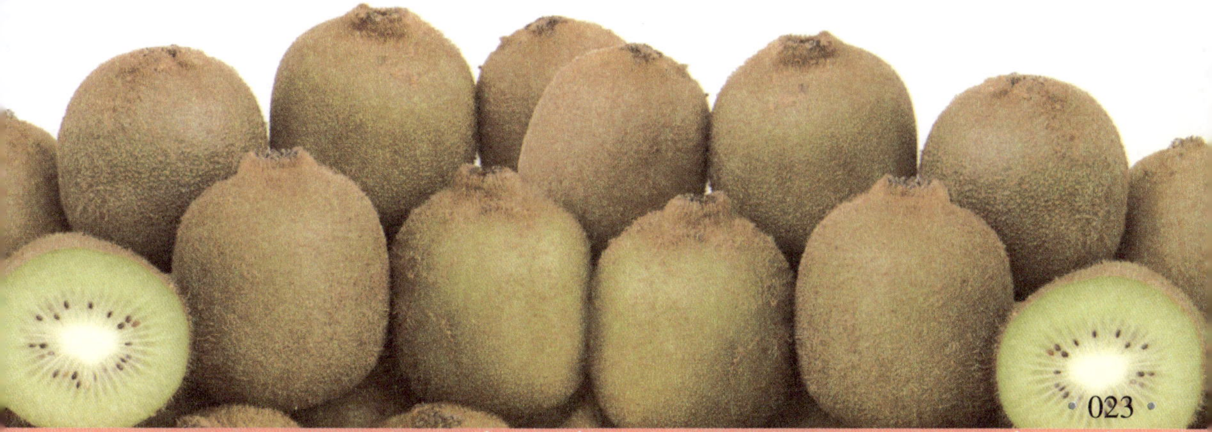

孕妈妈为什么不宜吃火锅

祖国医学认为，养胎的要旨是清润，即怀孕期间不宜食过热或过腻的食物，以防胎儿染上胎毒，避免婴儿出生后口舌生疮或长疖疮痈疽。现代科学研究发现，孕妈妈吃火锅容易感染弓形体病。大家知道，火锅的原料是羊肉、牛肉、猪肉以及狗肉，这些生肉片都可能含有弓形虫及其幼虫和家禽家畜的寄生虫。弓形虫的幼虫往往藏匿在这类受感染的动物肌肉细胞中，肉眼是无法看到的。人们吃火锅时，习惯把鲜嫩的肉片放到煮开的汤料中稍稍一烫即进食，这种短暂的加热并不能杀死寄生在肉片细胞内的弓形虫幼虫，食用后幼虫可在肠道中穿过肠壁随血液扩散至全身。孕妇受感染时多无明显不适，或仅有类似感冒的症状，但幼虫可通过胎盘传染给胎儿，严重者可发生流产、死胎，或影响胎儿脑的发育而发生脑积水或无脑儿等畸形。为此，有关专家告诫，为了使你的孩子健康发育，孕妈妈千万不要食用火锅。即使偶尔食用时，也一定要将肉片烧熟煮透。

本周注意事项

孕妈妈在淘米、洗菜时不要将手直接浸入冷水中，寒冷刺激有诱发流产的危险。如果你家里没有热水器，最好准备几副胶皮手套。

本周营养食谱
This Week´s Diet Plan

虾仁豆腐

食谱原料：虾仁100克，豆腐1块，料酒、葱花、姜末、酱油、精盐及淀粉各适量。

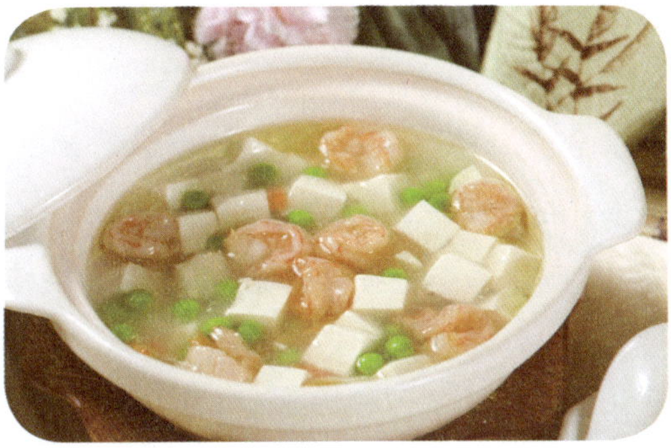

制作方法：1.将虾仁洗净；用料酒、葱花、姜末、酱油及淀粉等调汁，浸泡好虾仁；豆腐洗净，切丁。

2.锅内放入少许油，加热，先用旺火快炒几下虾仁，再放入豆腐，继续翻炒，出锅前放盐即成。

营养小秘密

这道菜可以帮助消化，加强营养。虾含有丰富的蛋白质和矿物质，如钙、磷、铁等，且肉质松软，易消化，没有腥味和骨刺，最适合口味变得挑剔的孕妈妈食用。

甜脆银耳盅

食谱原料：银耳一朵，红樱桃150克，琼脂、白糖、香油各适量。

制作方法：1.用温水泡发银耳，去根及其杂质，洗净；红樱桃切成片。

2.锅内放清水、琼脂，用小火熬化后，加银耳、白糖，烧沸后熬片刻，以煮熟为宜。

3.将小碗洗净，擦干，抹上香油，放入樱桃片，然后倒入熬好的银耳汤，待冷透后，放入冰箱，凝固成冻时即可食用。

营养小秘密

此菜清凉爽口，甜香，含有蛋白质、碳水化合物、矿物质等多种营养成分，具有益气和血、强心补脑、滋阴祛火的作用，有利于孕妇胎盘和胎儿发育，可为胎儿生长打下良好基础。

抓炒鱼片

食谱原料：草鱼（鲤鱼、鳜鱼、鲈鱼均可）一条，鸡蛋1个，葱花、姜末、蒜末、精盐、料酒、植物油、老抽、醋、白糖、水淀粉各适量。

制作方法：1.将鱼去鳞、去肠杂、洗净，鱼肉切成片；鸡蛋取蛋清备用。

2.放入葱花、姜末、蒜末、精盐、料酒等调味料，用水淀粉、蛋清挂糊，用热油炸熟后捞起。

3.锅内留少许油，把精盐、老抽、料酒、醋、白糖等调味料倒入锅中，加水淀粉勾芡成糊状，再将炸好的鱼片倒入，翻匀即成。

营养小秘密

此菜可补气血，安胎。鱼的营养价值很高，且口味鲜美，富含蛋白质、维生素A、B族维生素、钙、镁、锌、硒等营养元素，孕妈妈经常食用，具有健脾、补气、益肾、安胎的功效。

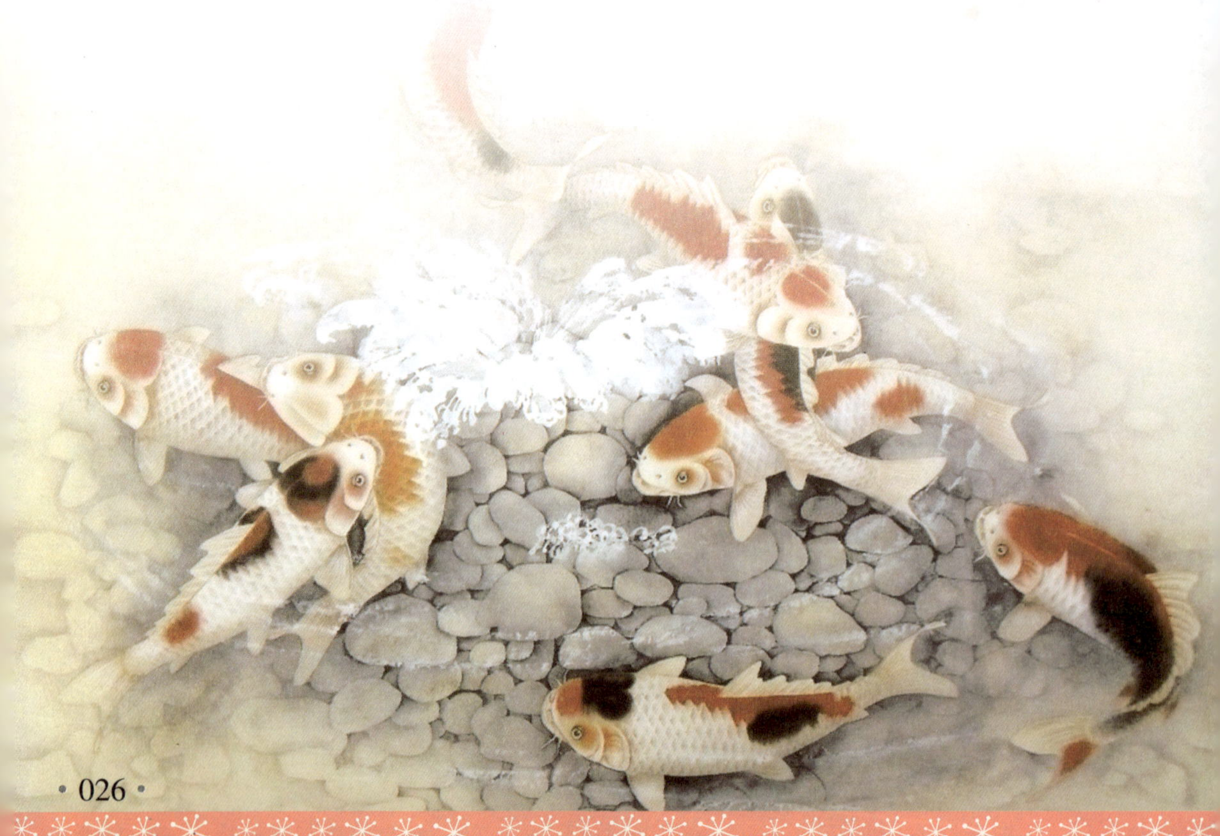

第5周 补充有助于胎儿视觉器官发育的食物

本周重点营养素
This Week's Major Nutrients

维生素B_1（硫胺素）缺乏，可使孕妈妈全身无力，体重减轻，食欲不振，消化障碍。在孕期，组织对维生素B_1的需要量增加，易引起缺乏症。每日应补充维生素B_1约1.5毫克。维生素B_2（核黄素）缺乏时，由于体内物质代谢发生障碍，可出现口角炎、舌炎、皮炎、角膜炎等病症。每日需要维生素$B_2$1.6毫克。动物性食物含维生素B_2较多，首先是内脏，其次是奶类和蛋类，鱼及蔬菜中很少。

本周营养饮食方案
This Week's Nutrient-Rich Way of Eating

怀孕第5周孕妈妈应适当多吃的食物

孕妈妈妊娠期需要各种营养素，因此多吃些营养丰富的鱼、肉、蛋等，对于孕妈妈和胎儿是十分必要的，同时不可忽略那些平时不为人注意而营养价值高，尤其对孕妈妈和胎儿有特别益处的食品。这里介绍几种供孕妈妈参考。

水果　胎儿在发育过程中，需要维生素参与细胞的合成。虽然蛋类、乳类、豆类、蔬菜中维生素的含量也不少，但它们都易溶于水，往往在烹调过程中大量流失掉。而水果可以洗净生吃，这样就避免了加热过程中维生素的损失。所以孕妈妈适当吃些水果，特别是新鲜水果，对补充自身和胎儿对维生素的需求是非常有利的。

豆类　这里所说的豆类主要是指大豆和大豆制品。大豆的营养价值很高，并具有健脑作用。大豆制品营养也很丰富，且易消化吸收。孕妈妈适当多吃些大豆制品，可补充多种人体必需的营养素，对己对胎儿都有益。

小米　中医学认为，小米有滋养肾气、健脾胃、治虚热等作用。小米可用来蒸饭、煎小米饼、做小米面窝窝头、煮小米粥等。小米是适宜孕妈妈常吃的营养价值较高的食品。

玉米　玉米中的蛋白质、脂肪、糖类、维生素和矿物质含量都比较丰富。黄玉米中含有维生素A，对人的智力、视力都有好处，玉米脂肪中的维生素含量较多，可防止细胞氧化、衰老，从而有益于胎儿智力的发育。玉米中粗纤维含量较多，有利于消除便秘，利于肠的健康，也间接有利于胎儿智力的开发。

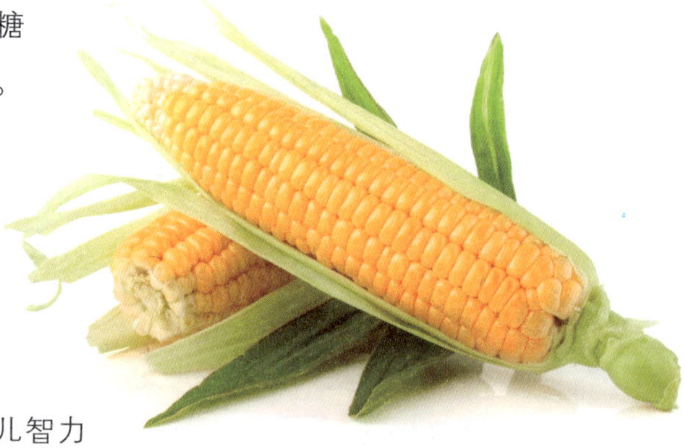

海鱼　海鱼营养丰富，含有易被人体吸收的钙、碘、磷、铁等无机盐和微量元素，对大脑的生长、发育、健康和防治神经衰弱症都有极高的效用，是孕妈妈应当经常食用的美味佳肴。

花生　花生被世界公认为是一种植物性高营养食品，被称为“长生果”“植物肉”“绿色牛乳”。中医学认为，花生具有醒脾开胃、理气补血、润肺利水和健脑抗衰等功效。吃花生不要去掉红色仁皮，红皮是利血物质。

芝麻　芝麻含有丰富的钙、磷、铁，同时含有19.7%的优质蛋白和近10种重要的氨基酸，这些氨基酸均为构成脑神经细胞的主要成分。中医学认为，芝麻有填精、益髓、补血、补肝、益肾、润肠、通乳、养发的功能，孕妈妈适当多吃芝麻对胎儿和自身都有益。

鹌鹑肉　医学界认为，鹌鹑肉对营养不良、体虚乏力、贫血头晕者适用，故也适合孕产妇食用。鹌鹑肉富含的卵磷脂、脑磷脂是高级神经活动不可缺少的营养物质，对胎儿有健脑的功效。

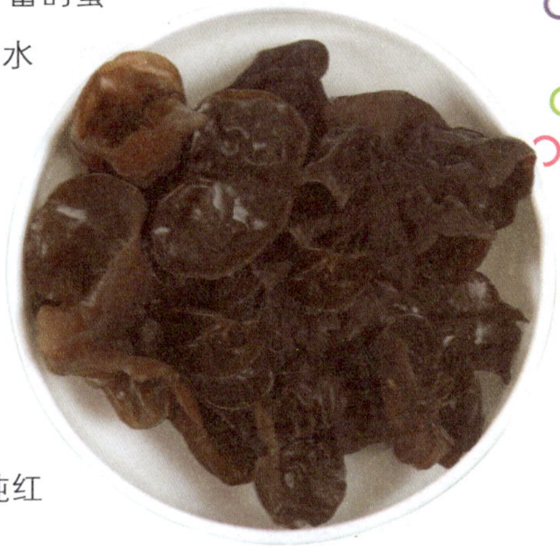

核桃　核桃含有丰富的不饱和脂肪酸，丰富的蛋白质，较多的磷、钙和各类维生素，还含有碳水化合物、铁、镁、硒等。中医学认为，核桃有补肾固精、温肺止咳、益气养血、补脑益智、润肠通便、润燥化痰等作用，孕妈妈常吃核桃可防病健身，有利于胎儿健脑。

黑木耳　黑木耳营养丰富，具有滋补、益气、养血、健胃、止血、润燥、清肺、强智等功效，是滋补大脑和强身的佳品。黑木耳炖红枣具有止血、养血的功效，是孕产妇的补养品。

孕妈妈早餐不可缺少谷物

谷类食物是各种米、面等食品的总称，历来是人们餐桌上必不可少的食物。但由于近些年来人民生活水平提高，生活节奏加快以及营养知识欠缺，很多家庭的早餐只喝一杯牛奶，吃一个鸡蛋，早餐中不再有谷类食物，这种食谱是不利于健康的。

谷类的主要成分是淀粉，营养成分是碳水化合物即糖类，糖类是最经济、产热最快的热能来源，它在体内分解快、耗氧少，最易消化吸收，为人体各种生理活动提供60%～70%的能量，大脑组织耗热的主要来源是糖。此外，碳水化合物能增加蛋白质在体内的合成；调节脂肪代谢；糖在肝脏中转化为糖原，能增强肝细胞的再生，促进肝脏的代谢和解毒作用，有利于保护肝脏。如果食物中缺乏谷类、糖类，容易导致疲劳、头晕、体重减轻。同时，如果仅进食牛奶、鸡蛋这种高脂肪高蛋白质食物，会加重孕妈妈肝、肾的负担。

谷类是膳食中B族维生素的重要来源，这些成分中的泛酸尼克酸、硫胺素及少量的核黄素等，是胎儿神经系统发育所必需的。谷类食物也含有一定的植物固醇和卵磷脂，可促进胎儿神经发育。B族维生素对孕期反应如妊娠剧吐，具有很好的缓解作用，能够促进消化液的分泌，增进食欲。

如果早餐无谷类食品，孕妈妈将要靠脂肪或蛋白质提供热能。脂肪虽能产热，但其代谢产物对人体是有害的，因此，为了增进健康和舒适的感觉，孕妈妈早餐应有一定量的谷类食品。

有助于胎儿视觉器官发育的营养元素

怀孕第5周左右，胎儿的眼睛初具雏形；虽然在26周前，他的眼皮一直紧闭，不过胎儿却能够隔着妈妈的肚子感觉到外界的光亮，一旦感受到光线照射，胎儿的心跳就会加速；第26周左右，胎儿第一次睁开眼睛，代表着开始接受外界的光刺激；到第28周左右，胎儿的视网膜发育基本完成；第32周左右视觉形成。有助于胎儿视觉器官发育的营养元素包括：

DHA

DHA对胎儿视网膜的形成有着重要作用。在鱼类和贝类中DHA含量较高。

维生素A和天然胡萝卜素

维生素A对视觉器官的发育有非常重要的作用，但摄入过量却有导致胎儿畸形的危险。而天然胡萝卜素是维生素A的前体，可经人体适量转化为维生素A，没有过量和致畸的危险。含维生素A的食物有乳制品、蛋类、动物肝脏等。含天然胡萝卜素多的食物有深绿色蔬菜、红色和黄色水果、根茎类蔬菜等。

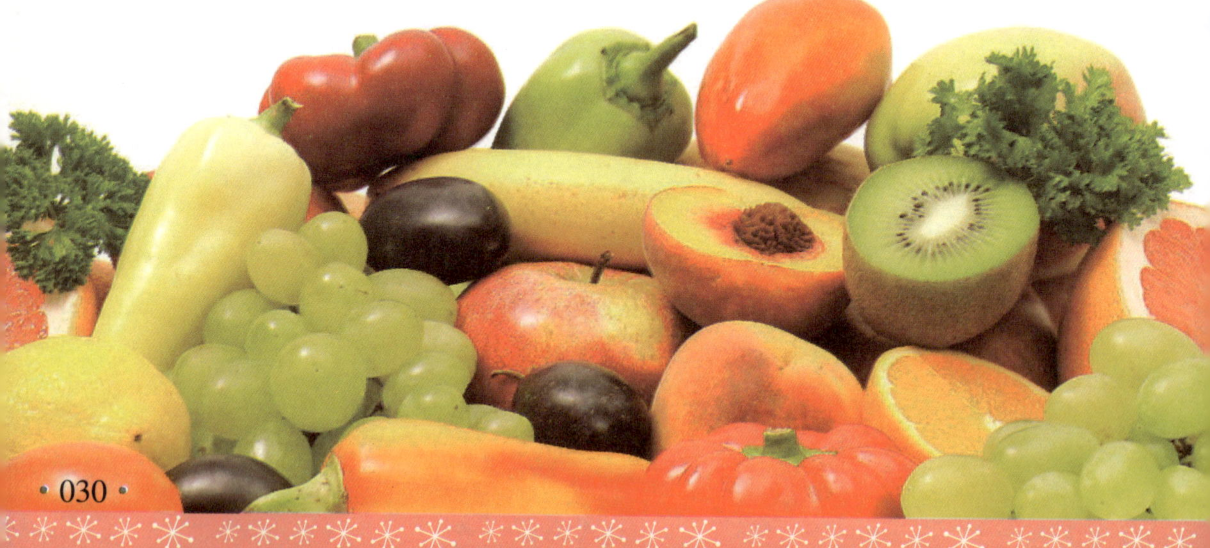

孕妈妈感冒怎么办

孕妈妈感冒需要用药的话一定要遵医嘱。从养生保健的角度看，采用食疗是孕妈妈感冒的首选。

1.苹果蜂蜜水

取5个苹果去皮，切成小块，加水1升，煮沸5分钟，自然冷却到40℃左右，加适量蜂蜜搅拌均匀，每天多次少量饮用。

2.姜丝萝卜汤

姜丝25克，萝卜50克切片，加水500毫升，煮15分钟，加红糖适量，趁热喝下。

3.葱蒜粥

取干净的葱白10根，切碎，大蒜3瓣，大米50克，加水煮成粥，趁热服下。

4.白菜葱根汤

大白菜心3个洗净切碎，大葱根6个，煎汤1碗，加红糖适量，趁热服下。

5.鸡汤

嫩鸡1只，剖洗干净，加水煮，吃时在鸡汤内加入调味品（生姜、葱花），或用来下面条吃。可减轻感冒时鼻塞、流涕症状，并能增强人体抵抗力。

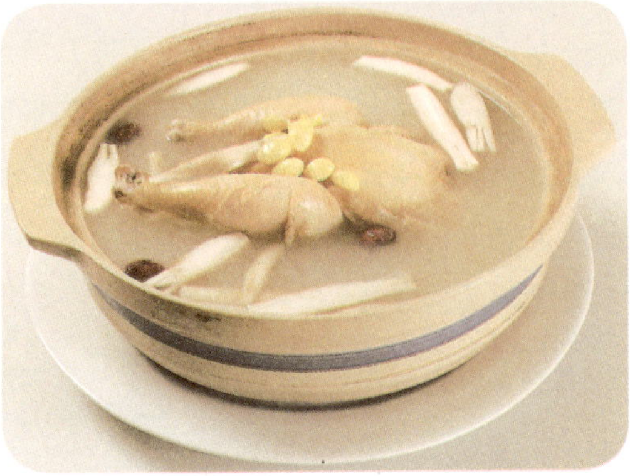

无论采取哪种方法，多喝水是不可少的。多喝水，多排尿，体内新陈代谢所产生的废物就可及时排出体外，有助于孕妈妈感冒的痊愈。

孕妈妈一定要吃早餐

从入睡到起床，是一天中禁食最长的一段时间，这时血糖为3.9～6.7毫摩尔/升（70～120毫克/分升）。人体进入活动状态以后，肌肉开始动用糖分，血糖降到3.3~3.6毫摩尔/升（60～65毫克/分升），人体便会感到饥饿。如无早餐供应补足血糖，肌肉与脑所需血糖必须来自肌肉中的蛋白质，由蛋白质转化为糖以供消耗。但是，肌肉通常无法供应足够的血糖，因此，脑内血糖仍会很低，这时人会感到疲劳，反应迟钝，注意力不集中，精神委靡，学习滞后，工作能力降低。

孕妈妈一定要吃早餐，因为孕妈妈比正常人体质弱一些，如果不吃早餐很容易引起低血糖，严重的会引起头晕。如果怀孕初期，孕妈妈还有可能会造成流产，所以为了自己和宝宝的健康成长，原来不愿吃早餐的孕妈妈也要坚持吃一些。晨起的身体对于营养的吸收是有限的，建议早餐食用流体食物为主，少量固体食物为辅。水分的补充很重要，但白开水的营养价值不高，应该饮用牛奶。牛奶中含有大量人体需要的钙、蛋白质和维生素，能够满足人体对营养的需要。早起喝杯早餐牛奶，搭配含有谷物纤维的固体食物，简单又营养。孕妈妈还可以直接饮用加了谷物的早餐奶，以满足人体对膳食纤维和微量元素的需要。

营养学家指出，孕妈妈应多吃些含铁丰富的食物，不能挑食或偏食，以防发生缺铁性贫血，从而危及自己和胎儿的健康。如果孕妈妈有晨吐现象，可在早上吃几块苏打饼干，过一会儿再吃早餐。孕妈妈的早餐应包括面包、鸡蛋或肉类、果汁和牛奶，并且要注意适当吃些新鲜的水果，以保证维生素和其他营养的需要。

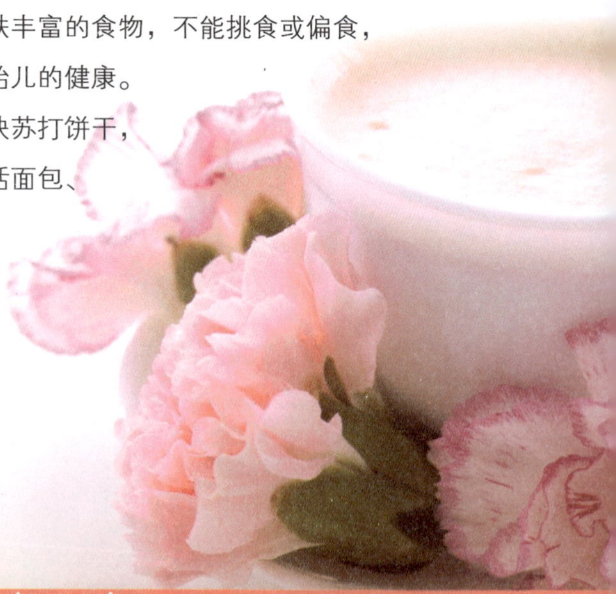

本周饮食禁忌

这些食物吃了容易流产

未经高温消毒的蛋白质食品：包括牛奶、奶酪，像法国布里白乳酪、羊乳酪、卡门贝干酪、羊乳干酪、白奶酪、鲜奶酪，冷冻的或熏制的肉类、海产品。

热性作料：包括小茴香、八角茴、花椒、胡椒、桂皮、五香粉、辣椒粉等作料。

此外，还有山楂、酒精饮料、桂圆、木瓜、久存的土豆等。

本周营养食谱
This Week's Diet Plan

甜椒牛肉丝

食谱原料：牛肉、甜椒各200克，鸡蛋1个，蒜苗、植物油、酱油、甜面酱、精盐、鸡精、姜、淀粉、料酒、鲜汤各适量。

制作方法：1.将牛肉洗净切丝，加入精盐、蛋清、料酒、淀粉搅拌均匀；甜椒和姜切成细丝；蒜苗切成段，备用。

2.锅内放少许植物油，把甜椒丝倒入炒至半熟，然后盛出备用。

3.锅内再倒入少许油，将牛肉丝倒入炒散；放入甜面酱、甜椒丝、姜丝炒出香味，加入酱油、鸡精、精盐和鲜汤，用水淀粉勾芡；最后加入蒜苗段，翻炒均匀即成。

营养小秘密

牛肉含多种人体必需的氨基酸、丰富的蛋白质、B族维生素、维生素C和钙、磷、铁等，有补脾和胃、益气、增血、强筋健骨等功效。

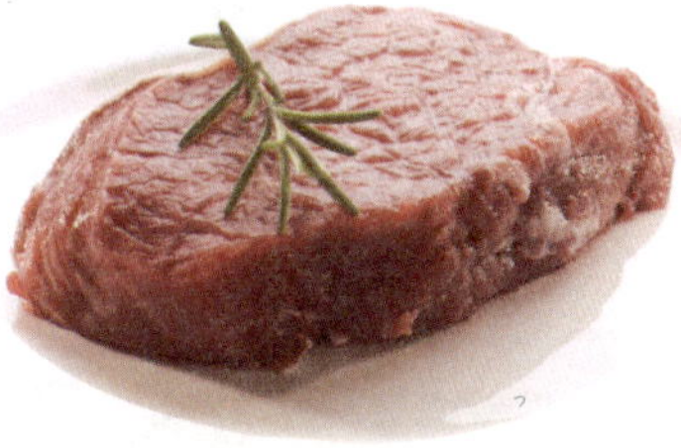

猪肝粥

食谱原料： 米200克，猪肝100克，干贝25克，盐、鸡精、葱花、姜丝、料酒、香油各适量。

制作方法： 1.将猪肝洗净，切片；干贝洗净，用温水泡发后换少许清水，加入少许料酒蒸一下或用微波炉加热一下，撕碎备用。

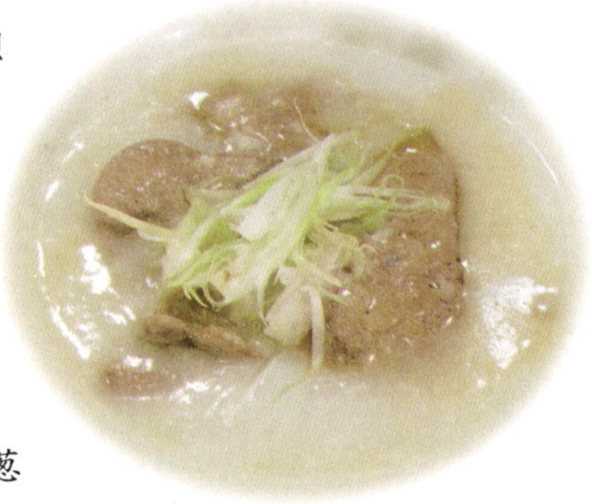

2.将水烧开后放入米；待粥快煮好时放入姜丝、干贝和猪肝同煮；猪肝熟时熄火，再放入盐和鸡精拌匀；食用前加香油和葱花即可。

营养小秘密

猪肝含有丰富的蛋白质、维生素A、维生素B_1、维生素B_2和铁等营养成分；干贝含有丰富的蛋白质和少量碘。孕前准妈妈食用猪肝粥可滋阴补血、益气健脾，有助于优生。

米醋萝卜菜

食谱原料： 萝卜250克，米醋适量。

制作方法： 萝卜洗净切片，用醋浸一小时，当菜下饭。

营养小秘密

此菜辛凉解表，消食解毒。适用于预防流行性感冒。中医认为萝卜有消食、化痰定喘、清热顺气、消肿散淤之功效。多吃点爽脆可口、鲜嫩的萝卜，不仅开胃、助消化，还能滋养咽喉，化痰顺气，有效预防感冒。

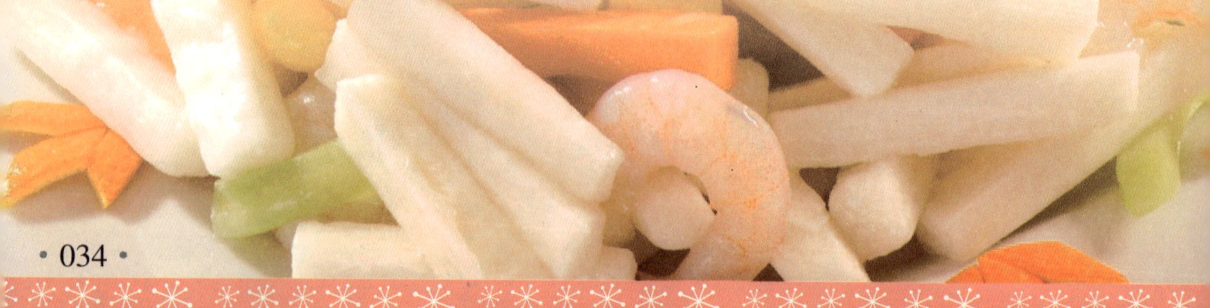

第6周 多吃缓解孕吐的食物

本周重点营养素
This Week's Major Nutrients

妊娠早期，由于血糖偏低、进食不足产生酮体，孕妈妈易发生食欲不振、轻度恶心和呕吐，这时可以多吃粗粮等含糖较多的食物，以提高血糖、降低酮体。在这段时期宜多吃鱼，因为鱼营养丰富，滋味鲜美，易于消化，特别适合妊娠早期食用。

为了防止恶心、呕吐，要少食多餐，少吃油腻和不易消化的食物，多吃稀饭、豆浆等清淡食物。还可以在起床和临睡前吃少量面包、饼干或其他点心。

本周营养饮食方案
This Week's Nutrient-Rich Way of Eating

怀孕第6周孕妈妈不能多吃的食物

油炸食品及辛辣刺激性食物　含有较多铝的油炸食物及含苯环的芳香族食物，不仅催人衰老，还会影响胎儿发育，甚至可诱发癌症、畸形等，所以孕妈妈不宜食用油炸食品。妊娠期间，孕妈妈大多呈现血热阳盛的状态，辣椒、芥末、咖喱粉等辛辣刺激性食物属辛温性质，会加重孕妈妈血热阳盛，致使口干舌燥、生口疮、心情烦躁等症状出现。这类食物随着母体的血液循环进入胎儿体内，容易给胎儿带来不良刺激。

生食　生鱼、生肉、生鸡蛋以及未煮熟的鱼、肉、蛋等生的或未熟透的食品，不仅营养不易被吸收，而且病菌不一定能被杀死，对母子健康都不利。

高糖、高热量、高脂肪食品　如果孕妈妈长期食用高脂肪饮食，容易引发酮血症，可出现尿中酮体、严重脱水、唇红、头晕、恶心、呕吐等症状，甚至会增加患生殖系统癌瘤的危险。而含较多热量的高糖、高热量食品，如奶油、肥肉、糖果、糕点、巧克力等，孕妈妈如果多吃，会导致体重剧增、脂肪积蓄，还容易引发中毒症、糖尿病、肥胖症等合并症。

不新鲜甚至霉变的食物　不新鲜的食物，不能确认的野生蘑菇以及变质的或久放的水果、蔬菜等，孕妈妈都不宜食用。霉变的大米、玉米、花生及薯类等食物，易引发急性或慢性食物中毒，还有可能危害胎儿，造成流产、死胎或先天性畸形，极不利于母子健康和优生。

过咸的食物　孕妈妈常吃过咸的食物，可导致体内钠存留，引起浮肿，影响胎儿的正常发育，因此主张孕妈妈不宜多吃盐。当然，一点儿盐也不吃对孕妈妈也并非有益，只有适当吃盐才是最好的。如果出现患有某些与妊娠有关的疾病（如心脏病、肾脏病）或孕妈妈体重增加过度，特别是同时还发现水肿、血压增高、有妊娠中毒症状时，孕妈妈就应当忌盐。

过酸、过辣的食物　妊娠早期的胎儿酸度低，母体摄入的酸性药物或其他酸性物质容易大量聚集在胎儿组织中影响胚胎细胞的正常分裂增殖与生长发育，并易诱发遗传物质突变，导致胎儿畸形。在妊娠后期，由于胎儿日趋发育成熟，其组织细胞内的酸碱度与母体相接近，受影响的危害性相对小些。

发芽的土豆　发芽的土豆中含有毒性的生物碱——龙葵素，可能导致胎儿神经发育缺陷，孕妈妈千万注意不要吃发芽的土豆。

腌制食品、罐头食品和方便食品　腌制食品，如香肠、腌肉、熏鱼、熏肉、烤羊肉串等，含有可致胎儿畸形的亚硝胺。罐头食品中的化学添加剂会影响胎儿的细胞分裂，造成发育障碍，还有可能引起流产和早产。过分依赖方便食品会引起孕

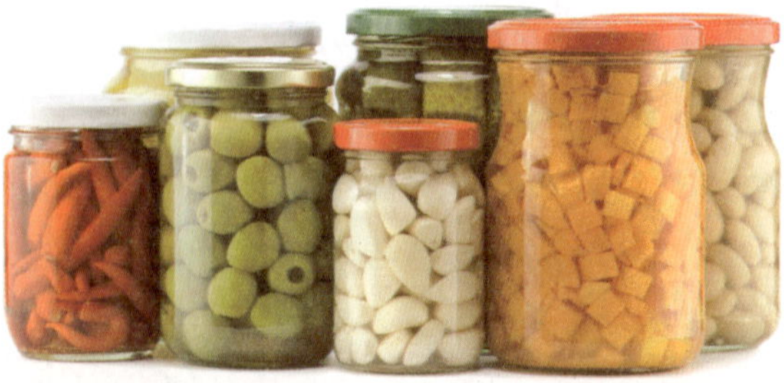

妈妈营养不良，使脂肪酸摄入不足，影响胎儿大脑的发育。

精米精面、动物肝脏　一些经过细加工的精米精面，其中所含的微量元素和维生素已流失掉。人越是多吃精米精面，越缺乏人体所需的微量元素和维生素。孕妈妈只吃精米精面，很容易造成孕妈妈和胎儿营养缺乏。动物肝脏中维生素A的含量比较高，孕妈妈每天摄入的维生素A如果超过15000国际单位，就会增加胎儿致畸的危险性，因此，孕妈妈不宜多吃动物肝脏及其制品。

孕妈妈莫忘多呼吸新鲜空气

孕妈妈为了让未来的宝宝健康成长，往往对蛋白质、脂肪、维生素等基本物质比较重视，但实际上，新鲜空气、阳光和水对于宝宝的健康成长，同样是很重要的。

水是占人体重量60%的各种液体的主要成分，饮水不足，不仅口干难受，也不能很好地运送其他物质和电解质。另外，调节体内各组织的功能、保持机体的稳定性等也都离不开水。孕妈妈在怀孕期间常饮水，还有助于调节体温。

清新空气在农村或城市郊区比较容易得到，但在工业集中的城市则不然。奔驰的汽车排出的大量有害废气、带起的各种浮尘，工厂排出的含有各种有害物质的气体等，都影响着大气的洁净。有意识地呼吸一些新鲜空气，既有利于促进机体新陈代谢，对宝宝的健康成长也是必不可少的。

阳光对孕妈妈绝非可有可无。以前有一种比较严重的孕期并发症，叫骨质软化病。患这种病的女性，贫血、消瘦、动作缓慢、易疲惫，常使胎儿由于营养缺乏，患上先天性佝偻病，孕妈妈还会难产，连累胎儿受损或死亡。现在这种病由于医疗上有各种预防措施，已大为减少，但仍未绝迹。实际上，这种病不过是孕妈妈体内缺乏钙、磷及代谢发生障碍的恶果。孕妈妈多晒晒太阳，让阳光里的紫外线穿透皮肤表面作用于皮下的胆固醇，使它发生一系列变化后，成为具有抗佝偻病和帮助钙质吸收的维生素D，这种病就会减少发生。

维生素A对胚胎心脏发育影响大

维生素A是机体必需的一种营养素，但在孕早期，由于孕激素水平相对较低，加之妊娠反应与呕吐，使孕妈妈食欲不振、摄入食物过少，这样就使其血清维生素A水平下降，可以说，孕早期是妊娠期血清维生素A最为低下的时期。

维生素A对胚胎的心脏发育影响较大，如果严重缺乏，婴儿心脏畸形的风险将增大，先天性心脏病的患病率增高。孕早期补充维生素A，主张以食物为主，药物为辅。因此，怀孕早期女性要尽量多吃含维生素A丰富的食物，如胡萝卜、南瓜、青椒、小白菜、油菜、肝脏、鸡蛋、牛奶和海产品、豆类等，注意将这些食物搭配起来。如果妊娠反应重或呕吐频繁，进食不足，可考虑药物补充维生素A，即服用鱼肝油丸，但应在医生指导下服用，防止盲目或过量补充而致维生素A中毒的情况发生。

可以缓解孕吐反应的食物有哪些

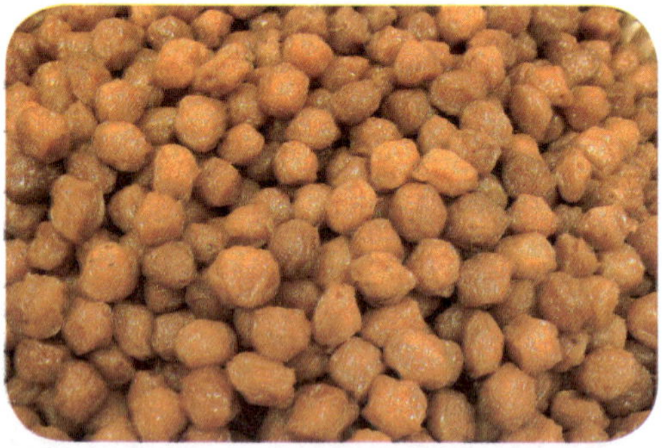

酸梅：这大概是最常用的方法，不过有些孕妈妈吃太多酸梅，反而会出现胃酸过多的现象。而且酸梅是腌渍品，盐分太高，如果有下肢水肿的孕妈妈，也不适宜吃太多，所以吃酸梅记得要适量。

生姜：姜在中医药理中具有和胃、止呕的功效，有几种食用方式可减轻孕吐：将老姜切成薄片，含在嘴里或是用来擦一擦舌头，效果不错；或是用甘蔗汁一杯，加入姜汁一茶匙拌匀，隔水炖约20分钟，做成甘蔗生姜汁，可治反胃呕吐，对防止孕吐有极佳的效果。

陈皮：陈皮可以健胃、理气、止呕，含有芳香的挥发油，能够促进肠胃的蠕动。将陈皮3钱与生姜片2钱、大枣3枚，以500毫升水煮20分钟即可。

苹果：酸酸甜甜的苹果，以中医的观点来看，具有酸甘化阴的功效，可以养胃生津。将一个苹果磨成泥，加入一小匙姜汁，既美味又可减轻恶心反胃。

莲子：莲子具有清心、除烦、健脾的功效，可以做成莲子山药排骨粥，以减轻消化不良、腹胀等肠胃不适症状。

苏打饼：孕吐在饥饿时特别厉害，因此在两餐之间若感觉肚子饿，可吃碱性的苏打饼，稍微中和胃酸，也可减轻肠胃不适。

本周营养食谱
This Week's Diet Plan

糖醋莲藕

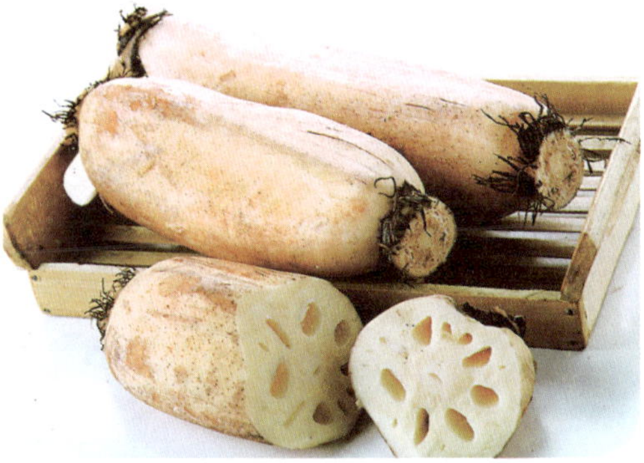

食谱原料：莲藕1节，料酒、精盐、白糖、米醋、植物油、香油、花椒、葱花等各适量。

制作方法：1.将莲藕去节、削皮，粗节一剖两半，切成薄片，用清水漂洗干净。

2.炒锅置火上，放入油，烧热后投入花椒，炸香后捞出，再下葱花略煸。

3.倒入藕片翻炒，加入料酒、精盐、白糖、米醋，继续翻炒；待藕片成熟，淋入香油即成。

营养小秘密

此菜味道酸甜适中，并且含有丰富的碳水化合物、维生素C及钙、磷、铁等多种营养素。莲藕是传统止血药物，有止血、止泻功效，有利保胎，防止流产。

香菜萝卜

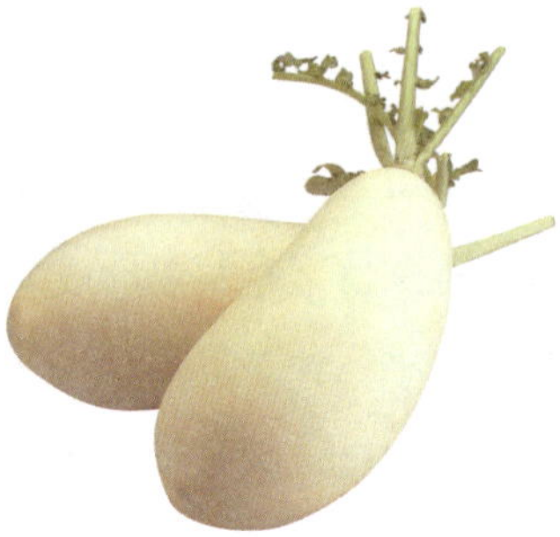

食谱原料：香菜100克，白萝卜200克，植物油、盐、味精各适量。

制作方法：1.白萝卜洗净，去皮，切成片。

2.香菜洗净，切成小段。

3.锅内倒油烧热，下入白萝卜片煸炒片刻，炒透后加适量盐，小火烧至烂熟时，再放入香菜、味精即可。

营养小秘密

白萝卜下气止呕，香菜温中理气，对孕妇的孕吐症状有很好的辅助治疗作用。

粟米粉丸子汤

食谱原料：粟米粉200克，精盐少许。

制作方法：1.将粟米粉内加入精盐和水揉成粉团，再用手搓成长条，分成梧桐子大小的小丸子，放入盘内，待用。

2.锅上火，加入适量清水，用旺火烧沸，将丸子下入锅内，文火煮至丸子逐个浮在水面后，至熟即可。

营养小秘密

适用于胃阴亏虚所致的呕吐或干呕、口干舌燥、胃中嘈杂不舒等症。

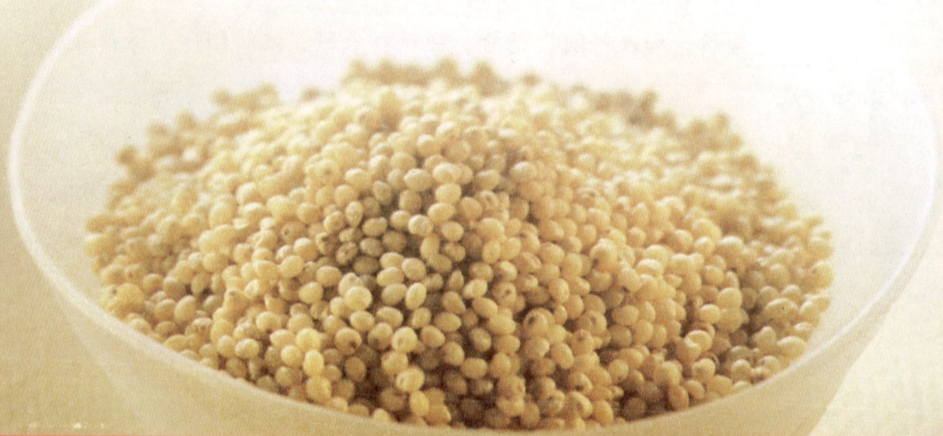

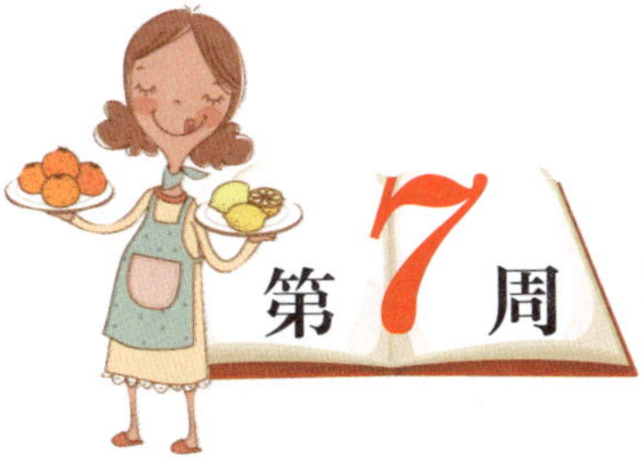

第7周 葡萄、柿子宜少吃

本周重点营养素
This Week's Major Nutrients

保证摄取足量叶酸、维生素C和维生素A，维生素C和维生素A还可以促进钙、铁、磷等微量元素的吸收。这些都有利于胎宝宝神经系统的发育。

在饮食上，应选择清淡可口和易消化的食品。能吃多少就吃多少，不必太介意营养够不够的问题。

本周营养饮食方案
This Week's Nutrient-Rich Way of Eating

苹果是孕妈妈最好的补锌水果

锌元素与人的记忆力关系密切。人体含锌量虽然不多，约1.5克，但是，它是人体必需的微量元素，直接参与人体的细胞生物代谢，人体内的氧化酶、蛋白分解酶、碳酸水解酶等都依赖锌元素来发挥作用。正常人每日需从饮食中补充12～16毫克的锌，孕妈妈每日需要补充20毫克的锌。从怀孕的初期开始，胎儿需要的锌元素量便迅速增加，平时胎盘及胎儿每日需要

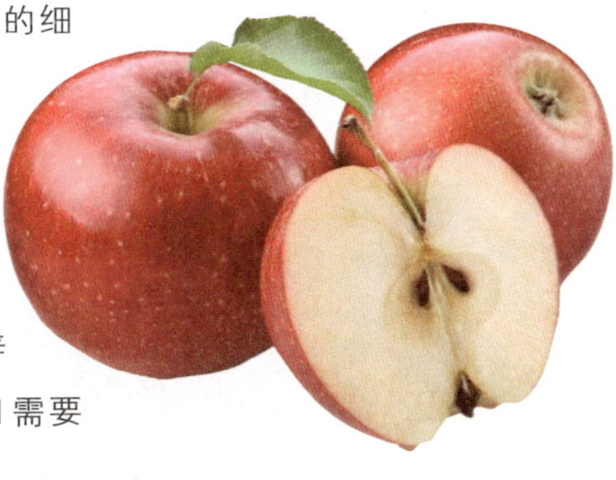

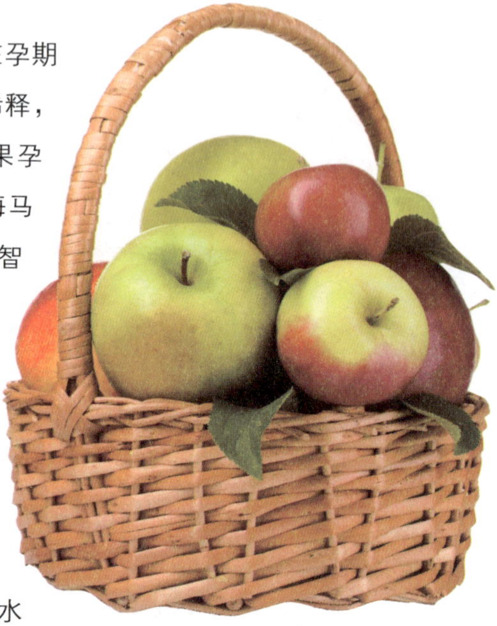

0.75～1毫克的锌。母体血清的锌元素水平在孕期呈现逐渐下降趋势，这一方面是由于血液稀释，另一方面是由于血清蛋白含量的下降。如果孕妈妈缺锌，将会导致胎儿大脑皮层边缘部海马区的生长发育不良，严重影响了胎儿后天的智力以及记忆力。胎儿出生后身材矮小、体重不增、毛发稀少枯黄、皮肤粗糙、味觉功能异常，出现拒食或异食症（例如，吃泥土或火柴棍、纸张、烟头、沙子等）。同时，孕妈妈缺锌容易患感冒、肺炎、支气管炎以及腹泻等多种疾病，而且会使怀孕早期的食欲不振持续下去。此外，锌元素水平还会影响到孕妈妈子宫的收缩。锌物质水平正常，子宫收缩有力；反之，子宫收缩无力，也影响正常的分娩。孕妈妈缺少锌元素还会使羊水缺乏抗微生物活性，也会影响核糖核酸的合成，并呈现出多种与锌有关的异常，如足月胎儿体重减少，发育停滞，先天畸形，特别是中枢神经系统受损时，出现先天性心脏病、多发性骨畸形和尿道下裂开等情况。如果孕妈妈的锌元素水平非常低，则会出现流产或死胎等严重后果。锌物质与蛋白质的吸收利用情况有关系，锌的摄入量可以影响蛋白质的储存量。蛋白质摄入量越高，锌的表现消化率也增高，锌量值也较高。锌完全由食物提供，因此，孕妈妈在日常饮食中一定要注意补充锌元素。含锌量多的食物包括苹果、葵花子、蘑菇、洋葱、香蕉、卷心

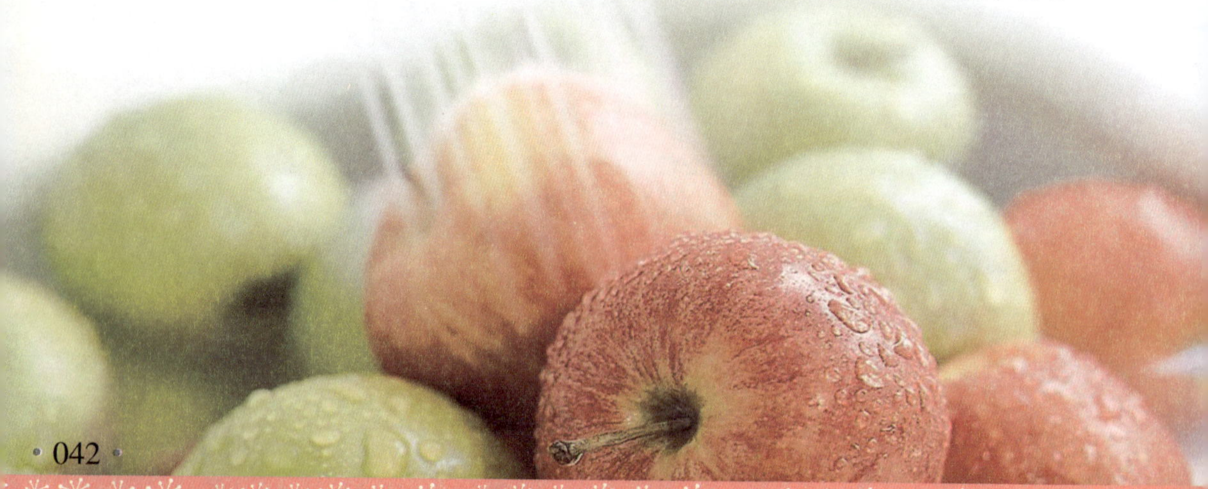

菜及各种坚果等。其中，苹果素有“益智果”与“记忆果”之美称。它不仅富含锌等微量元素，还富含脂质、碳水化合物、多种维生素等营养成分，尤其是细纤维含量高，有利于胎儿大脑皮层边缘部海马区的生长发育，有助于胎儿后天的记忆力。孕妈妈每天吃1～2个苹果即可以满足锌的需要量。

孕妈妈不宜多吃的水果

各种新鲜水果都含有丰富的维生素、无机盐和微量元素等多种人体必需的营养成分。孕妈妈经常适量吃些水果，可以帮助调整机体酸碱平衡，增强消化机能，促进食欲，对身体健康大有益处。但是，如果孕妈妈吃水果过量，不仅无益，反而有害。

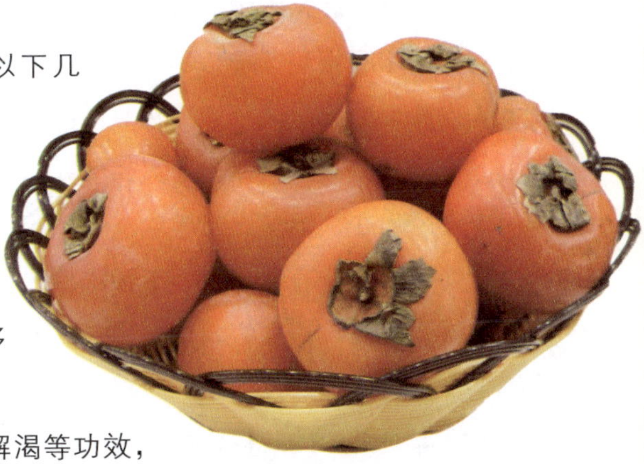

孕妈妈不宜过量食用的水果有以下几种：

葡萄：葡萄有补血、消除疲劳、利尿、增进食欲的作用，如果孕妈妈吃葡萄过多，易产生内热、腹泻。另外，葡萄含糖量较高，便秘者不宜多食。

柿子：柿子具有降压止血、消热解渴等功效，但其性寒，孕妈妈不宜食用。若空腹大量食用，其含有的单宁、果胶，与胃酸、未被消化的纤维遇到一起，在胃里易形成结石。特别是刚吃过富含蛋白质的螃蟹后，不宜立即吃柿子，否则会出现结石，造成消化道梗阻。

孕妈妈喝水有什么禁忌

1.孕妇切忌口渴才饮水

口渴是大脑中枢发出要求补水的救援信号。感到口渴说明体内水分已经失衡，脑细胞脱水已经到了一定的程度。孕妇饮水应每隔2小时一次，每日8次，共1600毫升左右。

2.切忌喝没有烧开的自来水

因为自来水中的氯与水中残留的有机物相互作用，会产生一种叫“三羟基”的致癌物质。孕妈妈也不能喝在热水瓶中储存超过24小时的开水，因为随着瓶内水温的逐渐下降，水中含氯的有机物会不断地被分解成为有害的亚硝酸盐，对孕妈妈身体的内环境极为不利。

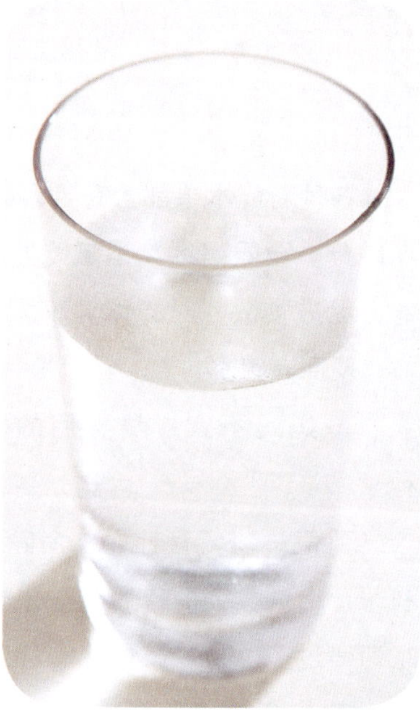

3.久沸的开水不能喝

反复沸腾后，水中的亚硝酸根以及砷等有害物质的浓度相对增加，这样会导致血液中的低铁血红蛋白结合成不能携带氧的高铁血红蛋白，可能引起孕妈妈血液含氧降低，威胁胎儿的安全。现在，很多人都喜欢选择饮用方便卫生的纯净水。纯净水是从地下抽出后，经过多道过滤、沉淀，将其中的微生物、杂质都过滤掉了，但同时也将水中所含的矿物质过滤掉了。所以孕期对孕妈妈来说普通的温开水或蔬菜汁、水果汁或许更适合。牛奶也是孕妈妈相当不错的选择。

4.不宜喝被工业生产中的废水等污染物污染过的水

孕妈妈绝对不能喝被工业生产中的废水、废气、废渣等污染物污染过的水，

这样的水即使经过高温煮沸，水中的有毒化学物质仍然存在。

营养学家特别提醒：孕妈妈更不能喝蒸饭或者蒸肉后的“下脚水”。

5.不要喝保温杯沏的茶水

因为茶水中含有大量的鞣酸、茶碱、芳香油和多种维生素等，如果将茶叶浸泡在保温杯中，多种维生素会被大量破坏而营养降低，茶水苦涩，有害物质增多，饮用后会引起消化系统及神经系统的紊乱。

6.不宜喝浓茶

浓茶中含有较多的咖啡因和鞣酸。孕妈妈常喝浓茶对胎儿骨骼发育有影响，鞣酸还会妨碍铁的吸收，导致孕期贫血或贫血治疗困难。

7.不宜喝汽水

汽水中的磷酸盐进入肠道后会与食物中的铁发生反应，产生对人体无用的物质。孕妈妈饮用大量的汽水会消耗一些铁质，可能导致贫血。

8.不宜喝可乐类饮料

可乐类饮料所含的咖啡因能迅速通过胎盘作用于胎儿，使胎儿受到不良影响。咖啡因可使实验动物发生腭裂、趾或脚畸形，甚至脊柱裂、无下颌、无眼、骨化不全、发育迟缓等现象。

9.不宜喝冰镇时间过长的饮料

太冷的饮料可使胃肠血管痉挛、缺血，出现胃痛、腹胀、消化不良。胎儿对冷刺激敏感，会躁动不安。

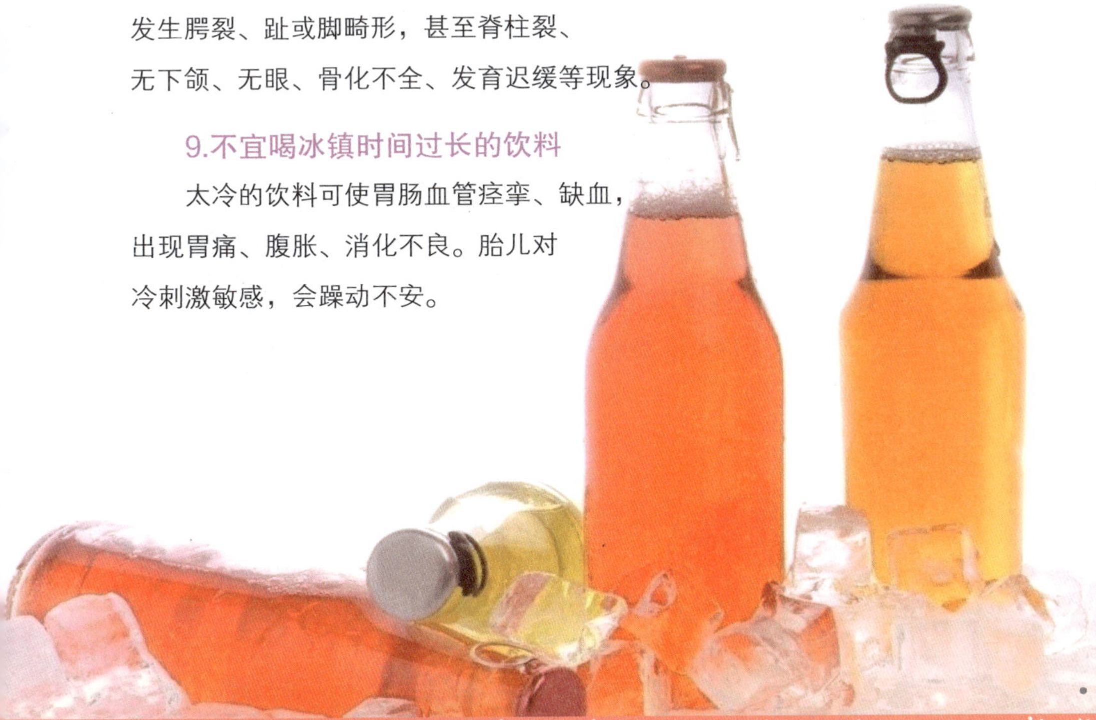

本周饮食禁忌

忌食热性食物

根据产前宜清的药食原则，怀孕期女性应避免进食热性食物，因热性食物能使人体内热加重，有碍机体聚血养胎，这类食物有羊肉、狗肉、鹿肉、公鸡肉、麻雀、香菜、荔枝、桂圆、杏等。

本周营养食谱 This Week's Diet Plan

西芹百合

食谱原料：百合50克，西芹300克，植物油、葱段、姜片、精盐、鸡精、高汤、淀粉等各适量。

制作方法：1.百合洗净、掰成小瓣。西芹洗净、切段，用开水焯一下。

2.锅内放油，烧热，加入葱、姜炝锅，然后放入西芹和百合混合炒熟，加精盐、鸡精、少许高汤调味，用淀粉勾薄芡即可。

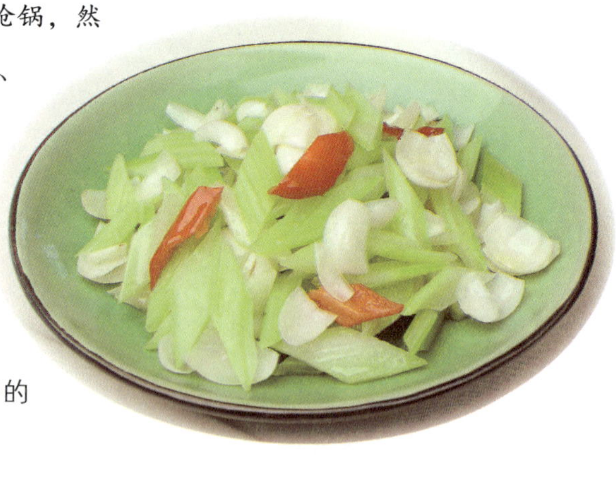

营养小秘密

此菜绿绿脆脆清清爽爽，看着就有食欲，西芹又含丰富维生素和矿物质，对孕妈妈和胎儿来说都是必需的营养元素。

燕麦南瓜粥

食谱原料：燕麦30克，大米50克，小南瓜1个，葱花、精盐各适量。

制作方法： 1.南瓜洗净削皮，切成小块；大米洗净，用清水浸泡半小时。

2.将大米放入锅中，加适量水，大火煮沸后换小火煮20分钟；然后放入南瓜块，小火煮10分钟；再加入燕麦，继续用小火煮10分钟。

3.熄火后，加入盐、葱花等调料。

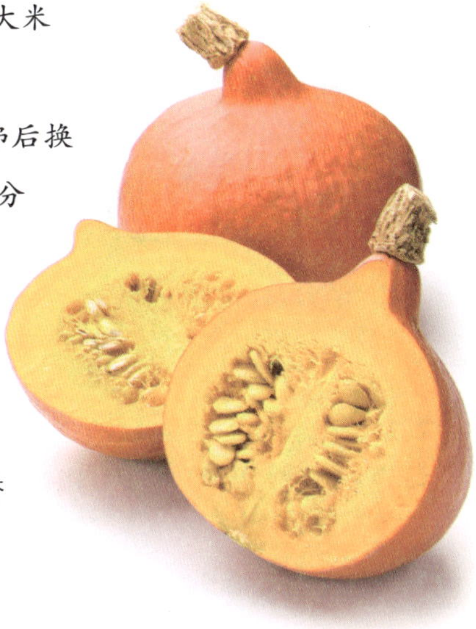

营养小秘密

燕麦的锌含量在所有谷物中最高。同时燕麦内含有一种燕麦精，具有谷类的特有香味，能刺激食欲，特别适合孕吐时期食用。

砂仁藿香粥

食谱材料： 砂仁5克，藿香10克，大米100克，白糖适量。

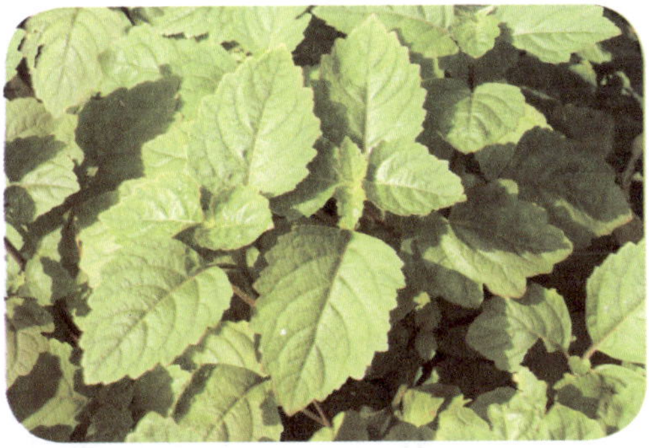

制作方法： 1.先把砂仁研成细末备用，把藿香择净，放沙锅内加水浸泡10分钟后，水煎取其汁。

2.加入大米熬成粥，粥熟时加入砂仁末和白糖，再煮1～2次沸腾即成。

营养小秘密

每日1剂，连续服3～5天，能和中止呕，适用于孕妈妈妊娠呕吐。

第8周 孕妈妈可以吃点酸性食物

本周重点营养素 This Week's Major Nutrients

本周的妊娠反应更加强烈，呕吐剧烈的孕妈妈可以尝试用水果入菜，如利用柠檬、脐橙等做材料烹煮食物的方法来增加食欲，也可以食用少量的醋来增添菜色美味，还可以尝试一下用酸梅汤、橙汁、甘蔗汁来缓解妊娠的不适。

因妊娠反应，许多孕妈妈会很倦怠，懒得活动，再加上吃得比较精细，极容易引起便秘。一旦发生便秘，孕妈妈切记不要使用泻药，而应采取饮食调理，或外用甘油润肠等办法来缓解。

本周营养饮食方案 This Week's Nutrient-Rich Way of Eating

保证胎儿大脑发育的充足营养

良好充足的营养，可以促进胎儿的大脑发育，是积极开展胎教的物质基础。只有丰富、均衡、恰当的营养，才能适应孕妈妈在妊娠期各个阶段生理上的变化，也才能使母子健康。

妊娠第二个月是器官形成的关键时期，最原始的大脑已经建立，为确保营养胎教的实施，孕妈妈应注意摄入含有适量的蛋白质、脂肪、钙、铁、锌、磷、维生素（A、B、C、D、E）和叶酸（预防神经管畸形）等的食物，这样才能使胎儿得到赖以实施营养胎教的物质基础，也是确保胎儿正常生长发育的必备条件。倘若这个时期营养供给不足，孕妈妈是很容易发生流产、死胎和胎儿畸形的。这时，孕妈妈还应注意主食及动物脂肪不宜摄入过多，因为摄入过多的脂肪会产生巨大儿，造成分娩困难。

孕妈妈要科学吃酸

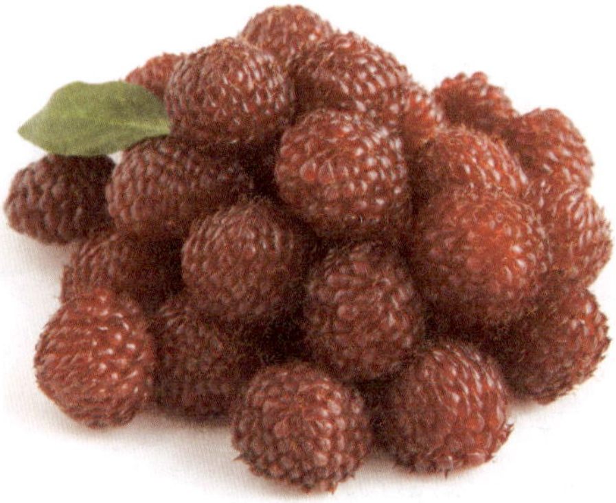

女性怀孕后，胎盘分泌的某些物质有抑制胃酸分泌的作用，会使胃酸显著减少，消化酶活性降低，并会影响胃肠的消化和吸收功能，从而使孕妈妈产生恶心欲呕、食欲下降、肢软乏力等症状。由于酸味能刺激胃分泌胃液，有利于食物的消化与吸收，所以多数孕妈妈都爱吃酸味食物。

孕妈妈吃酸的必要性

从营养角度来看，一般怀孕2～3个月后，胎儿骨骼开始形成。构成骨骼的主要成分是钙，要使游离钙形成钙盐在骨骼中沉积下来，必须有酸性物质参与。此外，孕妈妈多吃酸性食物有利于铁的吸收，促进血红蛋白的生成。

维生素C也是孕妈妈和胎儿所必需的营养物质，对胎儿形成细胞基质、生产结缔组织、心血管的生长发育、造血系统的健全都有着重要的作用。维生素C还可增强母体的抵抗力，促进孕妈妈对铁质的吸收，而且富含维生素C的食物大多数呈酸性，因此，孕妈妈吃些酸性食物可以为自身和胎儿提供较多

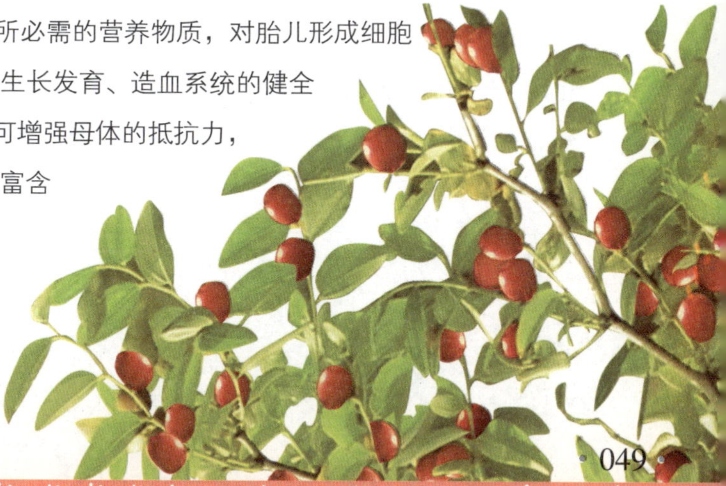

的维生素C。

孕妈妈食酸应讲究科学

人工腌制的酸菜、腌制品虽然有一定的酸味，但其所含维生素、蛋白质、矿物质、糖分等多种营养成分几乎丧失殆尽，而且腌菜中的致癌物质亚硝酸盐含量较高，过多食用显然对母体、胎儿的健康无益。

所以，喜吃酸食的孕妈妈，最好选择既有酸味又营养丰富的番茄、樱桃、杨梅、石榴、橘子、酸枣、葡萄、青苹果等新鲜水果，这样既能改善胃肠道不适症状，也可增进食欲，加强营养，有利于胎儿的生长，一举多得。

食欲不振的孕妈妈吃什么

食欲不振是早孕反应的表现之一，另一个表现是妊娠呕吐。为促进孕妈妈食欲、减轻呕吐，应注意补充足够的维生素B_6。维生素B_6参与女性身体内蛋白质、脂肪、碳水化合物以及某些激素的代谢，对于各种病因引起的呕吐，尤其是妊娠呕吐有极佳疗效。

正常人每日需要维生素B_6 1.6～2毫克。如果摄入不足，就会影响人体对蛋白质等三大产热营养素的吸收，引起神经系统及血液系统的疾病。孕妈妈如果缺乏维生素B_6，会加重早孕反应，使妊娠呕吐加剧，反复呕吐不仅造成脱水与饥饿，而且导致胚胎早期营养不良。因此，孕妈妈要注意摄入富含维生素B_6的食品。

维生素B_6在麦芽糖中含量最高，每天吃1～2匙麦芽糖不仅可以防治妊娠呕吐，而且可使孕妈妈精力充沛。富含维生素B_6的食品还有香蕉、土豆、黄豆、胡萝卜、核桃、花生、菠菜等植物性食品。动物性食品中以瘦肉、鸡肉、鸡蛋、鱼等含量较多。

这里特别推荐孕妈妈适当地吃些土豆。据测定，土豆不仅富含粗纤维素，可以防止便秘，而且含有丰富的维生素B_6、维生素C，对缓解孕早期厌油腻、呕吐均有良好的作用；土豆还含有大量的钾、钙、铁、镁、碘等矿物质以及碳水化合物等，也是妊娠中、晚期防治妊娠高血压的食疗保健品。

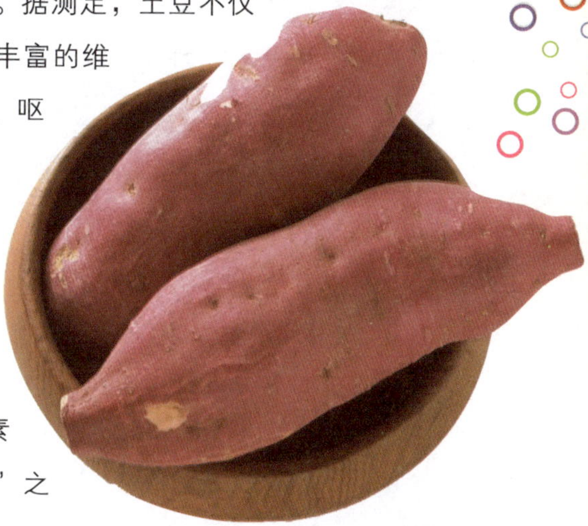

研究证实，生活在缺少新鲜蔬菜或水果地区的人，只要常吃土豆，极少患维生素缺乏症，故土豆在法语中即有“地下苹果”之称。

值得注意的是，土豆适宜放在干燥、避光的地方储藏。如果发现土豆外皮变绿，哪怕是很浅的绿色都不要再食用了。因为土豆变绿是有毒生物碱存在的标志，人如果食用会中毒。

这些食物别贪嘴

在怀孕期间，铁、钙、叶酸是最应该受到重视的营养素。在深绿色、多叶蔬菜中，这三种物质的含量最高。专家建议，尽量选择全麦、黑色食物，多吃色彩鲜艳的蔬菜。比如，可以适当多吃红薯，多选择菠菜。而在怀孕的前3个月，孕妈妈往往感到疲倦，这时要吃瘦肉、豆制品，多喝牛奶，以确保每顿饭都有足够的蛋白质。

英国的一项调查显示，大部分孕妈妈对是否该吃贝类、鸡蛋、金枪鱼和花生，一直都没有明确的认识。我们在这里给出一个答案。

贝类　如果怀孕了，你就应该避免吃牡蛎和其他贝类食物。

金枪鱼　大多数鱼类孕妈妈都可以吃，而且对胎儿有好处。但不能吃鲨鱼、旗鱼，也要限制金枪鱼的食用量，一周不要超过2个金枪鱼鱼排或4罐金枪鱼罐头。

花生　如果孩子的爸爸或哥哥、姐姐对花生有某种过敏症状，比如发热或湿疹，那么新生宝宝也有可能过敏，这时孕妈妈就应该避免吃花生。

鸡蛋　孕妈妈不要吃生鸡蛋或者欠火候的鸡蛋，以免感染沙门氏菌。

本周饮食禁忌

禁忌提醒

25%的流产在怀孕第8周前发生，因此孕妈妈在饮食上要特别注意。

忌食有堕胎作用的水产品，如螃蟹、甲鱼等；忌食滑利食品，如山楂、荸荠、薏米等，有诱发流产的可能；忌食热性食物，如羊肉、狗肉、鹿肉、公鸡肉、麻雀、海马、香菜、荔枝、杏子等；忌食冷饮；忌食辛辣。另外，孕妈妈不能摄取太多的维生素A，否则会导致胎儿发育不健全。动物肝脏含有极丰富的维生素A，孕妈妈切忌过量食用。

本周营养食谱 This Week's Diet Plan

香椿拌豆腐

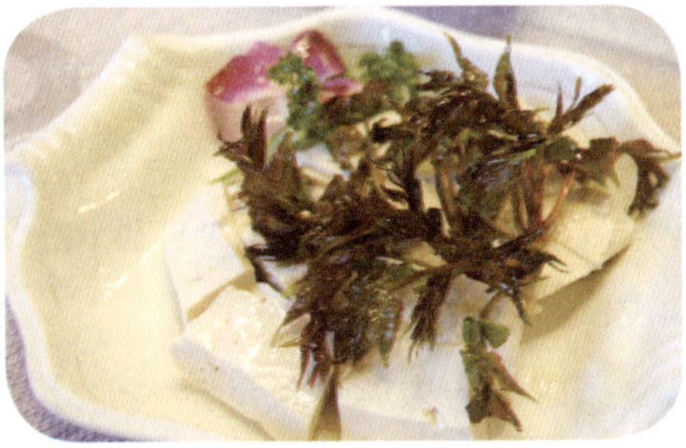

食谱原料：香椿芽50克，豆腐250克，盐、香油各适量。

制作方法：1.香椿芽洗净用沸水烫一下切成细末。

2.豆腐切丁，也用沸水烫一下，再用调羹压碎。

3.然后加入香椿末、盐、香油拌匀即可。

营养小秘密

这道菜软嫩可口，气味芳香，非常适合孕早期妊娠呕吐的孕妈妈食用，还可以补充多种维生素、矿物质。

菠菜鱼片汤

食谱原料：鲫鱼肉250克，菠菜100克，火腿25克，植物油、葱段、姜片、精盐、料酒、鸡精各适量。

制作方法：1.将鲫鱼肉切薄片，加精盐、料酒腌30分钟；菠菜择洗净，切成段，用沸水氽一下；火腿切末。

2.锅中倒油烧至五成热，下葱段、姜片爆香，放鱼片略煎，加水煮沸，用小火焖20分钟，投入菠菜段和火腿末，放鸡精少许即成。

营养小秘密

菠菜中含有丰富的矿物质、维生素及膳食纤维，可以为孕妈妈补充丰富的营养。

香菇肉粥

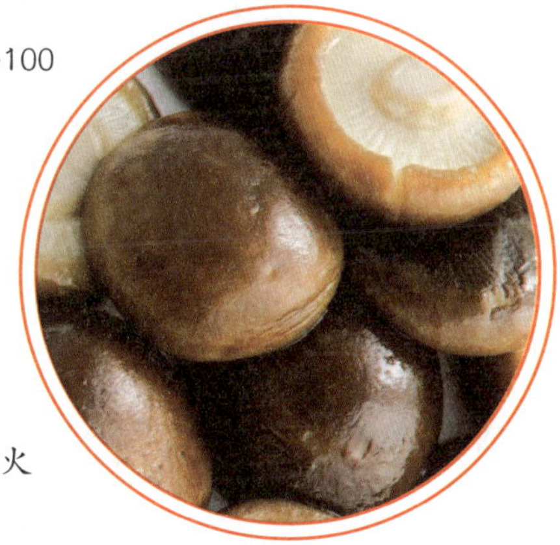

食谱原料：大米100克，香菇3朵，猪肉馅100克，芹菜、虾干、洋葱、酱油各适量。

制作方法：1.香菇泡好、去蒂，然后切成细丝备用。

2.芹菜洗净切成末备用；洋葱洗净切成细丝；肉馅加入酱油搅拌均匀。

3.将大米洗净，放入锅内，加入水，用大火煮至半熟。

4.分别将肉馅、香菇、洋葱、虾干放入锅中快炒，炒熟后倒入半熟的粥内，再用中火煮，煮熟后加入芹菜末。

营养小秘密

香菇含有丰富的B族维生素和钾、铁等营养元素，有助提高抵抗力，并有开胃的作用。

第9周 吃零食有原则

本周重点营养素
This Week´s Major Nutrients

镁不仅对胎儿肌肉的发育至关重要，而且也有助于骨骼的正常发育。近期研究表明，怀孕头3个月摄取的镁的数量关系到新生儿身高、体重和头围大小。在色拉油、绿叶蔬菜、坚果、大豆、南瓜、甜瓜、葵花子和全麦食品中都很容易找到镁。镁对孕妈妈的子宫肌肉恢复也很有好处。

另外，胎儿发育的整个过程都需要维生素A，它尤其能保证胎儿皮肤、胃肠道和肺部的健康。怀孕的头3个月，胎儿自己还不能储存维生素A，因此孕妈妈一定要供应充足。甘薯、南瓜、菠菜、杧果都含有大量的维生素A，孕妈妈可以多食用。

本周营养饮食方案
This Week´s Nutrient-Rich Way of Eating

孕9周孕妈妈饮食原则

孕妈妈饮食的营养应丰富全面，主要遵循以下几项饮食原则:

食用蛋白质含量丰富的食品，如瘦肉、肝、鸡、鱼、虾、奶、蛋、大豆及豆制品等，需知蛋白质是孕妈妈母体和胎儿的守护神，所以孕妈妈蛋白质的摄入量宜保持在每日80～100克。

保证摄入充足的碳水化合物，这类食品包括五谷和土豆、白薯、玉米等杂粮。

保证摄入适量的脂肪，植物性脂肪更适合孕妈妈食用，如豆油、菜油、花生油和橄榄油。

适量增加矿物质的摄取，如钙、铁、锌、铜、锰、镁等，其中钙和铁非常重要。食物中含钙多的是牛奶、蛋黄、大豆、虾皮、芝麻等。

补充维生素，多吃蔬菜和水果。注意蔬菜一定要食用新鲜的，干菜、腌菜和煮得过烂的蔬菜中，维生素大多已被破坏。

尽量少吃刺激性食物，如辣椒、浓茶、咖啡等；不宜多吃过咸、过甜及过于油腻的食物；绝对禁止饮酒吸烟。

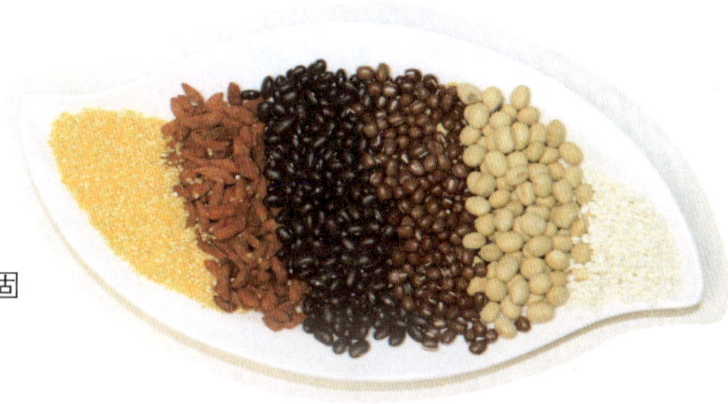

少食多餐，以避免胃太空或太饱。孕妈妈不必拘泥于一日三餐的固定模式，有胃口时就吃。

怀孕后还能吃零食吗

有的孕妈妈在怀孕前有吃零食的习惯，但是怀孕后还能不能吃零食呢？其实，你不必因为怀孕而牺牲掉自己所有的小零食，只是在零食的选择上应慎重。

首先要注意小零食的卫生，街头露天出售的食品最好不要吃了。另外有些零食有可能对你的身体造成不良影响，比如腌制的食品、冰激凌、罐头食品和过甜的点心等，这些零食都不应成为你饮食的主要内容。你可以考虑既可口又有营养的零食，比如用果汁代替冰激凌，用新鲜水果代替水果罐头，也可以把黄瓜、番茄等蔬菜当水果吃，还可以吃一些营养饼干、核桃仁、花生等。总之孕期吃零食的原则就是营养、卫生、适量。

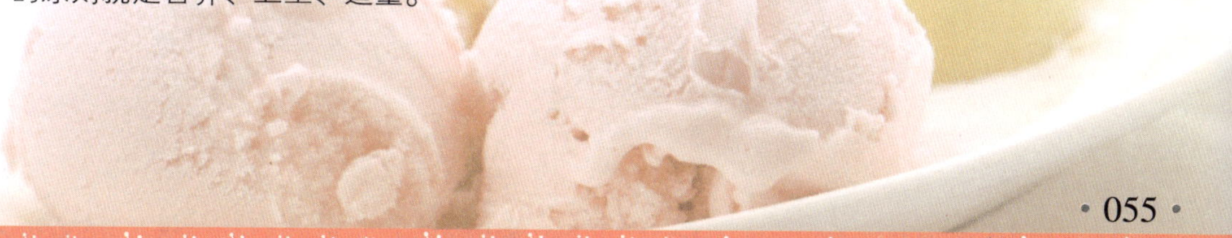

本周饮食禁忌

孕妈妈嗜酸有禁忌

嗜酸显然对母体、胎儿健康无益。尤其是妊娠3个月以内的孕早期妇女及既往有流产、早产史的孕妇更不可贪食山楂。喜吃酸食的孕妇，最好选择既有酸味又营养丰富的番茄、樱桃、杨梅、石榴、海棠、橘子、酸枣、葡萄、青苹果等新鲜水果，这样既能改善胃肠道不适症状，也可增进食欲，增加营养。有利于胎儿的生长，一举多得。

本周营养食谱 This Week's Diet Plan

鸡肉鲜汤烧小白菜

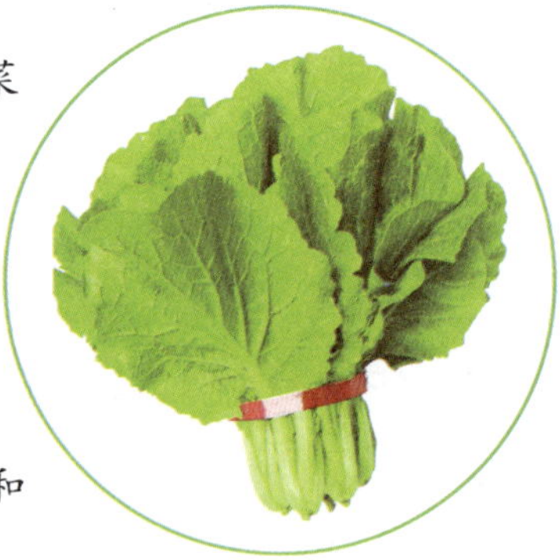

食谱原料：鸡肉200克，鸡汤500毫升，小白菜500克，葱、料酒、牛奶、淀粉、盐适量。

制作方法：1.将小白菜洗净去根，切成10厘米长的段，用沸水焯透，捞出用凉水过凉，沥干。

2.油锅烧热，下葱花，烹料酒，加入鸡汤和盐，放入鸡肉和小白菜。

3.武火烧沸后，加入鸡汤、牛奶，用水淀粉勾芡，盛入盘内即可。

营养小秘密

这道菜含有丰富的蛋白质、钙、磷、铁、胡萝卜素、烟酸和维生素，有利于孕早期胎儿的生长发育。

青柠煎鳕鱼

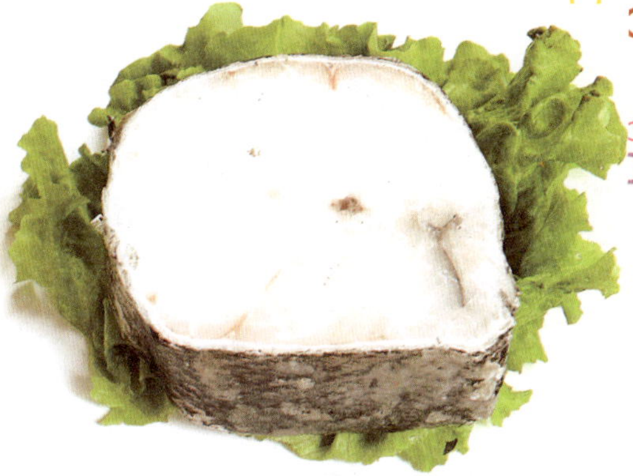

食谱原料：鳕鱼5条，青柠檬汁、青柠檬片、鸡蛋、淀粉、植物油各适量。

制作方法：1.将鳕鱼洗净，切块。

2.鳕鱼内加入盐腌渍片刻，挤入少许青柠檬汁。

3.将备好的鳕鱼块裹上蛋清和淀粉。

4.锅内放油烧热后，放入鳕鱼煎至金黄，装盘时点缀青柠檬片即可。

营养小秘密

鳕鱼属于深海鱼类，脂肪中的DHA含量相当高，是有利于胎宝宝脑发育的益智食品，加入适量的青柠檬汁，适合爱吃酸味的准妈妈食用。

糯米粥

食谱原料：糯米100克，水800克。

制作方法：1.糯米拣去杂质，淘洗干净。

2.锅置于火上，放水烧开，放入糯米，搅开；再烧开后，滚煮5分钟左右，用小火继续熬煮40～50分钟，至米软烂、汤汁变稠后即可食用。

营养小秘密

此粥滑润黏稠，清香爽口，适于孕妈妈食用。

第10周 少吃过咸或腌渍食物

本周重点营养素
This Week's Major Nutrients

现在是胎儿大脑和骨骼发育的初期，孕妈妈要注意必需的脂肪酸及钙、磷等无机盐的摄入，还要补充适量的维生素，包括叶酸（叶酸的摄取可参照第4周）。

从这周开始调整自己的食盐量，控制在每日5～6克为宜。因为盐中含有大量的钠，在孕期，如果体内的钠含量过高，血液中的钠和水会由于渗透压的改变，渗入组织间隙中形成水肿。因此，多吃盐会加重水肿并使血压升高，甚至会引起心力衰竭等疾病，但是长期低盐也会有不良反应。

本周营养饮食方案
This Week's Nutrient-Rich Way of Eating

孕10周，能吃杧果吗

杧果是不错的营养品！但是不要多吃，杧果容易过敏，据说，孕早期杧果吃多了容易造成孕妈妈流产。

但是，杧果也有好处，常吃杧果，能使头发富有光泽，避免出现开叉现象。怀孕期间的女性

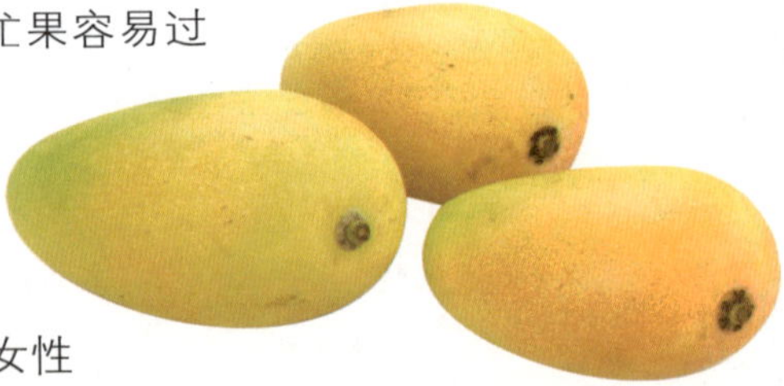

如果出现孕吐现象，可以适量吃些杧果，其酸甜的味道和防吐、止吐功能能够减轻孕期不适。

避免摄入影响胎儿发育的食品

怀孕后增加营养无可非议，但有些食品不但对孕妈妈无益，反而会害了孕妈妈腹中的“小宝宝”。因为怀孕早期的胚胎发育，最易受外界有害物质的影响，以致发育畸形或流产。

那么，怎样避免摄入影响胎儿发育的食品呢?

1.喜欢酒类的孕妈妈，在怀孕早期不能饮酒，但到怀孕中晚期，一些稍稍饮点儿酒就可增加食欲、加快入睡的孕妈妈，可以每次饮果酒1小杯。有饮酒习惯的孕妈妈，在怀孕早期可多吃水果，或将新鲜水果捣成汁，加少量温开水饮用，这样既可避免喝酒，又可增加体内维生素的供应。孕妈妈在怀孕期间应尽可能避免喝酒或吃含酒食品，如酒心巧克力、酒酿等。

2.喜饮咖啡的孕妈妈，在怀孕早期不能喝咖啡，到怀孕中后期，每天喝咖啡要控制在两杯以内。

3.喜饮浓茶的孕妈妈，在怀孕期间不能喝浓茶，可喝赤豆汤、绿豆汤和百合汤，用这些有营养的汤代替浓茶。因为浓茶会影响肠黏膜对铁的吸收利用，最终导致孕妈妈贫血，影响胎儿的生长发育。

4.对于工作忙、喜欢在外面买现成的食品食用的孕妈妈，应注意食品质量，选择近期制作出厂、外观新鲜、没有碰撞或破裂、不含色素及防腐剂的食品。不要选择腌熏制品，如腌肉、熏鱼等亚硝胺含量高的食品。因为质量不好的食品食用后会引起食物中毒，含亚硝胺高的食品，食用后易引起胎儿畸形。

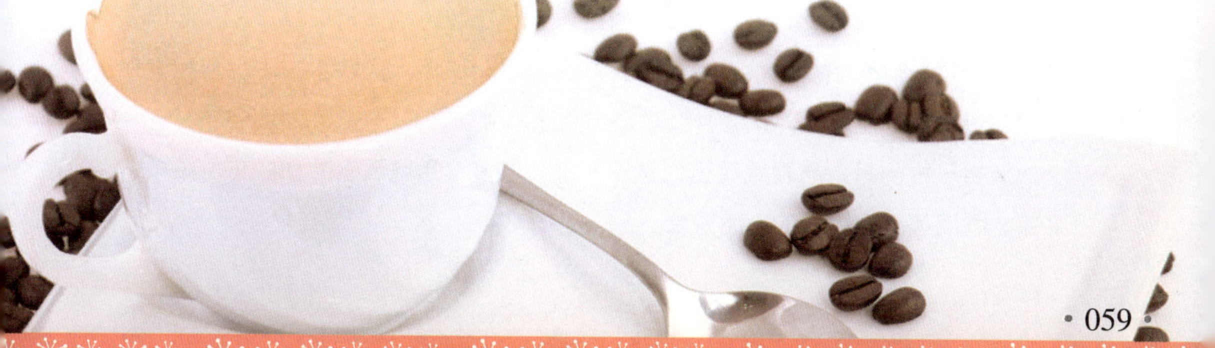

孕妈妈不要吃咸鸭蛋

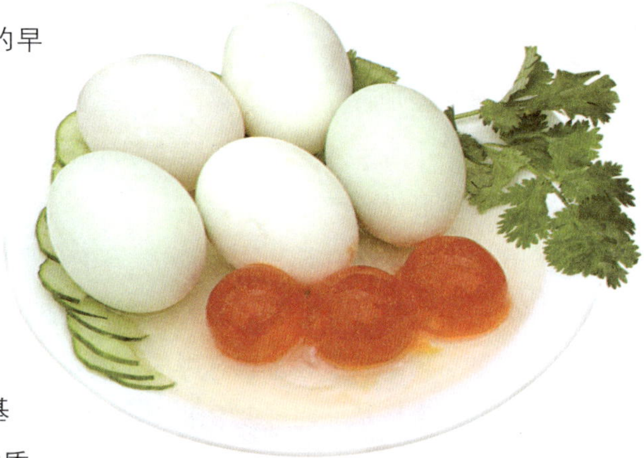

咸鸭蛋配绿豆稀饭，是常见的早餐吃法。鸭蛋与鸡蛋相比而言，腥味比较重，用盐水腌制后，能达到去腥的效果。从口感上来说，腌渍后的鸭蛋也更加香嫩可口。而且鸭蛋腌渍后，依然有较高的营养，它富含脂肪、蛋白质以及人体所需的各种氨基酸，还含有钙、磷、铁等多种矿物质和人体必需的各种微量元素及维生素，而且容易被人体所吸收。

中医认为，咸鸭蛋清肺火、降阴火的功效比未腌制的鸭蛋更胜一筹，煮食可治愈泻痢。此外，咸鸭蛋黄油有明目养眼的功效，还可治小儿积食，外敷可治烫伤、湿疹。

尽管咸鸭蛋好处多多，但是孕妈妈、脾阳不足者不宜食用咸鸭蛋。

专家特别提醒：味美可口的咸鸭蛋，是造成孕妈妈水肿的罪魁祸首。

因为孕妈妈孕期体内雌激素随妊娠月份的增加而不断升高，雌激素有促使水分和盐在身体内过多存留的作用。如果孕妈妈饮食调配不当，极易造成孕妈妈水肿，尤其是咸鸭蛋，每只咸鸭蛋含有盐10克以上，而人体日需盐量约5～8克。可见，一只咸鸭蛋所含的盐已超过孕妈妈一天的需要量，加之除咸鸭蛋外，孕妈妈每天还要食用含盐食物，这样便使盐的摄入量远远超过机体需要量。在人体内，盐和水分是一对孪生姐妹，食盐过多会产生口渴，必然大量饮水，水、盐积聚在体内超过肾脏排泄能力，就会导致孕妈妈高度水肿。

值得一提的是，与食咸鸭蛋的道理一样，过多食用腌渍食品如咸鱼、咸肉、咸菜、香肠等，也会造成上述后果。

本周饮食禁忌

1.不要使用有美白祛斑作用的化妆品，这些化妆品常常添加铅、汞等重金属，对宝宝非常不利。

2.孕期吃酸有讲究，孕妈妈不宜多吃酸性食物，如肉类，偏食肉类会使人体偏酸性，影响宝宝智力发展。

本周营养食谱 This Week's Diet Plan

鱼头木耳汤

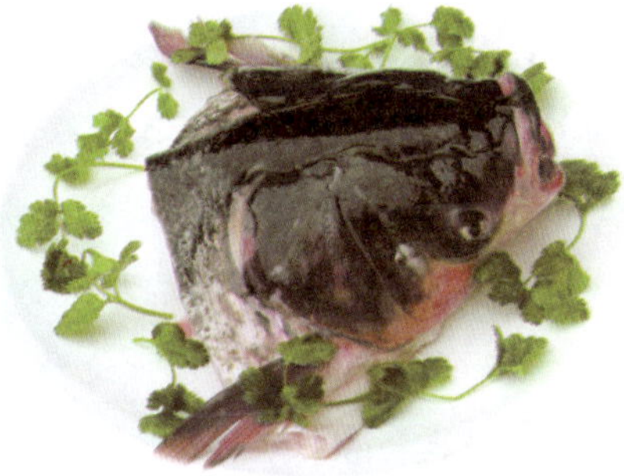

食谱原料：鱼头1个，冬瓜100克，油菜50克，木耳50克，植物油、精盐、葱段、姜片、料酒、胡椒粉、鸡精等各适量。

制作方法：1.将鱼头刮净鳞，去鳃片，洗净，在颈肉两边各划两刀，放入盆内，抹上精盐。

2.冬瓜切片，油菜切薄片，水发好的木耳择洗干净。

3.炒锅上火，倒入油烧热，把鱼头沿锅边放入，煎至两面金黄时，烹入料酒，加盖略焖；加精盐、葱段、姜片、清水，用旺火烧沸，盖上锅盖，用小火焖20分钟。

4.待鱼眼凸起，鱼皮起皱，汤汁呈乳白色而浓稠时，放入冬瓜、木耳、油菜，加少许鸡精、胡椒粉，烧沸后即可。

营养小秘密

此菜肴鲜嫩肥香，清淡味美，含有丰富的优质蛋白质、脂肪、钙、磷、铁和锌，是孕妈妈补充热能、营养和滋补的佳品，还有益于胎儿脑和神经系统的发育。

第11周 营养要均衡，避免过量

本周重点营养素
This Week's Major Nutrients

现在是胎儿全面快速发育的时期，孕妈妈应该注意营养，均衡饮食，保证重组的蛋白质、多种维生素、钙、铁等营养素的供给。在补充营养素的过程中，要注意均衡原则，过犹不及。

叶酸、锌、维生素B_6、维生素B_{12}的补充继续持续。

早孕反应严重的孕妈妈，现在尤其要注意加强钙和维生素D的补充，每天钙的需求量应在800毫克左右。

如果孕妈妈有习惯性流产，或怀孕后有食欲不振、腰痛或下腹坠胀等现象，可喝营养食谱中介绍的汤来养血安胎。

本周营养饮食方案
This Week's Nutrient-Rich Way of Eating

孕妈妈所需维生素的来源

维生素A　富含维生素A的食物有动物的肝脏、蛋、鱼肝油、牛奶、胡萝卜和番茄等。

维生素B　富含维生素B的食物有小米、面、豆类、猪肝等，其中粮食的皮和胚芽中含有大量的维生素B，而精制的米面里含量较少。

维生素C 富含维生素C的食物是水果和蔬菜，尤其是枣的维生素C含量很高。

维生素D 富含维生素D的食物有鱼肝油、奶等。人的皮肤经日光照射后也能合成维生素D，孕妈妈应多晒太阳。

孕妈妈营养过犹不及

许多孕妈妈一旦发现自己怀孕后，就开始担心自己是否缺这缺那，担心宝宝的营养不够齐全。在她们看来，只要是对宝宝有帮助的东西，都应该尽量地吃，这样才不会让自己肚子里的宝宝输在身体发育的起跑线上。其实，有些营养补充太多也不好。孕妈妈吃得过多，补得过头，到头来倒霉的还是肚子里的小宝宝。更何况有些孕妈妈只是自己不断变胖，肚子里的宝宝却没享到多少“福”。

那么，营养过量会带来哪些不良后果呢?

维生素过量 孕妈妈若每天服用超过一万国际单位（IU）的维生素A，则有1/4机会造成胎儿畸形，如先天性心脏病以及眼睛畸形、腭裂、耳朵的畸形，另外有1/4机会造成智障。若维生素D补充过多（每日超过15毫克），容易造成孕妈妈的软组织钙化。

补锌过量 如果孕妈妈对于锌的补充超过每日45毫克，容易造成早产。

铁的补充要谨慎 建议孕妈妈在怀孕3个月以上时再补充铁。一般来说，孕妈妈每天补充30毫克铁即可（除非有严重贫血状况），服用铁剂应在空腹时，且不要同时服用钙及镁，因为钙、镁会抑制铁的吸收。

水果过量 许多孕妈妈为了生个健康、漂亮的宝宝而拼命吃水果，甚至还把水果当蔬菜来吃。她们都相信，吃水果多多益善。其实，水果并不能代替蔬菜。水果中的纤维素成分并不高，但是蔬菜里的纤维素成分却很高。有些水果中糖分含量很高（如西瓜、葡萄等），摄入过多，可能引发妊娠糖尿病。

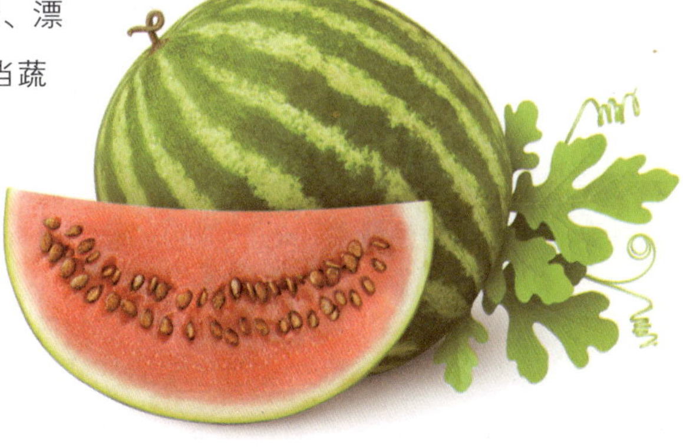

过度饮食，体重超标　怀孕不是生病，一些孕妈妈把自己当成了长期病号，在怀孕的280天里，吃得太多、太好，而运动又太少，结果造成体重大大超标。孕妈妈超重带来的后果是不可轻视的，不仅在孕期会造成孕妈妈并发症增高，不利于胎儿成长，在分娩时也会有困难。

补充营养，不要误入歧途

由于传统观念和营养知识不足等多种原因，孕妈妈在280天强化营养的过程中，常常会不经意地走入一些误区，导致了不必要的麻烦。

误区一：盲目购买营养保健品。

价格昂贵的营养品一定比普通食物好吗？孕妈妈在选择营养品时，主要该考虑的是自己的身体是否需要进补，而不是盲目听从销售商的花言巧语，许多营养品的吸收效果并不会比普通食物更好（如鲜牛奶的补钙功效未必就比直接补充钙剂差），有些营养品甚至根本不适合孕妈妈食用。孕妈妈在决定购买营养品前，最好先咨询一下有经验的产科医生。

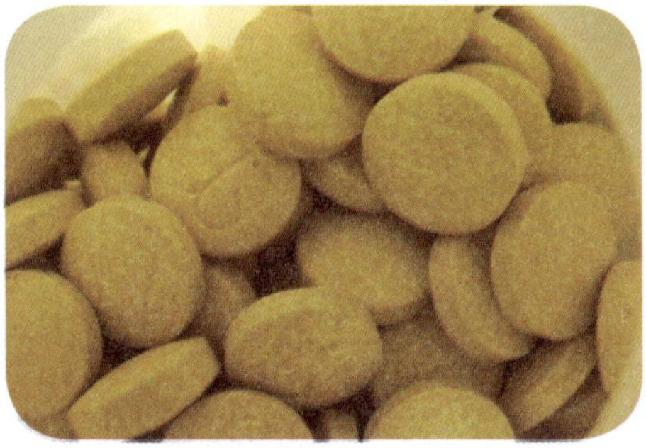

误区二：以保健品代替正常饮食。

为了加强营养，一些孕妈妈们每天要补充很多营养品，诸如蛋白粉、综合维生素、钙片、铁剂、孕妇奶粉等，大量营养品下肚，某些孕妈妈就认为自己的营养已经足够了，日常三餐的营养保证不了也没什么关系。其实这样做反而对身体不利，因为营养品大都是强化某种营养素或改善某一种功能的产品，单纯服用还不如保证普通膳食的营养均衡来得更为有效。

误区三：一人餐两人分。

很多女性在得知自己怀孕后，就开始努力加大饭量，希望借此来满足胎儿的营养需要。几乎所有的孕妈妈都相信只要自己吃得多，宝宝就一定会健康。其实，怀孕的妈妈即使进食量加倍，也不等于宝宝在妈妈的肚子里就可以吸收所有妈妈比以前多吃的那些食物的全部营养，孕妈妈多吃的那部分，很可能大都变成了自己身上的肥肉。孩子的营养是否足够，关键在于孕妈妈对食物的科学性选择，而不是靠盲目多吃来达到。

误区四：有营养的东西摄入越多越好。

在孕期中加强营养是必需的，但营养摄入绝非多多益善。太多的营养摄入会加重身体的负担，并存积过多的脂肪，导致肥胖和冠心病的发生。体重过重还限制了孕妈妈的体育锻炼，致使她们的抗病能力下降，并造成分娩困难。

误区五：多吃菜，少吃饭。

许多人认为菜比饭更有营养，孕妈妈应该多吃菜。这种观点是极其错误的，饭是米面等主食，是能量的主要来源，孕中、晚期的孕妈妈一天应摄入400～500克的米面及其制品。

误区六：补钙就要多喝骨头汤。

为了补钙，有的准妈妈便按照老人的指点猛喝骨头汤。其实，喝骨头汤补钙的效果并不理想。骨头中的钙不容易溶解在汤中，也不容易被人体的肠胃吸收，而喝了过多的骨头汤，反而可能因为油腻，引起孕妈妈不适的感觉。

服用维生素并非多多益善

医学专家说，许多孕妈妈服用多种维生素，殊不知维生素虽是一种保健药品，但过量的维生素对胎儿也会产生不可忽视的副作用。

例如，维生素A过量可引起嗜睡、烦躁、头痛及呕吐，继而出现脱皮、嘴唇干裂等，长期慢性中毒甚至会出现类似脑瘤的症状。曾经有北极探险者，因为食用富含维生素A的海豹肝而中毒死亡。

维生素D过量可引起厌食、恶心和呕吐，继而出现尿频、烦渴、乏力、神经过敏和瘙痒，肾脏将受到不可逆转的损害。由于以上两种维生素都是脂溶性的，很难排泄，故长期过量服用可以造成慢性中毒，且需要较长时间才能恢复。

如大量服用维生素C，可以造成体液及尿液酸化，进而造成缺铁性贫血。同时大量产生的草酸可以和尿中的钙结合成为难溶的草酸钙，形成肾结石和尿道结石。

其他的水溶性维生素如叶酸、维生素B_1、维生素B_2等，尽管暂时还没有发现过量服用导致的损伤，但也没有发现过量服用有什么好处。实际上，只要正常均衡饮食，基本不会出现维生素缺乏症。而维生素中毒大都发生在过量服用维生素药片或者维生素保健品上。因此，保持均衡饮食是维持健康的最佳途径。

本周注意事项

用药安全问题

受精后3～8周（停经5～10周）是胚胎各器官分化形成时期，极易受药物等外界因素影响而导致胎儿畸形，属"致畸高度敏感期"。在此时期不必用药时坚决不用，包括一般保健品、滋补药。可用可不用的，或暂时可停药的，就不用。如必须用药，一定要在医生指导下谨慎安全用药。

本周营养食谱 This Week's Diet Plan

猪肝炒芹菜

食谱原料：猪肝500克，芹菜500克，料酒、淀粉、糖、盐、胡椒粉、生姜汁适量。

制作方法：1.猪肝切片汆水，放入料酒、淀粉、糖略腌。

2.芹菜切段，焯水备用。

3.起锅热油，以武火炒猪肝，加入芹菜快炒。

4.用盐、胡椒粉、生姜汁调味，炒匀即可。

营养小秘密

猪肝富含蛋白质、铁元素和维生素A，具有养血补虚之效，对预防孕妈妈贫血有非常好的功效。

青椒香肠炒鸡蛋

食谱原料：香肠1根，青椒1个，鸡蛋3个，盐、淀粉、鸡蛋、胡椒粉、植物油各适量。

制作方法：1.把香肠切丁，鸡蛋磕入碗中，拌入少许盐和淀粉，青椒切丁。

2.油锅烧热，先将蛋液炒至凝固盛出。

3.加一大匙油炒香肠与青椒丁，并加入半小匙盐、少许胡椒粉略炒，加入鸡蛋，炒匀即可。

营养小秘密

鸡蛋含有蛋白质、脂肪、卵黄素、卵磷脂、维生素和铁、钙、钾等人体所需要的矿物质，对发育中胎儿的神经系统和身体发育有很大的作用。

南瓜饼

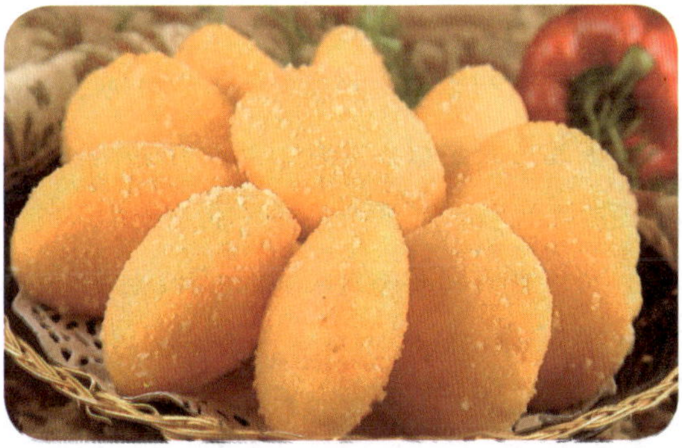

食谱原料：南瓜250克，糯米粉250克，砂糖、红豆沙各适量。

制作方法：1.南瓜去子洗净，包上保鲜膜，用微波炉加热10分钟左右（以南瓜肉熟为准），用勺子挖出南瓜肉，加糯米粉、砂糖，和成面团。

2.将红豆沙搓成小圆球，面团分成乒乓球大小的小份，包入豆沙馅成饼坯，可在饼坯表面刻上南瓜纹，上锅蒸10分钟即可。

营养小秘密

可以作为早餐或点心。南瓜含淀粉、蛋白质、胡萝卜素、B族维生素、维生素C和钙、磷等成分。其营养丰富，能润肺益气、解毒、止呕、治便秘，还有利尿作用。

第12周 补充一点含镁的食物

本周重点营养素 This Week's Major Nutrients

主打营养素：镁、维生素A。

主作用：促进胎儿生长发育。

镁不仅对胎儿肌肉的健康至关重要，而且也有助于骨骼的正常发育。近期研究表明，怀孕头3个月摄取的镁的数量关系到新生儿身高、体重和头围大小。在色拉油、绿叶蔬菜、坚果、大豆、南瓜、甜瓜、香蕉、草莓、葵花子和全麦食品中都很容易找到镁。另外，镁对孕妈妈的子宫肌肉恢复也很有好处。镁的摄入还可预防妊娠抽搐、早产等并发症。

胎儿发育的整个过程都需要维生素A，它尤其能保证胎儿皮肤、胃肠道和肺部的健康。怀孕的头3个月，胎儿自己还不能储存维生素A，因此孕妈妈一定要供应充足。甘薯、南瓜、菠菜、杧果都含有大量的维生素A。

本周营养饮食方案 This Week's Nutrient-Rich Way of Eating

水果和蔬菜是最好的维生素制剂

维生素与优生

维生素在身体内起着类似润滑剂的作用，如果孕妈妈缺乏维生素，其他的营养素将无法发挥应有的功效。孕妈妈特别需要的维生素主要有维生素A和维生素C。

维生素A可以保持孕妈妈皮肤的健康，能够增强膀胱、肾脏、肠、支气管及阴道的抗感染能力。另外，还可以促进宝宝的视力发育和骨骼的成长。

解读维生素

维生素是人体内含量甚微的有机物质。它们不能提供热量，也不能构成身体的成分，但对维持人体正常的生理功能有极重要的作用。大部分维生素在体内不能合成，或合成量不足，必须通过食物补充。

通常维生素按其溶解性分为水溶性维生素和脂溶性维生素两大类。水溶性维生素在烹饪过程中容易损失，被机体吸收后不能储存，组织达到饱和后，余者随尿排出；脂溶性维生素的吸收与脂肪密切相关，吸收后可在体内储存，过量则易蓄积中毒。

合理补充

含有丰富维生素A的食物有牛乳、鸡蛋、鱼类、动物的肝脏等。

含有丰富维生素C的食物是各类水果和蔬菜，常见水果以猕猴桃中的含量最高。

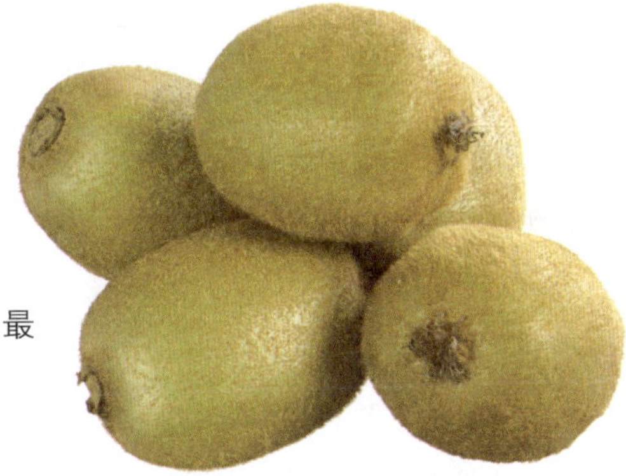

维生素之敌

吸烟、喝酒会影响孕妈妈对维生素的摄入，从而影响宝宝的生长发育。

孕妈妈勿把榴莲当补品

榴莲的滋补功效广为人知，民间素有“一只榴莲三只鸡”的说法，过去常用它给体质虚弱的人和产妇补养身子。那么，榴莲是否适合用于孕妇进补呢?

妇幼专家介绍说，榴莲的营养价值的确比较高，有“水果之王”之称，其含有丰富的蛋白质、脂类、维生素C以及钙、铁、磷等多种微量元素，营养相当丰富，对机体有很好的补养作用。虽然其味道因人而异颇有争议，但对于喜欢吃的

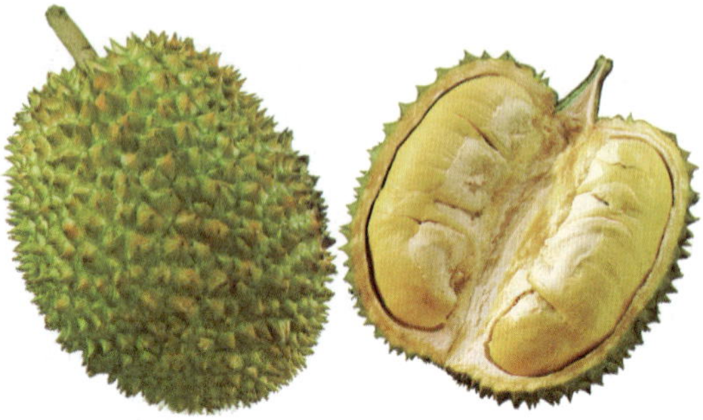

人来说，其特殊的气味有开胃、促进食欲之功效，其中的膳食纤维还能促进肠蠕动。因此，一般能耐受榴莲特殊气味的健康人都可食用。

但对于作为特殊人群的孕妇而言，却不宜多吃榴莲。因为榴莲所含的热量及糖分较高，500克就含有500千卡的热量，如果孕妈妈经常把榴莲当补品，会导致血糖升高，胎儿就会过重，使日后娩出巨大胎儿的概率增大。

另外，虽然榴莲富含纤维素，但它在肠胃中会吸水膨胀，过多食用反而会阻塞肠道，引起便秘，对于本来就容易出现便秘的孕妈妈来说，会加重胃肠负担，特别是原来患有便秘和痔疮的孕妈妈更不宜食用榴莲。

再者，榴莲性温，吃多了容易上火，出现喉咙疼痛、烦躁失眠等症状，引发孕妇胎热，损害新生儿健康。

孕妈妈饮食要营养丰富，易于消化，口味以清淡为主，肥甘厚味并不适宜。像榴莲这样温补甜腻的“水果之王”，孕妈妈不宜把它作为补品进补。

豆类和豆制品利于胎儿发育

豆类包括许多种，根据其营养成分及含量大致可分为两类：一类是大豆（黄豆）、黑豆及青豆，另一类包括豌豆、蚕豆、绿豆、小豆等。

大豆含有较高的蛋白质，大豆蛋白质是最好的植物性优质蛋白质，含有丰富的赖氨酸。大豆油脂中含不饱和脂肪酸高达85%，其中亚油酸高达50%以上，这些油脂是人体必需的脂肪酸，人体自身不能合成，必须从食物中摄取，另外油脂中还含有较多的卵磷脂、脑磷脂。除此以外，大豆中的钙含量也极高，维生素B_1、维生素B_2等的含量在植物性食物中也较高。除大豆外，其他的豆类含脂肪不多，但却含有较多的淀粉、蛋白质。

孕期女性多食用豆类及豆制品，

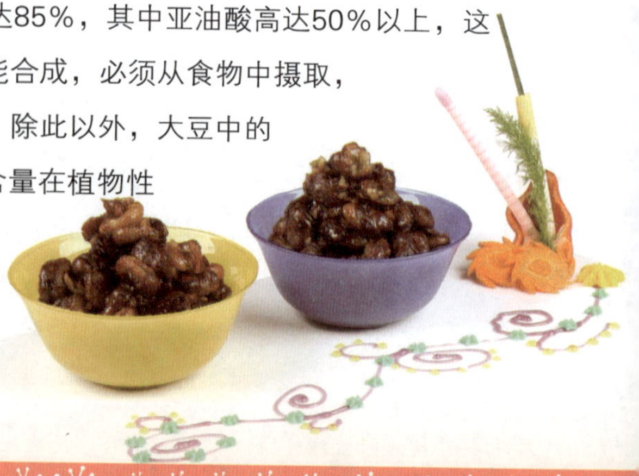

可以补充蛋白质、脂类、钙及B族维生素等，有助于胎儿的发育，尤其是胎儿脑及神经系统的发育。脑及神经系统的发育依赖于大量的不饱和脂肪酸及磷脂，孕期多吃豆制品可保证胎儿健康成长，使宝宝更聪明。

在食用豆制品时，注意要吃加热煮熟的食品，以免豆类中固有的抗营养物质对人体造成不良影响。在食用普通豆制品的同时，某些发酵的豆制品如豆腐乳，也可以食用。发酵的豆制品不但易于消化，有利于提高大豆中钙、铁、镁、锌等的生物利用率，促进吸收，而且能使不利物质降解。

孕妈妈吃过量水果容易难产

一般水果含丰富的碳水化合物、水分、纤维素以及少量的蛋白质、脂肪、维生素A、维生素B和矿物质，但是，粗纤维素含量及其特殊营养成分不如根茎绿叶类蔬菜，并缺少维生素B_{12}，所含的氨基酸也不全面。长期依赖水果作为唯一的营养来源会产生不少弊病，如贫血等，尤其对妇女来说尤为突出。

营养专家们建议，要吃各种不同种类的食物，以摄取不同的营养素，才能达到营养的均衡。孕妈妈更不能把水果作为主食，应该遵循时令而多样化地选择鲜品。水果每餐1～3个，蔬菜日摄入量400克，其中绿叶蔬菜应占1/2。

另外，孕妈妈一定要跳出超量吃水果的误区，每天饭后吃一个水果，保证营养摄入量就够了。近年来临床发现，孕妈妈过量食用水果除容易引发高脂血症外，还有导致妊娠期糖尿病的趋势。妊娠期糖尿病是指一些孕妇孕期糖代谢异常，导致血糖升高，通常在产后两个月内恢复正常。它的发病原因多数是因为饮食不当，过量吃水果是最大诱因。妊娠糖尿病如不及时控制，首先影响母亲健康，部分妊娠糖尿病患者在5～10年后可转变成Ⅱ型糖尿病，还容易引发孕期感染、流产、早产、死产及羊水过多；其次对孩子生长发育有严重危害，血糖高的孕妈妈容易使

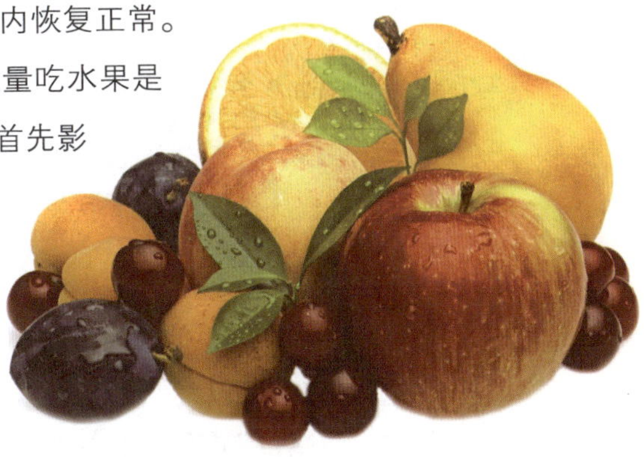

胎儿巨大，导致分娩困难，增加难产、产后出血发生的概率。

本周饮食禁忌

食物经过煮沸，就可以达到消毒杀菌防病目的吗

这种说法只对了一半。食物中毒可分为生物型和化学型两大类。生物型中毒主要是指细菌、病毒、微生物等污染食物，例如腐败食物中的霉菌。这一类食物可用高温蒸煮进行消毒，即使留有少量毒素也不会造成严重危害。

但化学型中毒，不是高温处理所能避免的，有时煮沸反而会使毒素浓度增大。比如，烂白菜中产生有毒的亚硝酸盐，人吃了就会发生严重的中毒现象。此外，发芽和未成熟土豆中的龙葵碱、油料中的黄曲霉毒素等，均不能通过高温达到消毒目的。

本周营养食谱
This Week's Diet Plan

陈皮卤牛肉

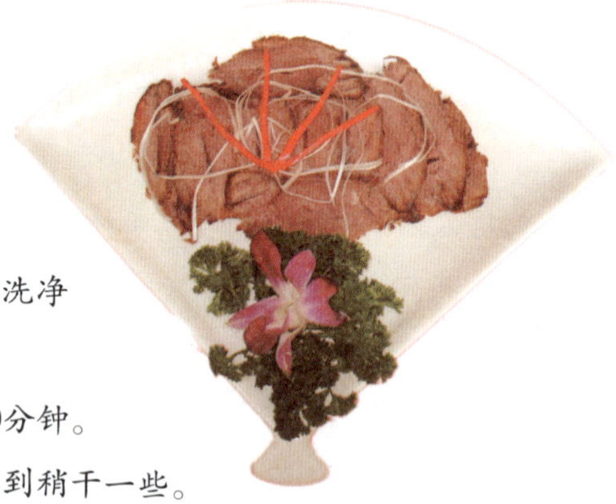

食谱原料：牛肉1000克，陈皮、葱、姜、酱油、糖、植物油各适量。

制作方法：1.把陈皮用水稍微泡软，葱洗净切段。

2.牛肉洗净切成薄片，加酱油拌匀，腌10分钟。

3.将腌好的牛肉一片一片放到热油里，炸到稍干一些。

4.把陈皮、葱、姜先爆香，然后加入酱油、糖、水和牛肉稍炒一下。

5.把牛肉取出，放入拌好的卤料，即陈皮、葱、姜、酱油、糖，炖至卤汁变干，即可食用。

营养小秘密

瘦肉类含有丰富的B族维生素，可帮助减轻怀孕早期的呕吐症状，还可减轻精神疲劳等不适。姜和陈皮也有助于减轻孕妈妈的恶心感。

滑炒里脊丝

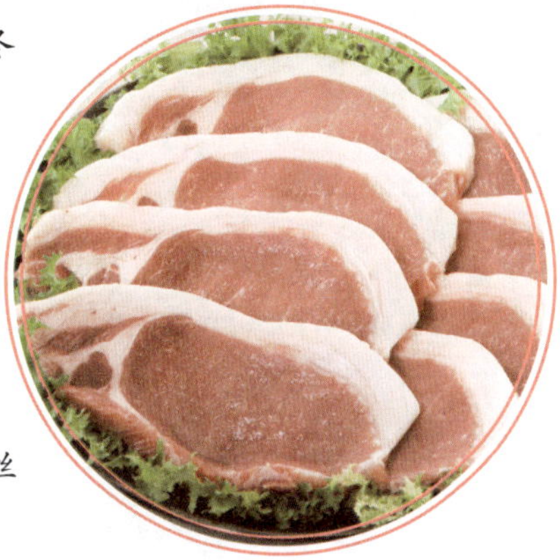

食谱原料：猪里脊肉200克，青蒜75克，冬笋50克，清汤50克，鸡蛋清30克，大葱10克，淀粉（玉米粉）5克，黄酒5克，味精3克，香油5克，花生油50克，精盐适量。

制作方法：1.淀粉放碗内加适量水调成湿淀粉备用。

2.将猪里脊肉洗净，切成片，再顺丝切成丝放入碗内，放入鸡蛋清、湿淀粉、精盐抓匀。

3.葱洗净切丝。

4.青蒜洗净，切成段。

5.冬笋切成细丝。

6.将黄酒、清汤、精盐、湿淀粉放入碗内兑成芡汁。

7.炒锅内放入花生油烧至五成热时，放入肉丝用筷子划开，倒入漏勺内沥油。

8.锅内留油40克，放葱丝炸出香味后，随即放入笋丝、青蒜、肉丝，倒入兑好的芡汁，颠翻几下，放味精，淋香油出锅即成。

营养小秘密

这道菜中青蒜含有蛋白质、胡萝卜素、维生素B_1、维生素B_2等营养成分，冬笋含有蛋白质和多种氨基酸、维生素以及钙、磷、铁等微量元素和丰富的纤维素。鸡蛋清富含蛋白质和人体必需的8种氨基酸和少量醋酸，可以增强皮肤的润滑作用，保护皮肤的微酸性，以防细菌感染。此外，鸡蛋清还具有清热解毒作用。我国中医还认为，鸡蛋清性微寒而气清，能补气养阴，润肺利咽，清热解毒，有助于延缓衰老。

第13周 多给胎儿补补脑

本周重点营养素
This Week's Major Nutrients

现在孕妈妈的食欲增加了，胎儿的营养需求也加大了，为了胎儿的健康成长，孕妈妈可以解放自己，全面地摄取各种营养，吃各种平时喜欢但因为担心发胖而不敢吃的东西。

这一时期妊娠反应基本消失，孕妈妈的胃口大增，因此食物的品种应更加多样化。为了保证热能的供给，应增加一定量主食的摄入；多摄入肉、鱼、蛋等动物性食品以获得优质蛋白质；动物内脏能提供铁、锌、维生素A、B族维生素等，最好每周进食1～2次；每日都应进食牛奶、豆类、鱼虾和绿叶蔬菜，以获得更多的钙，预防小腿抽搐等缺钙症状的发生。

本周营养饮食方案
This Week's Nutrient-Rich Way of Eating

妊娠13～28周，补充营养的最佳时期

妊娠中期，孕妈妈开始较大量地储存蛋白质、脂肪、钙等营养素，为分娩时消耗所需和泌乳做物质上的准备。本期孕妈妈的增重可达5～6千克，因此，妊娠中期孕妈妈对热能和各种营养素的摄入应有明显增加。

这一时期食品的种类应该丰富，包括充足的蛋白质（肉、蛋、奶）；适量的

碳水化合物（五谷杂粮）；低脂食品（鱼、奶）；多种维生素和微量元素（水果、蔬菜）；富含钙和铁的食物（海带、鱼虾）以及适量的水。

多吃能增加胎儿脑细胞数量的食物

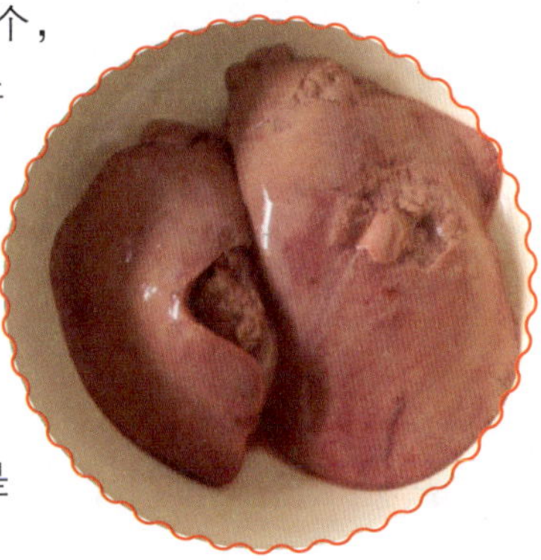

胎儿脑细胞的数量，在孕期8周时约有125000个，到孕期19周时，可能已增加到200亿个，之后就会渐减，到出生时正常的新生儿最少都有100亿个脑细胞。产前智能提升的两个功用，就在于使宝宝在胎儿期多增加一些脑细胞的形成，及尽量避免胎儿期后半期脑细胞的渐减。避免脑细胞减少的方法是多为胎儿做智能提升课程，增加脑细胞形成的方法则是在孕期0～19周期间，多吃些能帮助胎儿产生脑细胞的食物。这些增加脑细胞数量的食物包括蛋黄、鸡肝、猪肾、猪脑、猪心、瘦肉、大豆等，基本上都会提供大脑细胞形成过程中所需要的各种氨基酸。

补充Ω-3：能让宝宝聪明的最直接营养

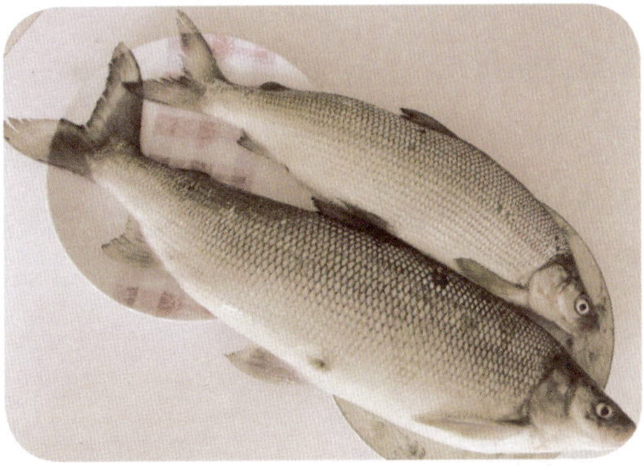

富含脂肪酸Ω-3的鱼类食物可以激发胎儿的智能。美国哈佛医学院的一项最新调查显示，孕妈妈在孕中期吃的鱼越多，她们的孩子在6个月大时大脑发育测试的得分就越高。鲑鱼是脂肪酸含量最高的鱼类之一，孕妈妈可以平时多吃些鲑鱼。

需要注意的是，如果孕妈妈不喜欢吃鱼，可以咨询医生，在医生指导下每天补充1克鱼肝油来代替。孕妈妈还应该多吃富含a-亚麻酸的食物，如亚麻子、胡桃以及芥菜子油，它们可在人体内转化成Ω-3。

本周饮食禁忌

孕妈妈营养不宜过剩

胎儿需要一定的营养、热量，但是胎儿在早期需要的热量很少。怀孕进入第13周后，为了满足胎儿的宫内发育，热卡只需要增加300千卡。半两主食含热量90千卡，一个苹果含90千卡，一个鸡蛋含90千卡，这样三个90千卡就是270千卡，等于只需比没怀孕的时候多吃一个苹果、一个鸡蛋以及半两主食。

本周营养食谱 This Week's Diet Plan

辣子鱼

食谱原料：鱼1条，鸡蛋1个，葱、姜、香菜、辣椒、盐、味精、孜然粉、花椒、淀粉各适量。

制作方法：1.鱼肉切条，在鱼肉条外面裹一层鸡蛋清。

2.把适量的盐、味精、孜然粉、辣椒、花椒和淀粉分别放到鱼肉里，充分搅拌均匀。再把葱、姜切丝，香菜切段。

3.锅中倒油烧热，下入鱼肉条，炸鱼条时要一条一条地下锅，否则鱼肉就会团到一起。炸好后捞出沥油，撒上葱丝、姜丝、香菜即可。

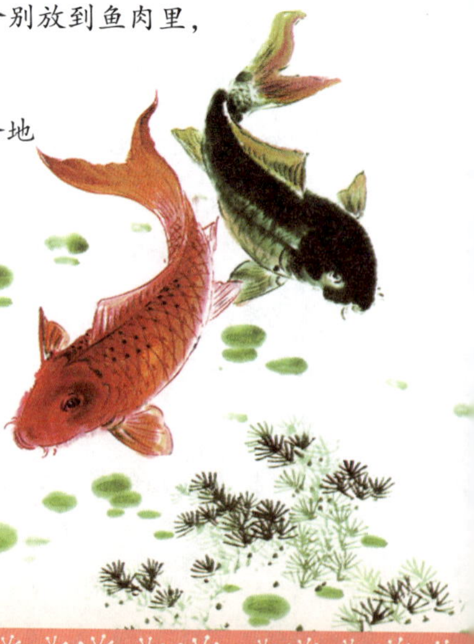

营养小秘密

此菜适合孕妈妈食用，辣是刺激性的，能增加食欲，鱼又是很好的蛋白质来源，所以含的氨基酸比较全。

鲫鱼丝瓜汤

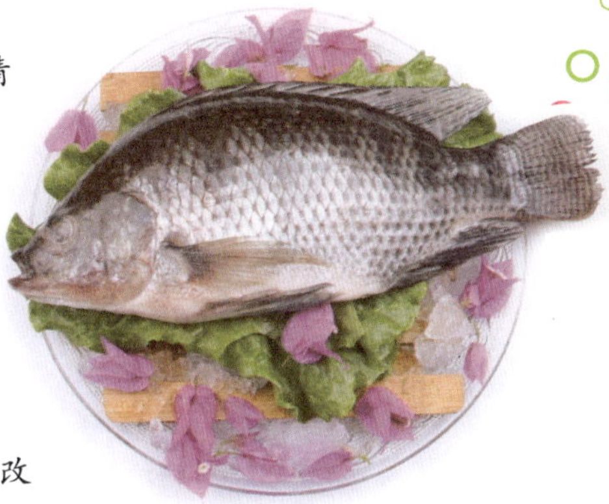

食谱原料：鲫鱼1条，丝瓜200克，姜片、精盐各适量

制作方法：1.鲫鱼收拾干净，洗净，切小块。

2.丝瓜去皮，洗净，切成段，与鲫鱼一起放入锅中。

3.锅中加水，加入姜片，先用旺火煮沸，后改用文火慢炖至鱼熟，加盐调味即可。

营养小秘密

丝瓜可为孕妈妈提供充足的B族维生素和维生素C，且有清热化痰、利水通便的功效。鲫鱼可为孕妈妈提供丰富的蛋白质，为胎儿的生长发育提供必需的营养。

小白菜豆腐汤

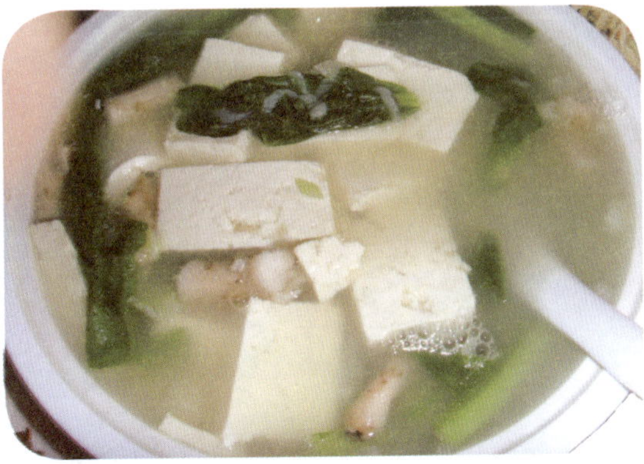

食谱原料：小白菜100克，嫩豆腐250克，虾仁若干个，盐、味精各适量。

制作方法：1.小白菜洗净沥水；嫩豆腐切块，焯一下水，去腥。

2.汤锅内放少许鸡汤（排骨汤，没有高汤的话可以用鸡精水代替），放入焯好的豆腐块小火炖几分钟，让豆腐入味后，放入洗好的小白菜，出锅前放入清洗好的虾仁，待虾仁变色后即可出锅。

营养小秘密

豆腐营养丰富，含有铁、钙、磷、镁等人体必需的多种微量元素，还含有糖类、植物油和丰富的优质蛋白，素有“植物肉”之美称。豆腐的消化吸收率达95%以上，两小块豆腐，即可满足一个人一天钙的需要量。

清蒸大虾

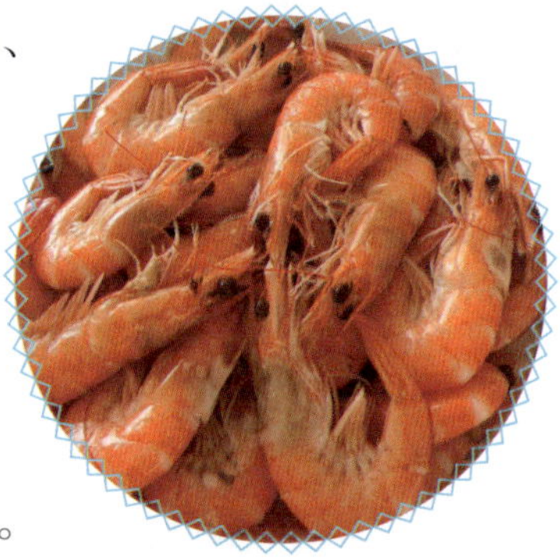

食谱原料：大虾500克，葱、姜、料酒、味精、花椒、醋、酱油、香油各适量。

制作方法：1.大虾洗净。

2.葱切条；姜一半切片，一半切末。将大虾摆入盘内，加入料酒、味精、葱条、姜片、花椒和汤，上笼蒸10分钟左右，取出。拣去葱、姜、花椒装盘，用醋、酱油、姜末和香油兑成汁，供蘸食。

营养小秘密

此菜补肾壮阳，益脾胃，色泽鲜艳，清鲜可口，是怀孕中期妇女的理想菜肴。

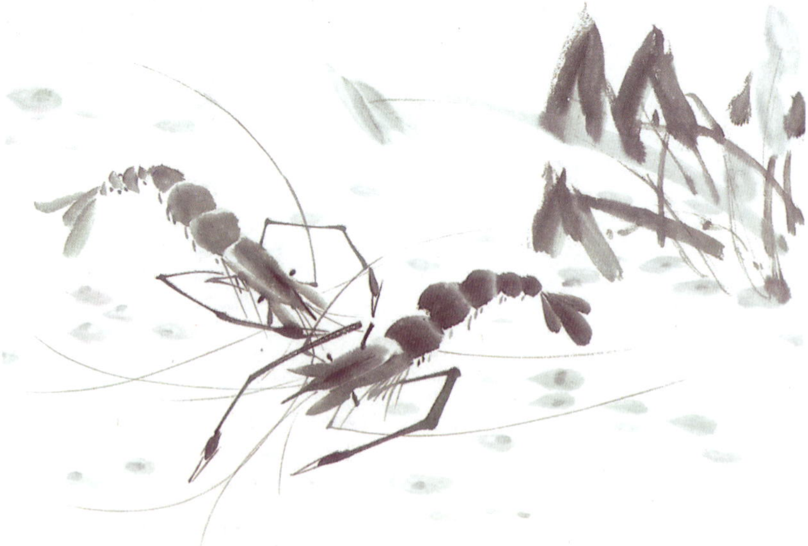

第14周 补碘、补铁是重点

T本周重点营养素 This Week's Major Nutrients

猪肝及羊肝、鸡肝等，都含有大量蛋白质和多种维生素，可提供孕期需要的铁和维生素A。但也有人认为猪肝含胆固醇高，吃多了有害身体。如果每周吃1～2次，吃前浸泡冲洗，则有益而无害。

T本周营养饮食方案 This Week's Nutrient-Rich Way of Eating

最重要的营养任务：补碘

孕14周左右，胎儿的甲状腺开始起作用，制造自己的激素。而甲状腺需要碘才能发挥正常的作用。鱼类、贝类和海藻等海鲜是含碘最丰富的食物来源，所以下面这些食物孕妈妈每周至少要吃两次：鳕鱼、紫菜、鲭鱼、大虾、鲑鱼、沙丁鱼、海藻、鳟鱼等。尽量不要吃鱼罐头和生鱼片。

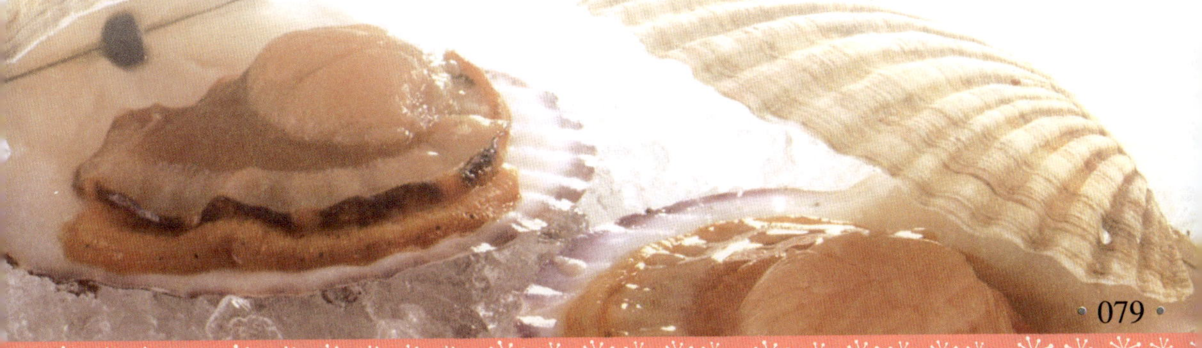

孕期第14周补铁方案

女性怀孕后，母体需血量明显增加，对铁的需要量也会相应增加。胎儿自身造血及身体的生长发育都需要大量的铁。如果孕妈妈体内铁供给不足，则易患缺铁性贫血，胎儿的生长发育也会受到影响。

补铁吃什么

我国营养学会推荐孕妈妈每日铁供给量为18毫克。多种食物均含有铁，孕妈妈应该注意膳食的调配，有意识地食用含铁质丰富的食物。一般植物性食品铁的吸收率较低，而动物性食品铁的吸收率较高。孕妈妈应多选择动物性食品补充铁，植物性含铁食品也要常吃。

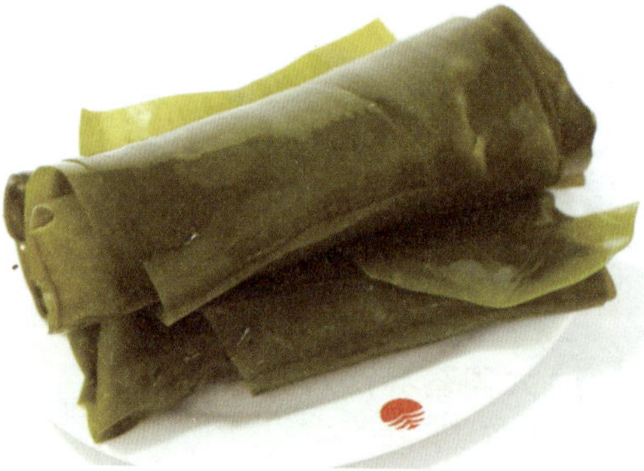

富含铁的动物性食品有猪肾、猪肝、猪血、牛肾、鸡肝、虾等；植物性食品含铁多的有黄豆、油豆腐、银耳、淡菜、海带、海蜇、芹菜、芥菜等。

缺铁性贫血的治疗

孕期缺铁性贫血之所以较为常见，是因为通过普通膳食摄取铁质来满足孕妈妈体内对铁的需求是很困难的。所以，当缺铁性贫血严重时，应在医生指导下采用适当的药物治疗。

一般服用铁剂10天左右，贫血症状就开始减轻，连续服用2～3个月，贫血症状可消失。常用的口服药是硫酸亚铁，每次服用0.3～0.6克，每日3次。也可服用10%枸橼酸铁胺10毫克，每日3次。或服用葡萄糖酸亚铁等。服用铁剂的同时最好加服维生素C100毫克，有利于铁的吸收。服药要坚持，不可间断，而且在贫血被治愈后还应继续服药1～2个月，此时每天服药1次即可。

孕妈妈身边的补血食物

贫血不是很严重的孕妈妈最好食补，生活中有许多随手可得的补血食物哦！补血食物以含有铁质的胡萝卜素为最佳。有人以为常吃蔬菜才会贫血。专家指出这是错误的观念，植物性的食物中也含有人体所需的铁质、胡萝卜素及其他养分。

金针菜含铁量最大，比大家熟悉的菠菜高了20倍，还含有维生素A、维生素B_1、维生素C、蛋白质等营养素，并有利尿及健胃作用。

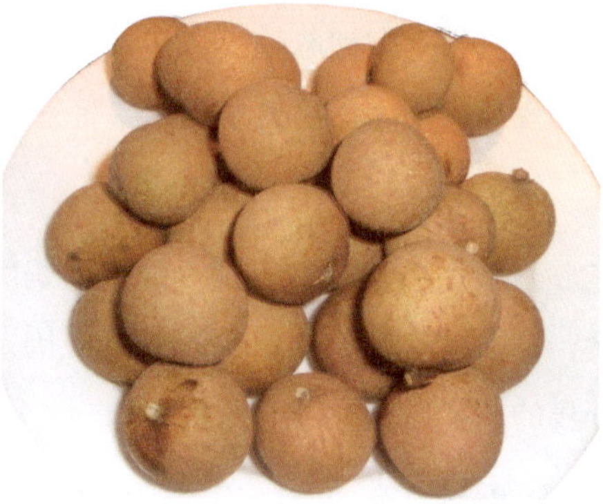

龙眼肉就是桂圆肉，所含铁质丰富，且含有维生素A、维生素B、葡萄糖、蔗糖等，能治疗健忘、心悸、神经衰弱等症，对孕妈妈和产妇来说，龙眼汤、龙眼胶、龙眼酒之类是很好的补血食物。

萝卜干中维生素B、铁质含量很高，是高级养生食物，既咸且爽，吃起来别有一种风味。

我国向来认为吃豆有益，尤其是黑豆可以生血、乌发。黑豆的吃法很多，孕妈妈可用黑豆煮乌鸡。

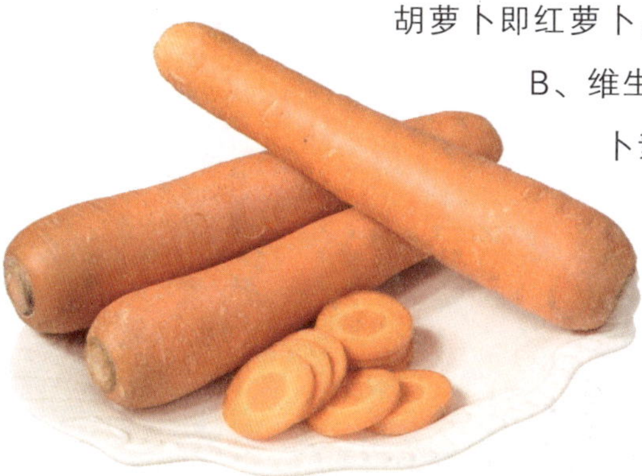

胡萝卜即红萝卜，日本人称之为“小人参”，含有维生素B、维生素C，且含有一种特别的营养素——胡萝卜素。胡萝卜素对补血极有益，用胡萝卜煮汤，是很好的补血汤饮。

菠菜是有名的补血食物，含铁质的胡萝卜素相当丰富，可以算是补血蔬菜中的重要食物。

怀孕14周孕妈妈要怎么吃

1.三餐定时

再忙碌，都应把吃饭的时间还给自己。最理想的吃饭时间为早餐7点～8点，午餐13点，晚餐18点~19点；吃饭时间最好是30分钟～60分钟，进食的过程要从容，心情要愉快。

2.三餐定量

三餐都不宜被忽略或合并，且分量要足够，每餐各占一天所需热量的1/3，或呈倒金字塔形——早餐丰富、午餐适中、晚餐量少。

3.三餐定点

养成定点吃饭的习惯。如果孕妈妈希望未来宝宝吃饭时能坐在餐桌旁专心进餐，那么现在自己吃饭的时候就应固定在一个气氛和乐温馨的地点，且尽量不被外界的干扰而影响或打断用餐。

4.营养均衡而多变化

身体所需的营养尽量由食物中获得，而非拼命补充维生素，因为目前仍有许多营养素尚未被发现，所以建议孕妈妈多变化食物的种类，每天可吃15种不同的食物，营养才易充足。

5.以未加工的食物为主

许多母亲都曾为孩子不爱吃青菜、正餐，喜吃饼干、糖果、汉堡、可乐烦恼过，当然习惯的养成很重要，但若母亲在怀孕时也尽量多吃原始食物，如五谷、青菜、新鲜水果……烹调的方式以保留食物原味为主，少用调味料，少吃垃圾食品，

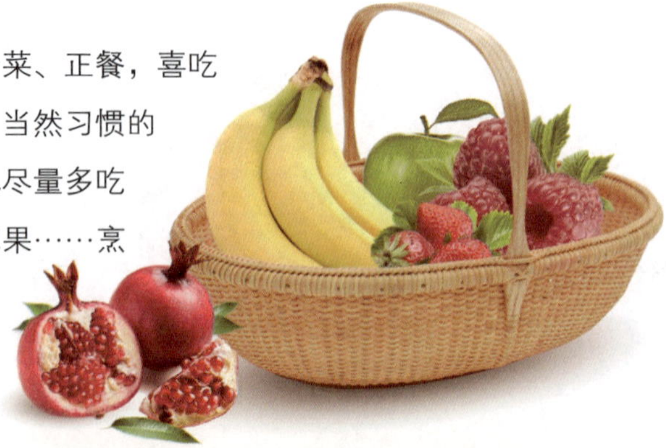

让宝宝还在肚子里时就习惯此类的饮食模式，加上日后的用心培养，相信母亲一定能事半功倍。

本周饮食禁忌

孕妇吃姜有讲究

孕妇吃生姜应该注意以下几点：

生姜属于热性药物，根据中医“热者寒之”的原则，孕妇要少吃生姜。

孕妇如生痱子、疖疮、痔疮、肾炎、咽炎或者上呼吸道感染时，最好暂时禁食生姜。

生姜红糖水只适用于风寒感冒或淋雨后的畏寒发热，不能用于暑热感冒或风热感冒。

腐烂的生姜会产生一种毒性很强的有机物——黄樟素，能损害肝细胞。所以千万不能食用烂姜。

本周营养食谱 This Week's Diet Plan

鸭块白菜

食谱原料： 鸭肉500克，白菜200克，料酒、姜片、花椒、盐、味精各适量。

制作方法： 1.将鸭肉洗净切成块，加水略超过鸭块，煮沸去其泡沫，加入料酒、姜片及花椒，用文火炖酥。

2.将白菜洗净，切成4厘米长的段，待鸭块煮至八分烂时，将白菜倒入，一起煮烂，加入盐及味精即成。

营养小秘密

鸭肉酥烂，汤鲜味美，清淡适口。鸭肉含蛋白质、脂肪、碳水化合物、维生素B_1、维生素B_2及钾、钠、氯、铁、钙等成分。鸭肉有滋阴养胃、利水消肿等功效。孕妈妈吃此菜能增强身体的免疫功能，从而增强抗病能力，以利孕期保健。

香菇鸡粥

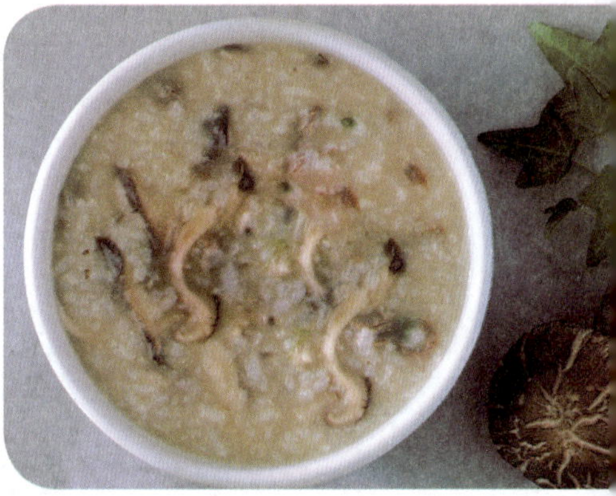

食谱原料：大米半杯，香菇2朵，鸡胸肉半块，玉米粒适量，胡萝卜一小块，盐1匙。

制作方法：1.大米淘洗干净，放入汤锅，注入适量清水，开大火煮开，煮滚后转小火。

2.将胡萝卜、香菇洗净，然后胡萝卜去皮切小丁，香菇去蒂切片。

3.鸡胸肉洗净，切小碎片，形状不必规则。

4.等锅里的粥煮得差不多了，就是米粒开花了，就可以放入玉米粒、胡萝卜丁、香菇片，搅拌均匀再煮上一儿，等它们都断生后，就把切成小碎片的鸡胸肉倒进锅中，然后用筷子搅开，让它们快速烫熟，我喜欢这个时候加入鸡胸肉。

5.最后加入一点盐调一下味。

营养小秘密

香菇营养丰富，多吃能强身健体，增强对疾病的抵抗能力，促进胎儿的发育。营养学家对香菇进行了分析，发现香菇内有种一般蔬菜缺乏的物质，它经太阳紫外线照射后，会转化为维生素D，被人体利用后，对于增强人体抵抗疾病的能力起着重要的作用。香菇除了具有抗病毒活性的双链核糖核酸类以外，还有一种多糖类，它们是由7个分子以上的醛糖、酮糖通过糖苷键综合而成的多聚物。试验证明多糖类虽不直接杀伤病毒，但能通过增强免疫力来提高机体对

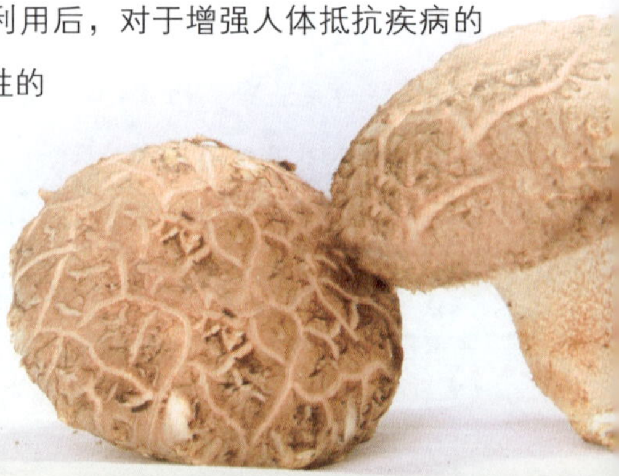

病毒的抗击力，具有明显的抗肿瘤活性和调节机体免疫功能等生物作用。

六合菜

食谱原料：黄豆芽、韭菜、粉丝、熏豆干、肉各50克，鸡蛋2个，植物油、葱段、姜片、精盐、酱油、鸡精各适量。

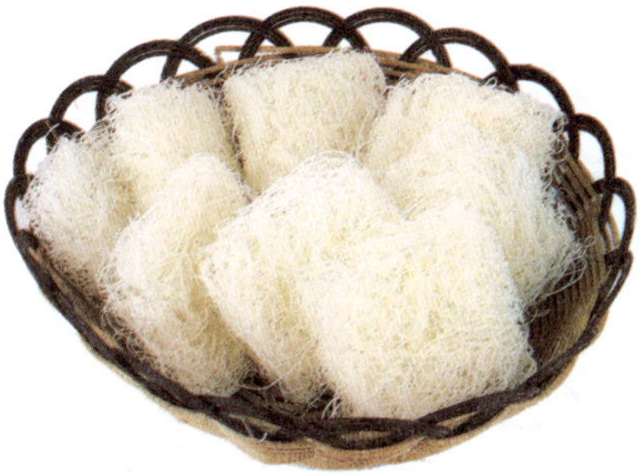

制作方法：1.将择洗干净的韭菜切成2厘米的段，粉丝泡发，熏豆干和肉切丝，鸡蛋用油炒熟备用。

2.向热油锅内加葱、姜炝锅，先后放入肉丝、熏豆干、韭菜、粉丝、黄豆芽和鸡蛋，加入精盐、酱油、鸡精调味。

营养小秘密

此菜清爽可口，可缓解胃酸。丰富的蔬菜提供了丰富的维生素，是孕妈妈和胎儿必需的营养。

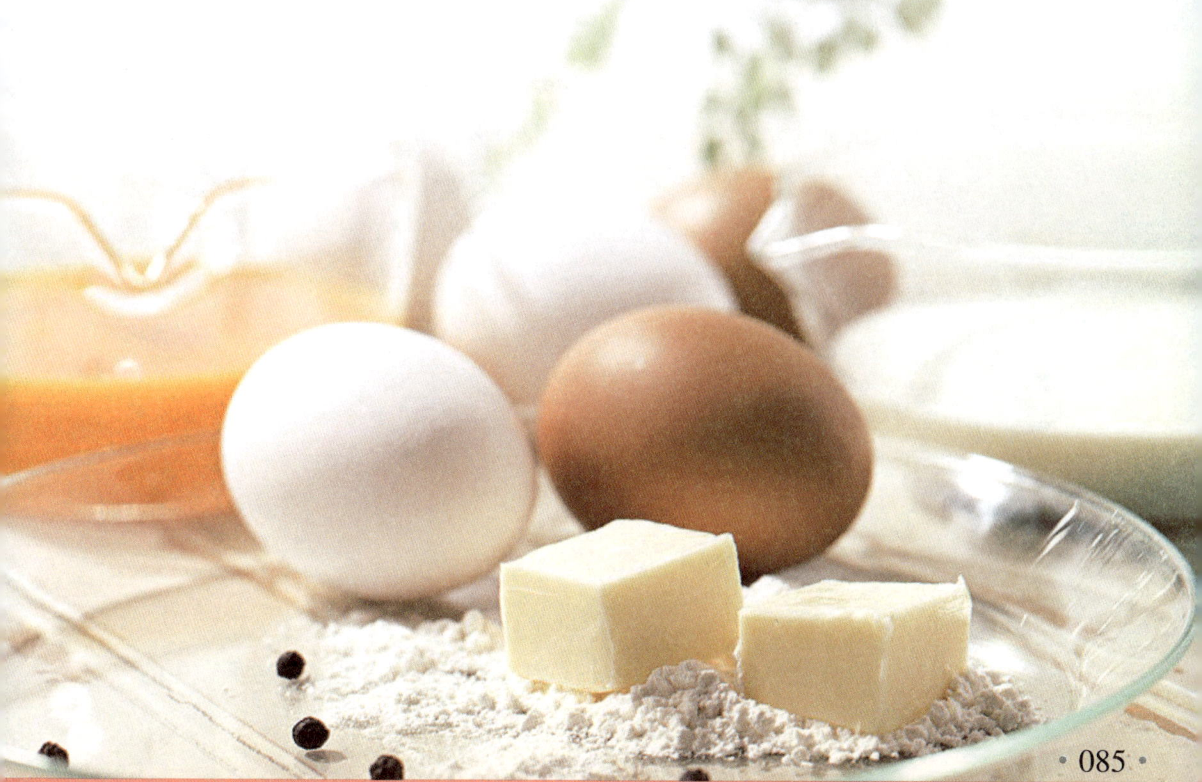

第15周 不要贪食冷饮

本周重点营养素 This Week's Major Nutrients

本周需要重点补充各种维生素，尤其是维生素A、维生素B、维生素D和维生素E。

维生素A是人体必需而又无法自己合成的营养素，孕妈妈缺乏维生素A会影响胎儿生长发育，引起胎儿缺陷。孕妈妈每天需要维生素A约8000单位，只要孕妈妈饮食正常，每天摄入足量的肉类、鸡蛋和新鲜蔬菜，就可以满足需要，不必额外服用鱼肝油；如果饮食不能保证，可适当补充鱼肝油，但补充过多会引起中毒。

维生素D、维生素E、维生素B_6也是孕妈妈要重视的营养素，维生素D可帮助钙的吸收，天然植物性食物中一般含维生素D较少，而动物性食物中含维生素D较高。维生素E可促进人体新陈代谢，广泛分布于动植物食品中，良好的食物来源有麦胚油、棉子油、大豆油、花生油及芝麻油。维生素B_6缺乏会引起脂溢性皮炎、舌炎、神经系统功能障碍等。

本周营养饮食方案 This Week's Nutrient-Rich Way of Eating

蛋黄可助孕妈妈“好孕”

鸡蛋的组成成分较为复杂，卵黄和卵白都含有多种氨基酸。其中卵白中的一

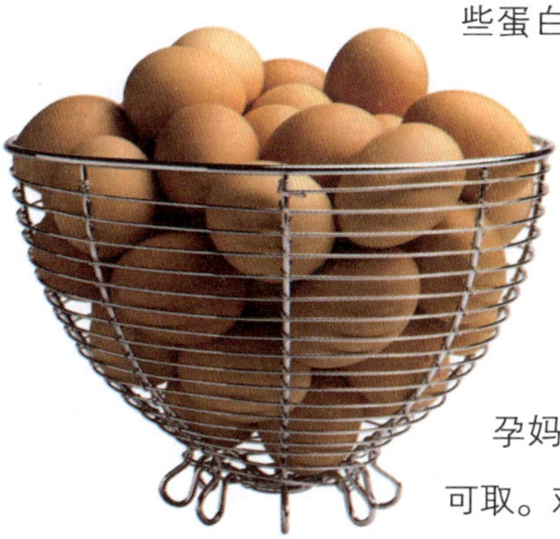

些蛋白质有抑制蛋白水解酶的作用，但是通过加热的方法会将其破坏。所以未煮熟的鸡蛋不仅因为未被充分高温消毒而含有沙门氏菌，而且还会影响人对生物素的利用，导致某些生物素的缺乏。因而，孕妈妈必须食用彻底煮熟的鸡蛋。

有的家庭认为鸡蛋是完美的孕产期食品，每天给孕妈妈吃许多鸡蛋，有的多达10～20个，这种做法很不可取。鸡蛋虽然是营养全面均衡的理想食品，但并非多多益善。孕妈妈吃鸡蛋应适度，如果每天吃太多的鸡蛋，或基本依赖于鸡蛋提供营养，非但不会对身体有利，反而会有害。首先，鸡蛋吃得过多会增加孕妈妈胃、肠的负担，不利于消化吸收；其次，鸡蛋虽然营养丰富，但毕竟没有包括所有的营养素，不能取代其他食物，也不能满足孕妈妈在整个孕期对多种营养素的需求；再次，孕妈妈吃鸡蛋过多，则摄取了过多的蛋白质，造成生物利用率降低，营养没有被充分消化吸收，其实是一种浪费。因此，孕妈妈每天吃4个鸡蛋左右比较合适，最多也不要超过每天7个鸡蛋。

鸡蛋的最可贵之处，在于它能够提供较多的优质蛋白，鸡蛋蛋白质含有各种人体必需的氨基酸。

每50克鸡蛋就可以供给5.4克优质蛋白，是常见食物中蛋白质较优的食物之一，因为它的生物价值较高。孕妈妈吃鸡蛋不仅有益于胎儿的脑发育，而且母体储存的优质蛋白有利于提高产后母乳的质量。一个中等大小的鸡蛋与200毫升牛奶的营养价值相当。每100克鸡蛋含胆固醇680毫克，主要在卵黄里。胆固醇并非一无是处，它是脑神经等重要组织的组成成分，还可以转化成维生素D。卵黄中还含有维生素A和B族维生素、卵磷脂等，是最方便食用的天然食物。

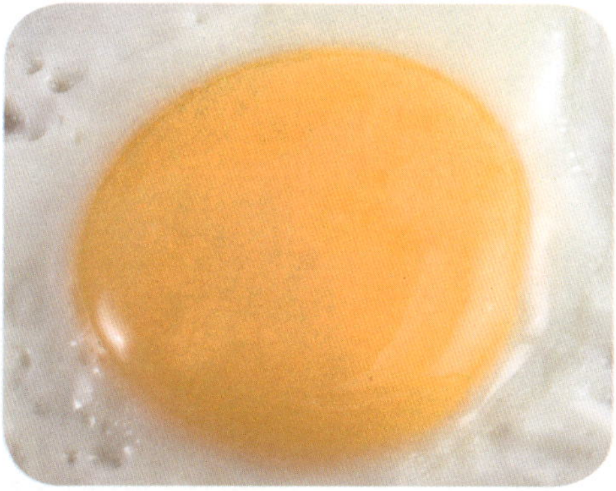

孕妈妈只需要有计划地每天吃3～4个蛋黄，就能够保持良好的记忆力。因为蛋黄中含有“记忆素”——胆碱。换句话说，胆碱的主要来源是蛋黄。美国、加拿大等国的研究者提出：有控制地供给足够的营养胆碱，可以改善不同年龄人的记忆力，甚至青年人的记忆力，并且可以使60岁左右的人避免患“记忆力衰退症”。

孕期饮食黄金四准则

1.孕妈妈切忌偏食

由于孕妈妈妊娠反应等原因，部分孕妈妈常常专门吃一些自己认为可口的食品，营养摄入单调，一些营养物质、微量元素不能均衡地摄取，很容易造成孕妈妈营养不良。这种情况不仅可导致妊娠合并症发生概率增加（如贫血、骨质软化症等），还容易影响胎儿正常发育，严重时会造成流产、早产、死胎、胎儿宫内发育不良或出生后因先天不足而多病。不仅如此，胎儿时期缺乏营养，如蛋白质、不饱和脂肪，容易造成脑组织发育不良，出生后智力低下。

2.孕妈妈不要节食

有许多孕妈妈总是害怕自己肥胖，常常在孕期节制饮食，这对胎儿发育、成长都是十分不利的。现在有一部分人因某种生活习惯而全吃素食，这些食品虽含有丰富的维生素及矿物质，但蛋白与脂肪的含量远不及动物蛋白质含量高，而且还普遍缺少一种被称为牛磺酸的营养成分。牛磺酸对儿童的视力有着至关重要的影响。孕期不可全素食饮食，而应注意素食搭配，多食用些奶类、蛋类、豆类、植物壳、坚果、海藻、蔬菜、水果等含蛋白质、脂肪、矿物质和维生素丰富的食物，并在医生指导下适当地从化学合成剂中补充体内缺乏的营养。

3.孕妈妈营养搭配

孕期营养要注意以下几点：（1）注意粗、细粮搭配，粗粮中的蛋白质和维生素含量比细粮高，故它虽不如细粮好吃，仍然要吃一些；（2）适当多吃富含蛋白质的鱼、瘦肉、蛋、奶和豆类，豆类及豆制品中富含

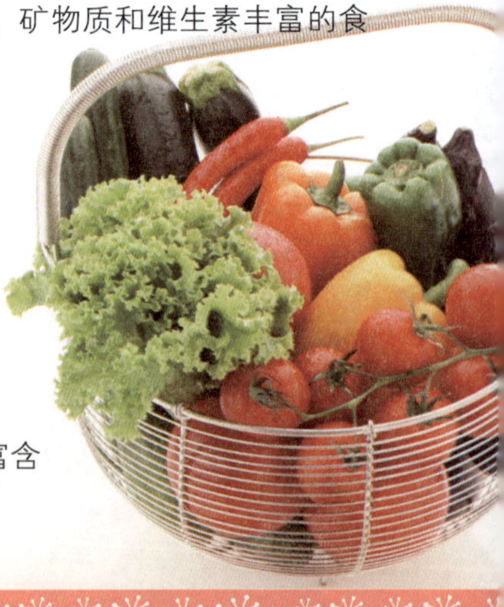

植物蛋白质，且价廉物美，可以和动物蛋白质混着吃，这样可起到互相补缺的作用；（3）适当增加瓜果、蔬菜的摄入，这些副食含有丰富的维生素及微量元素，对胎儿的发育很有利；（4）蔬菜不要久煮，也不要挤去菜汁，以免降低营养价值；（5）要注意瓜果、蔬菜的农药污染，以免危害胎儿的健康。

4.补充微量元素

专家指出，饮食要在以下几个环节中加以注意：（1）补充铁：由于孕妈妈的血容量增多，易因缺铁而患贫血，故从妊娠后半期起应遵医嘱服用一些硫酸亚铁；（2）补充钙：平时还应多喝些肉骨头汤，烧鱼和排骨时可加些醋，以增加钙的吸收，满足胎儿骨骼发育的需要；（3）补充碘：碘元素是我国普遍缺乏的元素，该元素是胎儿智力发育的重要元素，应该根据实际情况适量补充。在补充微量元素方面也有很大学问，如果没有把握，要注意在孕期检查时咨询医生。

孕妈妈不宜吃冰激凌

有的女性怀孕后由于内热喜欢吃冷饮，这对身体健康不利。原因如下：

首先，孕妈妈在怀孕期间胃肠对冷热的刺激极其敏感，多吃冷饮能使胃肠血管突然收缩，胃液分泌减少，消化功能下降，从而引起食欲不振、消化不良、腹泻，甚至引起胃部痉挛，出现剧烈腹痛现象。

其次，孕妈妈的鼻、咽、气管等呼吸道黏膜通常充血并有水肿，倘若大量贪食冷饮，充血的血管突然收缩，血流减少，可以导致局部抵抗力下降，令潜伏在咽喉、气管、鼻腔、口腔里的细菌与病毒乘虚而入，引起嗓子痛哑、咳嗽、头痛等，严重时还能引起上呼吸道感染或者导致扁桃体炎等。

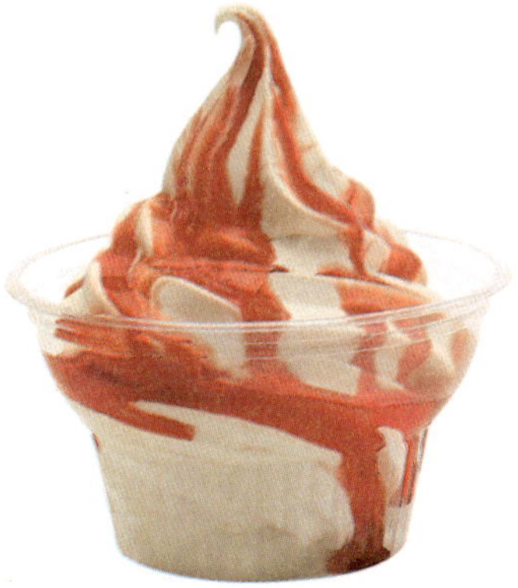

最后，胎儿也会受到一定影响。孕妈妈腹中胎儿对冷的刺激也很敏感，当孕妈妈喝冷水或者吃冷饮时，胎儿会在子宫内躁动不安，胎动会变得频繁。

因此，孕妈妈吃冷饮一定要有节制，切不可

因贪吃冷食，而影响自身的健康和引起胎儿的不安。

天热时，不吃冰激凌和冰镇西瓜真是受不了，但吃冷冻食品又有这么多危害，那么炎炎夏日里，孕妈妈怎么吃才能清凉呢?

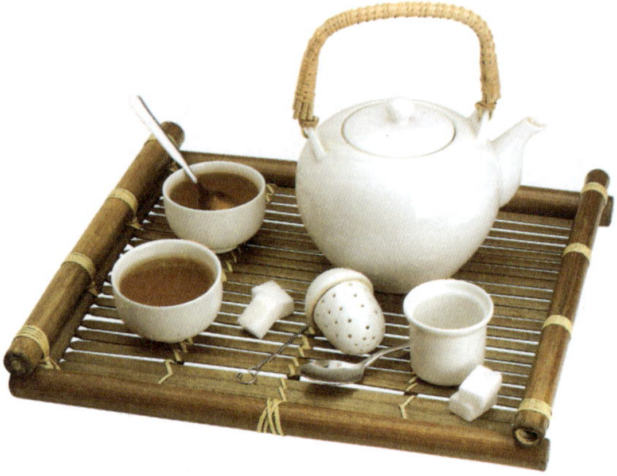

1.喝点儿茶，可以解渴

茶叶含有茶多酚、芳香油、矿物质、蛋白质、维生素等营养成分。

但各种茶所含成分不同，绿茶含锌量极为丰富，而红茶的浸出液中含锌量则甚微。锌元素对胎儿的正常生长发育起着极其重要的作用。因此，专家认为喜欢喝茶的孕妈妈可以适量喝点儿淡绿茶，淡绿茶对加强心肾功能、促进血液循环、帮助消化、预防妊娠水肿、促进胎儿生长发育，是大有好处的。

饮用淡绿茶对孕妈妈和胎儿有益，但绿茶中含有的鞣酸会妨碍铁的吸收。因此，孕妈妈在饭后1小时再饮用淡绿茶，就不会影响铁的吸收了。没有饮茶习惯的孕妈妈最好喝点儿富含维生素C的饮料，因为维生素C能帮助铁的吸收，还能增强机体抗病能力。

2.喝点儿汤，可以消暑

海米冬瓜汤：冬瓜含有充足的水分，具有清热毒、利排尿、止渴除烦、祛湿解暑等功效，是针对孕妈妈水肿的消肿佳品；海米是钙的较好来源。在孕晚期，孕妈妈可多吃冬瓜和海米，既可去除孕期水肿，又可补充钙质。

翡翠奶汁冬瓜：西蓝花其食用部分为绿色幼嫩花茎和花蕾，营养丰富，含蛋白质、糖、脂肪、维生素和胡萝卜素，营养成分位居同类蔬菜之首，被誉为“蔬菜皇冠”。西蓝花口味超群，脆嫩爽口，风味鲜美、清香，可热炒、凉拌、做汤，是蔬菜中的精品。冬瓜含蛋白、糖类、胡萝卜素、多种维生素、粗纤维和钙、磷、铁，且钾盐含量高，钠盐含量低。

番茄鸡蛋汤：对于夏季胃口不好的孕妈妈来说，可以喝一些酸甜开胃的汤，比如番茄鸡蛋汤。此外，也不妨将一些水果入菜来增强食欲，如菠萝、柠檬、柳橙都适合作为烹煮食物的原料。如果喜欢，也可以加醋以增添菜色美味。

3.饮些果汁，也是不错的选择

◆◆酸奶猕猴桃汁

材料：猕猴桃2个，酸奶250克。

做法：

猕猴桃削皮切块；

将猕猴桃、酸奶放入果汁机中，混合搅拌即可。

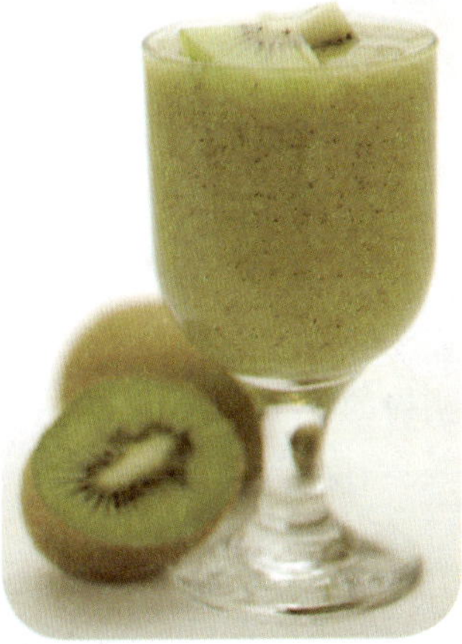

营养提示：猕猴桃中的糖含量稍微偏高，但猕猴桃子内含有丰富维生素E和维生素C，用果汁机打碎后与酸奶中的脂肪混合令果内的维生素E能更好地被吸收，血糖指数也相应降低，而酸奶中丰富的乳酸菌和钙质是很多饮品都难以媲美的。

◆◆杧果柳丁苹果汁

材料：杧果半个，柳丁1个，苹果半个，蜂蜜1匙。

做法：

平放杧果沿中间稍上（顺杧果核）切开，取上块，用水果刀在果肉上划若干交叉线，抓住两端翻面，取出杧果果肉块；

将苹果和橙肉瓣切块，放入果汁机中；

加入150毫升纯净水，搅拌30秒左右；

搅拌完毕后，加入蜂蜜，即可食用。

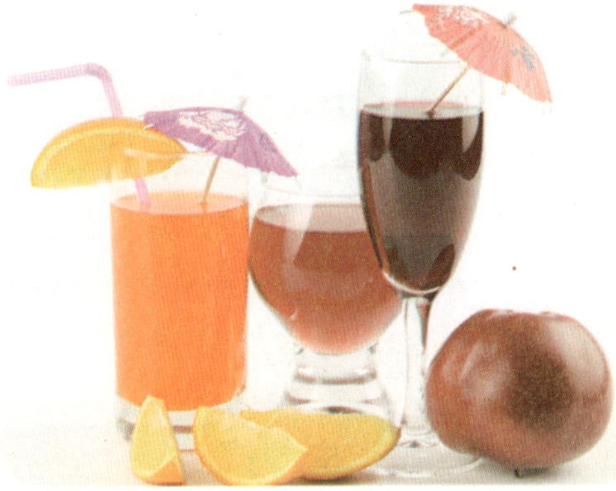

营养提示：杧果、柳丁、苹果，这三种水果都含有丰富的维生素C，短暂搅拌可保留较多维生素，除果皮外，纤维素也基本保存了下来。果汁口味鲜美香浓，是孕妈妈美肤养颜的佳饮。

4.吃些瓜果，孕期更健康

在闷热的季节里，孕妈妈补充水分和盐并注意休息是极为重要的。单纯补充水分只能解渴但不能解暑，过多摄入盐，可以抵抗中暑但不能解渴，因此，孕妈妈适当多吃一些瓜果既可以解渴又能解暑，西瓜、冬瓜、菜瓜、香瓜、黄瓜等均可食用。瓜类食物含有丰富的水分和丰富的电解质，对孕妈妈和胎儿安全度夏大有好处。

孕妇奶粉有什么作用

孕妇奶粉营养成分全面，质量较好，所以怀孕期间的孕妈妈坚持食用有很多明显的优点：

1.保证孕妈妈和胎儿所需的营养成分，促进胎儿的正常发育和孕妈妈的健康。

2.坚持食用孕妇奶粉的妇女所生婴儿身体发育、健康状况都好于不食用孕妇奶粉妇女所生婴儿，特别婴儿的身长、体重、坐高等都达到理想的标准，如体重一般在2500～4100克，身长都在50厘米以上。

3.食用孕妇奶粉的产妇在分娩后所产的乳汁中微量元素锌、铁、铜等的含量较高，这有利于新生儿的生长发育。孕妇奶粉中锌的充足含量对孕妈妈分娩有利，因锌有促进平滑肌收缩的作用，可缩短产程顺利分娩，所以怀孕期间的孕妈妈食用孕妇奶粉是很有益处的。但孕妈妈最好在医生的指导下吃孕妇奶粉，以免某些营养素过盛，甚至引起中毒。

本周注意事项

专家建议

孕妈妈现在要特别注意口腔卫生，养成餐后漱口、使用牙线、早晚刷牙的习惯非常必要。

本周营养食谱
This Week's Diet Plan

桂圆猪心

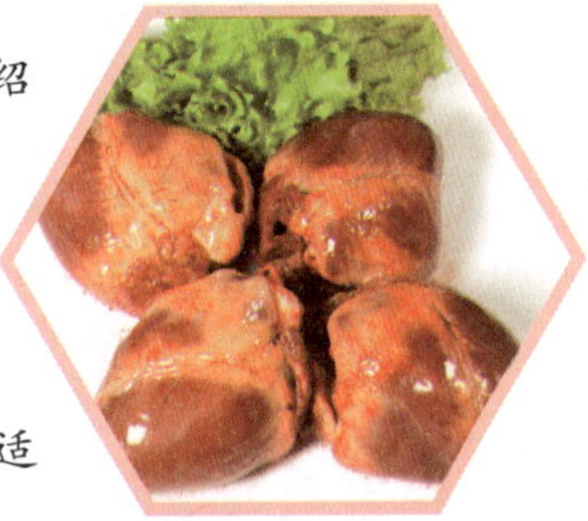

食谱原料：猪心4个，桂圆肉50克，姜、胡椒、绍酒、盐适量。

制作方法：1.将猪心剖开，去掉脂肪、筋膜，再将桂圆肉洗净，姜切片。

2.将猪心汆水、过凉，然后加入桂圆肉、姜片及适量水。

3.上锅用小火煮，用胡椒、绍酒、盐调好味。

营养小秘密

桂圆猪心不仅能为孕产妇补充丰富的锌，还具有养血补气、健脾开胃的功效。

菠菜鸭血汤

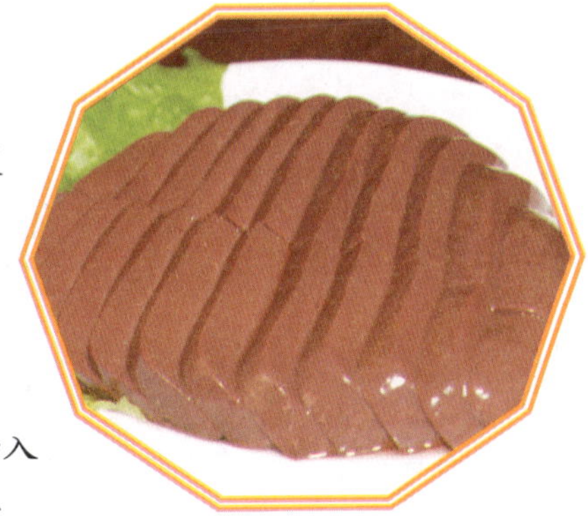

食谱原料：鸭血、豆腐各100克，菠菜100克，葱、姜、枸杞、植物油、盐等调料适量。

制作方法：1.先将鸭血、豆腐切成薄片。

2.锅中放少许油，放葱末、姜末炒后，加入鸭血、豆腐翻炒片刻，然后加枸杞和适量清水。

3.待水沸两分钟后，加菠菜和调料即可。

营养小秘密

该汤富含铁、钙、蛋白质和维生素，热量较低，不仅可以改善贫血，还有清火通便作用。

百合粥

食谱原料：百合干30克，大米50克，冰糖适量。

制作方法：1.先将百合与米分别淘洗干净，放入锅中加水，大火烧开后用小火煨煮。

2.待百合与大米熟烂时，加入适量冰糖，即可食用。

营养小秘密

百合粥有清热去火、去躁、宁心安神、滋阴养肺以及止咳的功效，可以帮助孕妈妈改善牙龈出血的症状。

银耳竹笙汤

食谱原料：银耳4～5朵（约100克）、竹笙2～3个、莲子10～15粒、枸杞15～20粒、红枣10颗、百合10片，冰糖1～2小匙。

制作方法：1.银耳放入水中浸泡约5～6小时，捞出洗净，分成小朵，去蒂备用。

2.竹笙放入水中浸泡约10～20分钟，捞出，剪成2厘米小段，再放入滚水中焯烫。

3.莲子、枸杞、红枣、百合分别洗净，放入电锅内锅中，加入银耳、竹笙及6～7杯水，外锅加2杯水，蒸煮至开关跳起，加入冰糖，外锅再加1/2杯水继续煮至开关跳起即可。

营养小秘密

需要注意的是，这道菜的营养其实在汤料里，所以煲汤不用大锅；煲的时间也不要太长，不然会让汤料变得粗糙难咽。

银耳含丰富的胶质、多种维生素及17种氨基酸，有益气和血的作用；莲子有益养心定神；百合有润肺、补虚、安神的作用。

第16周 补充含钙、含磷食物

本周重点营养素 This Week's Major Nutrients

胎儿骨骼发育的阶段，对钙、磷等物质的需求量增加。如果供给不足，他（她）就会抢夺母亲体内储存的钙，使母亲易患腰腿痛和骨关节痛、手足抽搐等症，缺乏严重时，胎儿也易得“软骨病”。因此，适当补充维生素D和钙质，有利于胎儿骨骼发育，也可以预防下肢抽筋。

这个月孕妈妈需要增加锌的摄入量。孕妈妈如果缺锌，会影响胎儿在宫内的生长，会使胎儿的脑、心脏等重要器官发育不良。缺锌会造成孕妈妈味觉、嗅觉异常，食欲减退，消化和吸收功能不良，免疫力降低，这样势必造成胎儿宫内发育迟缓。富含锌的食物有生蚝、牡蛎、肝脏、口蘑、芝麻、赤贝等，尤其在生蚝中含量极为丰富。补锌也要适量，每天膳食中锌的补充量不宜超过45毫克。

本周营养饮食方案 This Week's Nutrient-Rich Way of Eating

缓解胃胀气可吃以下食物

金橘　能理气、解郁、化痰、除胀、醒酒。无论气滞型腹胀或是食滞型腹胀，均宜用金橘煎汤喝或泡茶饮。民间习惯做成金橘饼，腹胀时可嚼食一两枚。

青菜　能通利肠胃，无论气滞型腹胀者还是食滞型腹胀者皆宜。青菜含丰富的维生素和食物纤维，能刺激胃肠的蠕动，通利二便，帮助消化，消除腹部胀满不适。

豇豆　含大量的食物纤维和维生素，有帮助消化的作用，对食滞腹胀者尤为适宜。《四川中药志》中记载：“豇豆健脾胃，消食，治食积腹胀。”成都《常用草药治疗手册》还介绍食积腹胀、嗳气可用“生豇豆适量，细嚼咽下，或捣蓉泡冷开水服”。

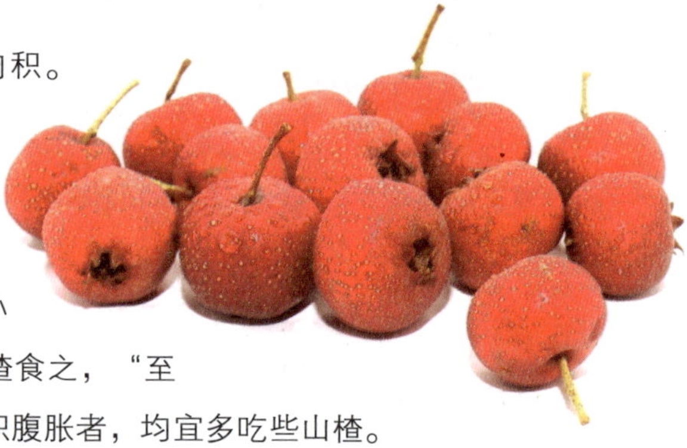

山楂　能消食积，特别是能消化肉积。《滇南木草》中说：“消肉积滞，下气。”《日用本草》亦载：“化食积，行结气，健胃宽膈，消血痞气块。”《本草纲目》中曾记载了邻居小儿一案，因食积黄肿，腹胀如鼓，取山楂食之，“至饱，归而大吐痰水，其病遂愈”。凡食积腹胀者，均宜多吃些山楂。

大麦芽　能和中、消积、下气，对脘腹胀满者，食之颇宜。

杨梅　能和胃消食，治胃肠胀满，杨梅用食盐腌渍备用，越久越佳，用时取数颗泡开水服。

此外，胡萝卜、橘子皮、刀豆、大白菜、芹菜、冬瓜、番茄、苦瓜、橙子及茶叶等也有缓解胃胀气的功效。

孕妈妈缺钙对宝宝的危害

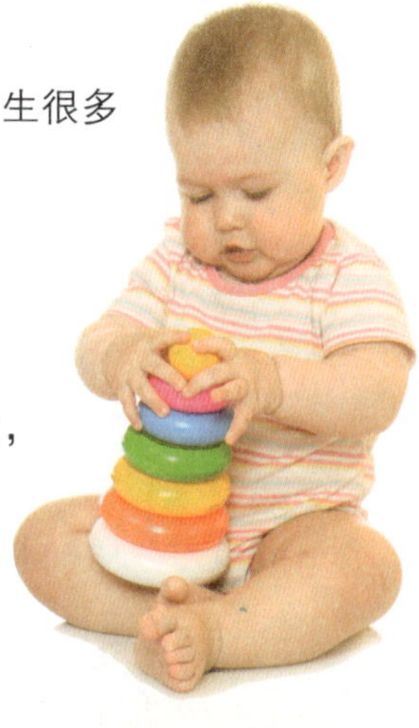

如果孕妈妈不能保证每天摄入充足的钙量，对宝宝会产生很多不利影响。到底会产生哪些不利影响呢？

下面说说孕期缺钙会给宝宝造成的9种不良影响：

1.先天性佝偻病

先天性佝偻病表现为，新生儿囟门增大，前后囟相通，并常伴有低钙惊厥。这种婴儿的母亲通常在孕期有腰酸背疼、小腿抽筋、手足发麻等低钙血症症状。因此，母亲合理补钙有利于预防新生儿佝偻病。

2.湿疹

也称“奶癣”，其发病原因有许多种说法，但近年来的研究认为，新生儿血管低钙性痉挛、局部供血不足会引起皮疹、皮肤粗糙、皮屑多。钙有抗炎和降低血管通透性作用，钙剂的补充在治疗湿疹方面具有其他药物达不到的功能。

3.喉喘鸣

喉喘鸣是指新生儿或2～3个月的婴儿呼吸时发出“呼噜呼噜”的喘鸣声。它是由于缺钙引起喉软骨软化所致。如果孕妈妈及时补钙，就能减少这一病症的发生。

4.宝宝容易夜啼

宝宝老在夜间啼哭，可是又没有其他疾病，其实，这是因为宝宝缺钙，如果宝宝的钙摄入量充足，夜啼的症状就会得到有效控制。

5.宝宝容易夜惊

由于半岁以前宝宝的大脑神经系统发育不成熟，控制能力较差，导致睡觉时易出现夜惊现象，这也是由缺钙引起的。钙量充足的宝宝很少发生这种现象。

6.宝宝睡觉时易抽筋

宝宝在睡觉时，经常不由自主地抽动一下，通常认为这是宝宝在梦里被吓着了，或者是因为长身体，其实这种抽筋也是由缺钙引起的。为了避免这种情况，孕妈妈便需要补钙。

7.功能性腹痛

宝宝腹痛的原因很多，最常见的是功能性腹痛。最新研究发现，功能性腹痛主要是由缺钙引起，缺钙导致神经兴奋性增加，发生肠痉挛而导致腹痛。而补钙则能治疗这种腹痛。

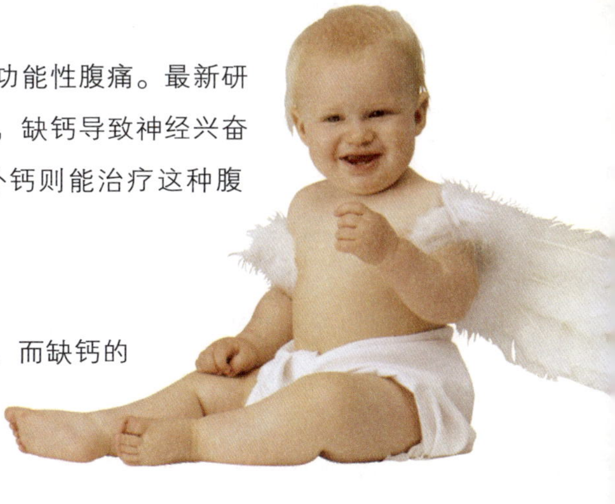

8.出牙晚

正常的宝宝4～6个月就能长出新牙，而缺钙的宝宝到了一岁甚至两岁都不见新牙，或者长牙的次序混乱，牙齿的釉质粗糙。孕妈妈如果在孕期和哺乳期摄取充足的钙质，就能减少类似症状。

9.影响大脑发育

孕期是胎儿脑部发育成长的关键时期。脑细胞的生长、代谢以及脑部的正常运作都离不开钙。因此，钙对于新生儿智力发育与神经系统十分重要，补钙能增强胎儿将来的智力发育。

综上所述，孕产期妈妈钙质充足与否，对宝宝的一生都会产生重大影响。中国营养学会推荐孕妈妈和乳母的钙适宜摄入量为1000～1200毫克；而全国营养调查表明，每天膳食中人均摄入钙量仅为389毫克左右，跟推荐适宜摄入量相差大约611～811毫克。因此，孕产期妈妈需要额外补充钙制剂，以满足自身及宝宝发育的需求。

本周饮食禁忌

怀孕16周可以吃白糖吗

怀孕16周是宝宝长牙根的时期，孕妈妈要多吃含钙的食物，让宝宝长上坚固的牙根。

白砂糖有消耗钙的不良反应，且易使人发胖。孕妈妈可以用红糖来代替白糖。红糖中钙的含量比同量的白糖多2倍，铁质比白糖多1倍，还有人体需要的多种营养物质，有益气、补中、化食和健脾暖胃等作用。

本周营养食谱 This Week's Diet Plan

木耳青菜豆腐虾丸汤

食谱原料：虾100克，豆腐100克，肥猪肉100克，空心菜、木耳、酒、盐各适量。

制作方法：1.虾剥壳去肠洗净切碎；豆腐搅碎；肥猪肉煮熟切碎，将三者混合，挤捏成丸子，煮熟。

2.在丸子汤内放入空心菜和木耳，再滚片刻，用酒和盐调味即可。

营养小秘密

虾仁营养丰富，肉质松软，易消化；豆腐蛋白属完全蛋白，比例接近人体需要，营养价值很高。

黄瓜海蜇丝

食谱原料：黄瓜1根，海蜇300克，红椒、葱、姜、盐、味精、香油各适量。

制作方法：1.嫩黄瓜切成丝。

2.海蜇泡洗干净切成丝。

3.红椒、葱、姜洗净分别切成丝备用。

4.锅内倒水烧开，放入海蜇丝，用大火快速焯透，捞出沥干水分备用。

5.把嫩黄瓜丝、葱丝、姜丝、红椒丝放入小碗中调入盐、味精、香油拌匀腌5分钟。

6.再放入海蜇丝拌匀，盛入盘中即可。

营养小秘密

黄瓜含丰富的维生素和水分，有清热利尿、消炎解毒的作用，是女性朋友的护肤蔬菜之一。常吃此菜可轻松拥有娇嫩白皙的皮肤。

银耳花生仁汤

食谱原料：银耳15克，花生仁100克，红枣10枚，蜜枣5枚，精盐或白糖适量。

制作方法：1.将银耳用温水浸开，洗净；红枣去核；蜜枣洗净。

2.将适量清水煲滚，放入花生仁、红枣同煲，待花生烂熟时，放银耳、蜜枣同煲，煲好后放精盐或白糖调味即可。

营养小秘密

银耳具有清热降火、滋补脾胃的功效，有助于减轻孕妈妈胃胀气。

第17周 继续补钙，少吃高热量甜食

本周重点营养素
This Week´s Major Nutrients

为保证孕妈妈的子宫、乳房发育以及血液中蛋白质的需要，并维持胎儿大脑的正常发育，应该适量增加优质蛋白质，如豆制品、鱼、肉、蛋、动物内脏等。

这段时间孕妈妈需要充足的维生素D和钙来帮助胎儿的骨骼生长。鱼类是维生素D的主要来源。如果不能吃鱼，鸡蛋里也含有维生素D，晒太阳也能制造维生素D，每天晒半个小时就足够了。但同时别忘了做好防晒的工作。

钙对神经传输和肌肉收缩具有很重要的作用，对牙齿和骨骼健康影响也很大。孕妈妈要把钙供应给胎儿，促进其骨骼的生长，因此一定要吃足够的含钙食品，尤其是奶制品。

本周营养饮食方案
This Week´s Nutrient-Rich Way of Eating

怀孕17周饮食讲究

妊娠后3个月是胎儿脑细胞和脂肪细胞增殖的“敏感期”。在这个时期，孕妈妈一定要注意增加蛋白质、磷脂和维生素的摄入，应多吃奶类、蛋类、瘦肉、肝、鱼、豆类制品和青菜，保证食品的充足供应，有利于胎儿的智力发育。

钙和维生素D的摄入量要充足。孕妈妈严重缺钙时会影响胎儿的骨骼、牙齿的生长，甚至可能导致胎儿畸形。注意补充铁等微量元素，应常吃蔬菜、海虾等。

蜂蜜对于孕妈妈来说是一种极好的保健品，孕妈妈经常食用蜂蜜，不仅能够补充各种营养素，还可以润燥通便，使孕妈妈心情舒畅，增强机体的消化和吸收功能。

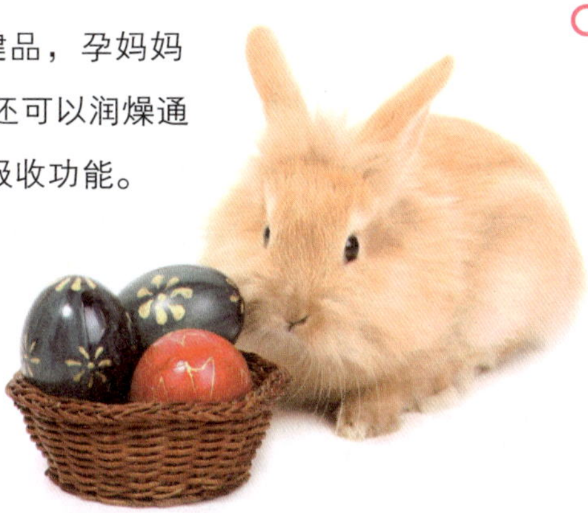

还有一些食物是孕妈妈不适宜食用的，生冷的食物，如香蕉、冷饮等；辛辣的食物，如肉桂、花椒、丁香、胡椒；影响性功能的食物，如菱角、兔肉、蕨菜、大麻仁等。

孕期喝牛奶好处多

牛奶营养丰富，尤其钙的含量高，且特别易被人体吸收，所以是孕期的保健佳品。孕妈妈喝牛奶，胎儿受益多。

牛奶的营养成分

据测定，在一瓶227克装的消毒牛奶中，含蛋白质相当于55克鸡蛋，含脂肪相当于385克带鱼，含热量相当于120克猪肝，含钙相当于500克菠菜，含磷相当于300克鸡肉，含维生素A相当于125克活虾，含维生素B_2相当于225克羊肉。

牛奶的特殊功能

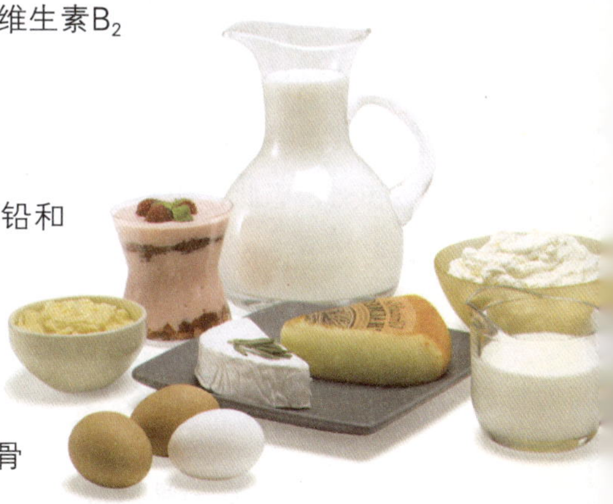

牛奶具有阻止人体吸收食物中有毒的金属铅和镉的功能，能降低胎儿吸收这类有毒物质的风险；酸奶和脱脂奶更可增强免疫功能，防止孕期感染；牛奶中含有丰富的钙质和有利于钙吸收的维生素D，能有效地补充母体钙质，强化骨

髂和牙齿，降低胎儿缺钙风险；牛奶中的钾更可使动脉血管壁在血压高时保持稳定，降低孕妈妈患妊娠高血压时的危险性；牛奶中的镁能使心脏和神经系统耐疲劳；碘和卵磷脂能大大提高大脑工作效率；酪氨酸能促进快乐激素——血清素大量生长，促使孕妈妈保持良好体力、脑力和情绪；牛奶中的锌能促进胎儿大脑发育；铁、铜和维生素A有美容作用，使皮肤保持光洁；维生素B_2可提高视力；喝牛奶还可防止动脉硬化等。

最新研究发现，牛奶中含有对机体生理功能具有调节作用的肽类，可以发挥类似鸦片的麻醉镇痛作用，使全身产生舒适感，又不会成瘾。临睡前喝一杯牛奶，既可以补充营养，又能使孕妈妈情绪稳定，促进睡眠，减少发生失眠的可能，有利于胎儿的发育成长。

由此可见，孕妈妈常喝牛奶，无论是母体还是胎儿确实受益匪浅。因此，只要有条件，孕妈妈最好能保证每日2袋牛奶，以满足母子健康的需求。

孕妈妈不宜多吃月饼

营养学家提醒，孕妈妈及产妇不适宜多吃月饼，以免伤阴耗液和影响胎孕。

孕妈妈不宜多吃月饼的原因

1.多吃月饼易上火，产生“热气”。

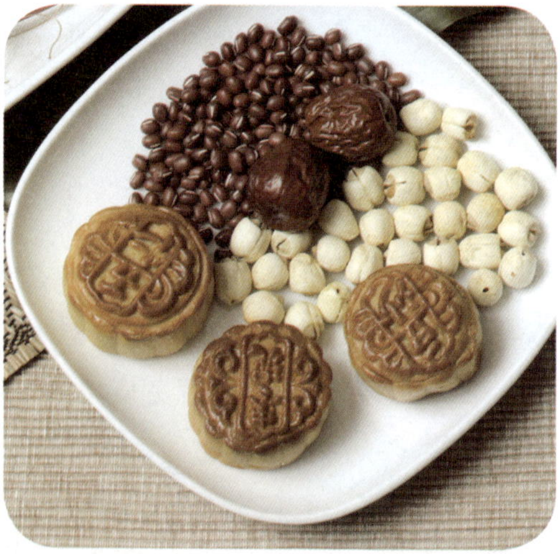

从中医营养学角度来说，月饼多为“重油重糖”之品，制作程序多为煎炸烘烤，容易产生“热气”，或使胃肠积滞，因此，油润甘香的月饼并非多多益善，而女性在妊娠期应避免吃辛温燥火的食物，以免伤阴耗液和影响胎孕。

2.月饼的“营养”过剩。

月饼并不是一种健康食品，因

为其用料中糖、脂肪、胆固醇的含量极高，产生的热量也十分惊人。以人们喜欢的双黄莲蓉月饼为例，每个月饼的热量有870卡路里（其中两个蛋黄就有220卡路里），而正常人每天只需摄取2000多卡路里。

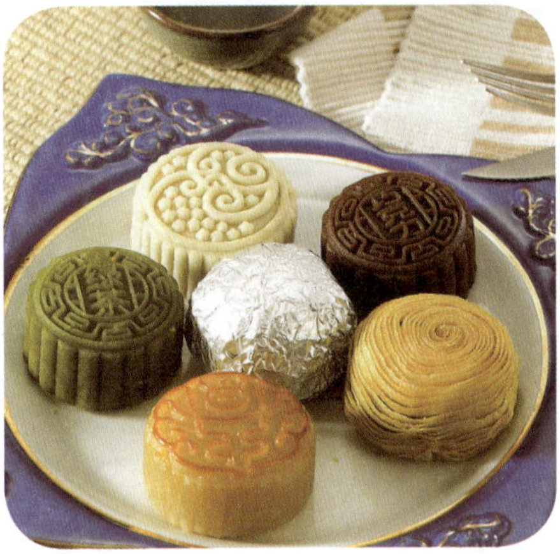

从这个角度讲，一个月饼已相当于一顿饭。此外，在月饼中不但没有任何膳食纤维，还含有约44克脂肪、525毫克胆固醇、16.4克蛋白质、66克糖。而专家建议，每人每天的脂肪摄入量应小于50克，胆固醇摄入量不应超过300毫克，从这个角度讲，月饼中的“营养”很是过剩了。

三类孕妈妈不宜吃月饼

第一类：患妊娠糖尿病的孕妈妈。

第二类：体重增加过多的孕妈妈。

第三类：长期患病的孕妈妈。

所以，孕妈妈不是不能吃月饼，而是要少吃，不要做个馋嘴孕妈妈。

本周饮食禁忌

孕妈妈不宜多吃动物肝脏

妊娠期间，尤其是在怀孕3个月时，孕妈妈每天所摄入的维生素A如果超过15000国际单位，就会增加胎儿致畸的危险性。通常孕妈妈每天需维生素A 3000～5000国际单位，同量的牛、羊、鸡、鸭等动物肝脏中含维生素A均高于猪肝，其中鸡肝竟数倍于猪肝。为了保障下一代的健康和安全，提醒孕妈妈不宜多吃动物肝脏及其制品。

为了保障孕妈妈在妊娠期内所需的维生素A，可以多吃一些富含胡萝卜素的新鲜果蔬，因为胡萝卜素在人体内可以转变为维生素A，同时还可以提供孕妈妈所需的叶酸，有助于预防先天性无脑儿畸形，可谓一举两得。

本周营养食谱
This Week's Diet Plan

鸡汤煲松仁海带丝

食谱原料：鸡汤500毫升，松子仁、海带、盐各适量。

制作方法：1.松子仁用清水洗净，水发海带洗净，切成丝。

2.锅置火上，放入鸡汤、松子仁、海带丝用文火煨熟，加盐调味即可。

营养小秘密

松子仁健脾滋阴，海带散结软坚、通便，含碘丰富。孕妈妈食用可壮体，有利于安胎。

百合炒牛肉

食谱原料：牛肉250克，鲜百合、蚝油、植物油、精盐、生抽各适量。

制作方法：1.牛肉洗净，切成薄片，放入碗中，用生抽、蚝油抓匀，倒入植物油，腌20分钟以上。

2.锅置于火上，放入一勺植物油，倒入牛肉，用大火快炒，马上加入盐、百合翻炒至牛肉全部变色就可以起锅了，时间大约1分钟。

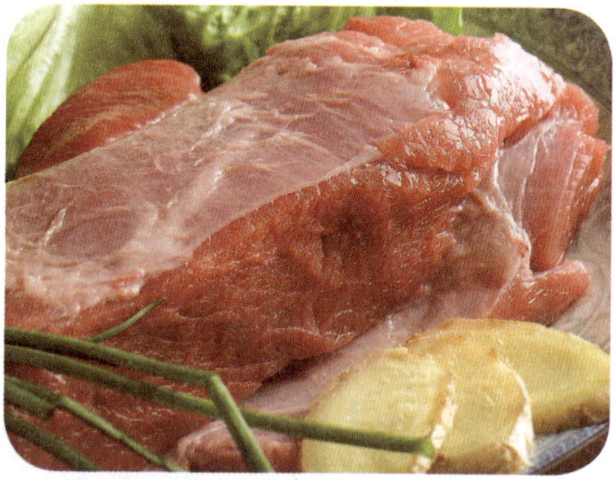

营养小秘密

牛肉营养丰富，含有较全面的营养素，有利于胎儿神经系统、骨骼等各器官的发育，还有助于增强孕妈妈体质，为孕妈妈补充铁。

第18周 营养宜均衡，适当多摄入蛋白质

本周重点营养素 This Week's Major Nutrients

本周仍要坚持补充钙质，为了促进宝宝骨骼发育和即将开始的视网膜发育，孕妈妈应注意补充钙。

钙是孕妈妈最容易缺乏的营养素之一。新生儿体内含钙约30克，主要在妊娠第7~9个月储存（7月蓄积120毫克/天，8月蓄积260毫克/天，9月蓄积450毫克/天），平均每天的钙沉积量为280毫克，按钙的吸收率50%计，孕中期需要每日补充220毫克，孕后期需要每日补充700毫克。

这个数量是一般食物不容易满足的。据估计，胎儿体内的钙质约有30%来自孕妈妈的骨钙，为防止发生骨质软化，需要在孕前和孕期膳食中供给充足的钙，使孕妈妈有充分的钙储备，以备孕后期需要。

本周营养饮食方案 This Week's Nutrient-Rich Way of Eating

孕妈妈要多摄入蛋白质

蛋白质是构成生命的第一要素，没有蛋白质，就没有生命。它是一种制造人的内脏与肌肉以及健脑的基本营养素，与胎儿的发育有着极大的关系。因此，有关专家指出，孕妈妈不宜缺乏蛋白质。

如果孕妈妈蛋白质摄入不足，则营养基础打不好，导致营养不良，抵抗力减弱，危害是很大的。大量实验结果表明，孕期缺乏蛋白质，新生儿体重、身高、肝脏和肾脏重量均会降低，肾小球发育不良，结缔组织增多，肾功能表现不良。具体地讲，不但会使胎儿发育迟缓，而且容易造成流产，或者发育不良，造成先天性疾病及畸形。同时，孕妈妈生产以后，由于营养不均衡或缺乏某些营养素，母体不容易恢复，甚至还会患病。临床跟踪调查结果显示，在现实生活中，有的女性就是由于孕期蛋白质摄入不足，没有厚实的营养基础作为后盾，待分娩以后，身体一直虚弱，有多种并发症发生，给身体带来极大的损害，对喂养婴儿也不利。

在日常饮食中，富含蛋白质的动物食品有牛肉、鲤鱼、肝类、蛋、猪肉、鸡肉、牛奶、奶酪等；豆腐、花生仁、绿豆、黄豆粉、赤小豆、紫菜等植物性食物，含蛋白质也较丰富。为了提高食物蛋白质的高效营养价值，在安排孕妈妈饮食的过程中，必须将不同来源的动物、植物食品混合，科学搭配食用，使其起到互补作用，则是一种最佳的蛋白质补充方法。

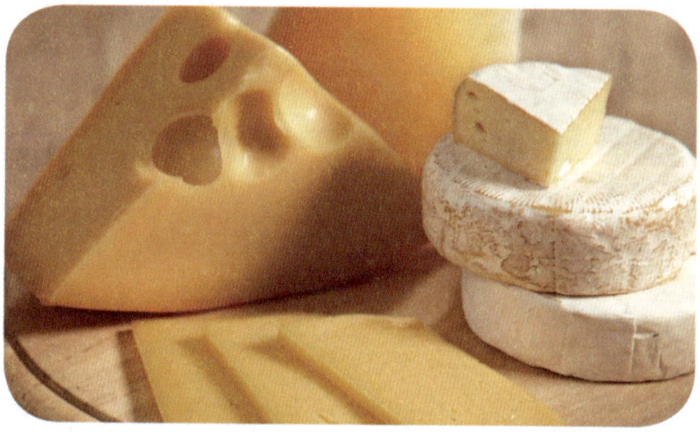

孕妈妈忌食用过敏食物

众所周知，吸烟、喝酒、滥用药物对胎儿的危害很大。而孕妈妈食用过敏食物对胎儿发育的影响尚未引起人们的重视。事实上，孕妈妈食用过敏食物不仅能导致流产、早产、胎儿畸形，还可致婴儿患上多种疾病。

据美国学者研究发现，约有50%的食物对人体有致敏作用，只不过有隐性和显性之分。有过敏体质的孕妈妈可能对某些食物过敏，这些过敏食物经消化吸收后，可从胎盘进入胎儿血液循环中，妨碍胎儿的生长发育，或直接损害某些器官，如肺、支气管等，从而导致胎儿畸形或罹患疾病。因而孕妈妈要从下面五个方面进行预防：

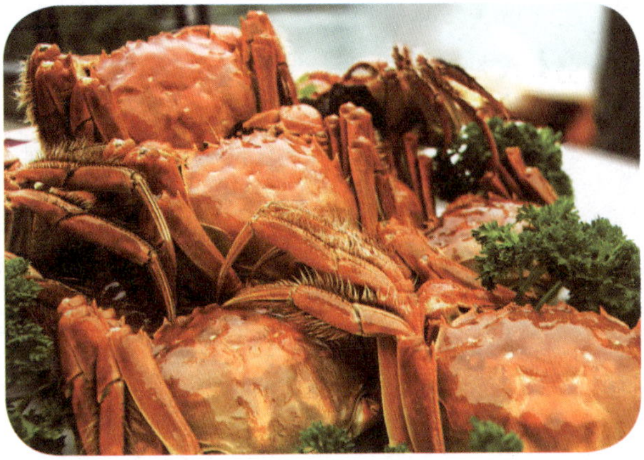

1.以往发生过过敏现象的食物，在怀孕期间应禁止食用。

2.不要吃过去从未吃过的食物，或霉变食物。

3.如在食用某些食物后发生全身发痒、出荨麻疹或心慌、气喘、腹痛、腹泻等现象，应考虑到食物过敏，立即停止食用这些食物。

4.不吃易过敏的食物，如鱼、虾、蟹、贝壳类食物及辛辣刺激性食物。

5.食用异性蛋白类食物，如动物肉、肝、肾，蛋类、奶类和鱼类应烧熟煮透。

怀孕18周如何平衡饮食

1.一瓶200～250毫升的牛奶：可补充优质的蛋白质和钙质。

2.一个鸡蛋：鸡蛋的蛋白质最易被人体吸收，且富含卵磷脂。

3.一份粮食：250～400克，可给人体提供能量和B族维生素。

4.一斤蔬菜：其中绿色蔬菜250克，红黄蔬菜250克，可给人体提供维生素、矿物质和纤维素。

5.1~2个水果：可给人体提供果糖、果胶、维生素、矿物质和纤维素。

6.一份100克豆制品：可给人体提供优质的植物蛋白质。

7.一份100克左右的肉制品：鸡、鸭、鱼、猪肉等都可以，可给人体提供优质的动物蛋白质。

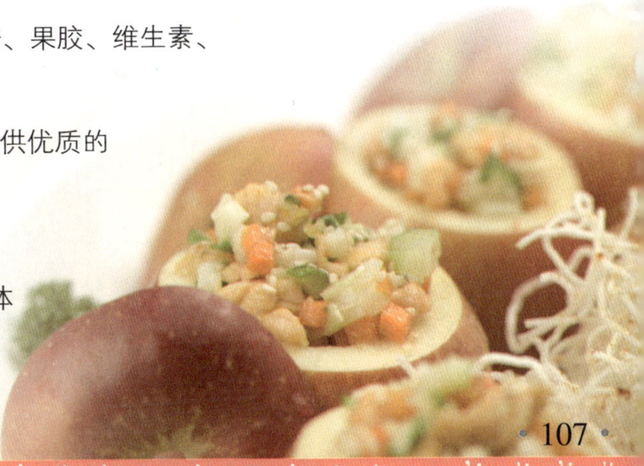

8.一份调味品：每天食用25克左右的豆油或色拉油；糖尽量少放或不放；每天食盐的摄入量少于7克。

9.一份水：每天喝6～8杯水，大约1200～1500毫升，可促进身体的新陈代谢。

孕妈妈外出饮食的原则

外出旅游是一件开心的事情，可以帮助孕妈妈放松心情，但是孕妈妈外出就餐有一定的原则。

大排档和路边小店的食物要慎食

出去旅游，孕妈妈不要随便选择路边的小店就餐，要选择卫生条件好一点儿的餐馆，吃的东西才更安全。

充分利用自助早餐

孕妈妈早晨一定要吃早餐，自身和宝宝都需要按时补充能量和营养，玩得才能更尽兴。大多数旅馆都提供丰富多样的自助早餐，通常包括全麦麦片、新鲜的水果或干果、酸奶和新鲜面包，以及含有丰富维生素、矿物质和纤维的食品，再配上一杯牛奶、豆浆或果汁，就能为白天的活动储备健康的营养。

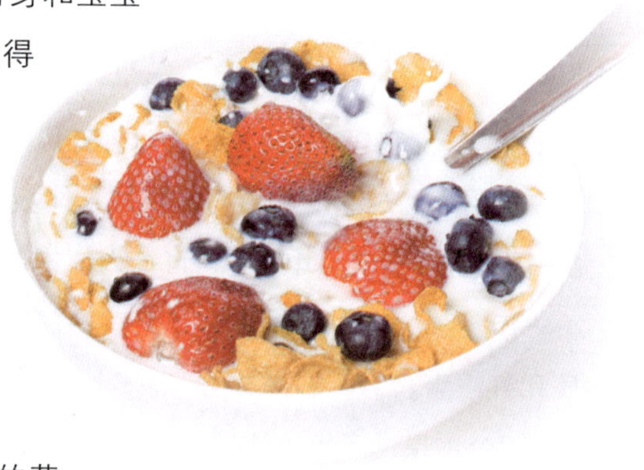

不要吃快餐食品

平时偶尔吃顿快餐没什么，但是在度假时，全程都是在外用餐，很容易在不知不觉中形成吃汉堡包、烤肉和其他油腻食物的习惯。所以，要尽量使饮食多样化，吃新鲜的食物。

多吃新鲜和现做的食物

选择现点现做的餐馆，不要吃存放在柜台里的早已做好的食品。多吃一些新鲜水果和沙拉，它们都富含维生素，可以当做一顿简单而清淡的饭或零食。

自己带点儿零食

最好带一些水果、坚果、小包装的全麦饼干等，再配上瓶装水或果汁，就成了一份健康小吃。当孕妈妈玩累了、体力不支或是在餐馆感觉食物不可口时，都可以随时拿出来吃，给自己补充能量。

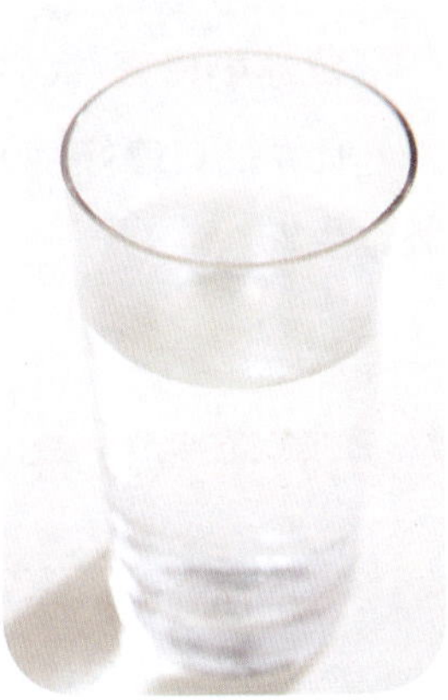

要多喝水

水要很好地补给，每天至少喝6～8杯水或饮品。要尽量避免喝太甜的或带汽的饮料。如果不习惯当地的水，可以去超市买瓶装水。

本周注意事项

专家建议

有些孕妈妈孕期会出现鼻塞、鼻黏膜充血和鼻出血，这种情况与孕期内分泌变化有关，这时切忌自己滥用滴鼻液和抗过敏药物，可以适量食用冷血凉血的食品或中药。不治疗，这种现象也会逐渐减轻。如果发生严重的鼻出血，应考虑是否发生妊娠高血压综合征，最好咨询医生。

本周营养食谱 This Week's Diet Plan

凉拌素什锦

食谱原料：粉丝、鲜海带、胡萝卜、豆腐干、莴笋、洋葱各30克，竹笋、芹菜各50克，精盐、鸡精、白砂糖、香油、酱油各适量。

制作方法：1.竹笋、海带切丝和粉丝一起放入沸水中焯一下，然后捞出，备用。

2.豆腐干、胡萝卜、莴笋、芹菜、洋葱切丝。将诸原料同置于盘中，依个人口味将上述调味料浇在其上，食时拌匀即可。

营养小秘密

此菜品口感好，色泽青绿红蓝，鲜嫩味美，清淡素雅，营养全面，既补碘又补维生素。

荠菜黄鱼卷

食谱原料：荠菜25克，油皮50克，鸡蛋3个，黄鱼肉100克，料酒、精盐、香油、淀粉、鸡精各适量。

制作方法：1.将荠菜择洗干净，切成末；用半个鸡蛋清与淀粉调成稀糊备用。

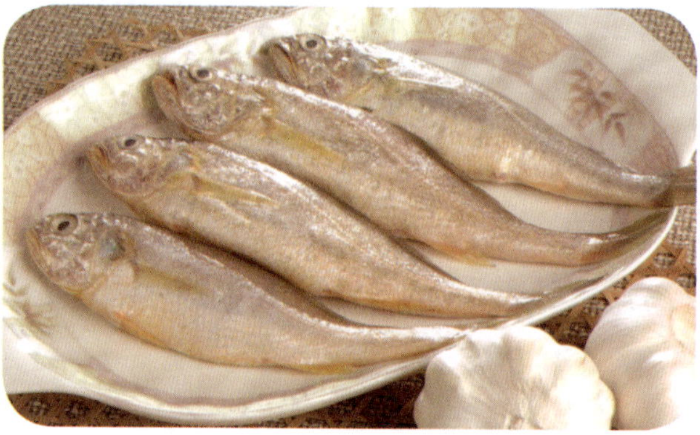

2.黄鱼肉洗净，切细丝，放入荠菜中，再加入剩下的鸡蛋清、料酒、精盐、香油、鸡精等混合成肉馅。

3.将馅料包于油皮中，卷成长卷，抹上稀糊，切小段，放入油锅中炸至金黄即成。

营养小秘密

黄鱼富含碘、磷、铁、钙、脂肪、维生素B_1、维生素B_2、维生素C、尼克酸及蛋白质等。此菜是孕妈妈防治缺铁性贫血的保健佳肴。

第19周 合理安排一日三餐

本周重点营养素 This Week's Major Nutrients

维生素A对维持正常的视觉有重要的作用，它是构成视觉细胞内感光物质的成分。严重缺乏维生素A会导致色盲。不仅如此，维生素A也是正常骨骼发育所必需的，缺乏时会导致成骨与破骨之间的不平衡，并造成神经系统异常。维生素D促进钙、磷在胃肠道的吸收和骨骼中的沉积，如果缺乏会影响胎儿骨骼和牙齿发育。

为满足热能需要，应注意调剂主食的品种花样，如大米、高粱米、小米、玉米、薯类等。这样不仅能满足孕妈妈基础代谢率增加所消耗的能量，还能提供胎儿脑细胞形成和活动所需的能源。

本周营养饮食方案 This Week's Nutrient-Rich Way of Eating

孕妈妈一日三餐如何吃

掌握一日三餐的抗疲劳饮食策略，才是全面提升身体活力的基础。

早餐：远离“高GI”碳水化合物

想要一整天都保持在最佳状态，早餐最为重要。如果你习惯于早餐只吃两片白面包就打发了，那有可能很快就感觉到疲劳了。因为精制白面包或吐司等碳水化合物，就是所谓“高GI”食物，会使血糖迅速升高，随之人体将释放大量的胰岛素，又令血糖急速下降，从而让人产生疲倦感。

让你充满活力的早餐：富含纤维的全麦类食物，并搭配质量好的蛋白质类食物，例如牛奶、蛋类，淀粉和蛋白质的摄取比例最好是1：1，以及几片黄瓜或番茄，配上1杯牛奶或果汁。这些食物含有丰富的维生素B，能持续提供充沛活力。

午餐：营养元气饮食。

控制淀粉类食物摄入量：午饭过后，人常常觉得昏昏欲睡，其实，这往往可能是食物惹的祸。如果午餐中吃了大量米饭或土豆等淀粉食物，同样也会造成血糖迅速上升的危险，从而产生困倦感。

多吃些蔬菜水果：午餐中的淀粉类食物不要吃太多，还应该多吃些蔬菜水果补充维生素，有助于分解早餐所剩余的糖类及氨基酸，从而提供能量。一个小窍门是：吃点大蒜或者洋葱，就能提神。因为其所含硫化丙烯具有清醒提神的功效。辣椒也能让交感神经兴奋，起到提神醒脑的作用。

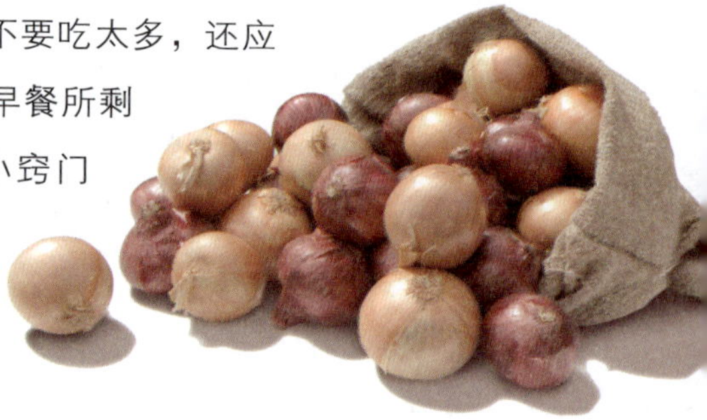

晚餐：越简单越好

晚餐千万不要吃太多，因为一顿丰盛、油腻的晚餐会延长消化时间，导致夜里依然兴奋，从而影响睡眠质量。

另外，还需要特别避开的食物包括：含咖啡因的饮料或食物，此类饮料或食物会刺激神经系统，减少褪黑激素的分泌，而褪黑激素是一种脑部松果体分泌的荷尔蒙，具有催眠作用；酒精，会让睡眠状况很难进入深睡期；产气食物，如豆类、洋葱等，肚子胀满了气，令人不舒服也睡不着；还有辛辣的食物，会造成胃灼热及消化不良

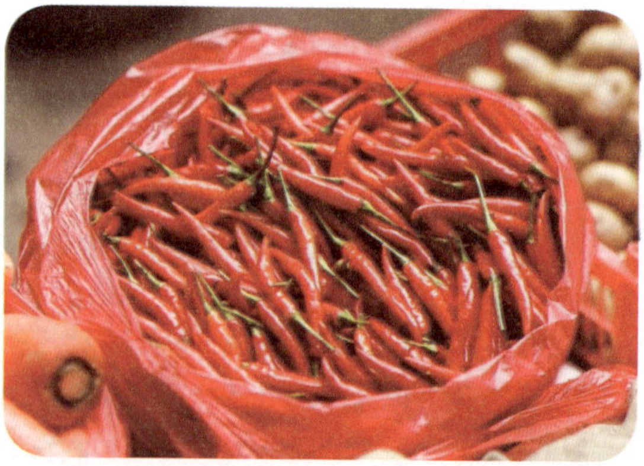

等，干扰睡眠。

孕妈妈这样吃豆腐最健康

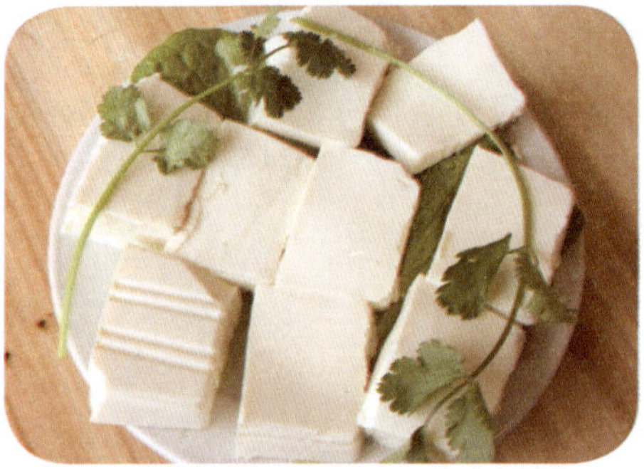

大豆含有人体不能合成的8种必需氨基酸，其氨基酸配比非常接近人体需要，容易吸收。更为重要的是大豆不含胆固醇，没有吃肉制品的后顾之忧，还可降低人体胆固醇，从而抑制和预防一些癌症的发生。豆腐是豆制品的精华，所以应该多吃豆腐少吃肉。孕妈妈吃豆腐应该注意科学搭配，最科学的搭配方式有以下几种：

豆腐配鱼，营养互补：豆腐中蛋氨酸含量较少，而鱼类含量非常丰富；鱼类苯丙氨酸含量比较少，而豆腐中则含量较高。这样两者合起来吃，可以取长补短，相辅相成，从而提高营养价值。由于豆腐含钙量较多，而鱼中富含维生素D，两者合吃，借助鱼体内维生素D的作用，可使人体对钙的吸收率提高很多倍。因此，特别适合孕妈妈食用。

豆腐配肉蛋，营养高：豆腐虽含有丰富的蛋白质，但缺少一种人体必需的氨基酸——蛋氨酸。如果单独烧菜，蛋白质的利用率则很低。如果将豆腐和其他的肉类、蛋类食物搭配在一起，可以提高豆腐中蛋白质的营养利用率。

豆腐配海带，加碘又补钙：豆腐及其大豆制品，营养丰富，价格便宜，能补充人体需要的优质蛋白质、卵磷脂、亚油酸、维生素B_1、维生素E、钙、铁等。豆腐中还含有多种皂角甙，能阻止过氧化脂质的产生，抑制脂肪吸收，促进脂肪分解；但皂角甙又可促进碘的排泄，容易引起碘的缺乏。海带含碘丰富，将豆腐与海带一起烹调，是十分合理的搭配。

豆腐配萝卜，身体不受挫：豆腐属植物蛋白，多食会引起消化不良。萝卜，特别是白萝卜的消化功能强，若与豆腐同食，有利于豆腐的吸收，人也就不会受消化不良的困扰。

本周注意事项

睡前2～3小时吃完夜宵

如果孕妈妈想吃夜宵，必须先弄清楚是因为肚子饿，还是只是一种无意识的习惯。如果纯粹因为肚子饿想吃夜宵，建议最好在睡前2～3小时吃完，且避免高油脂高热量的食物，如油炸食物、比萨饼、各式的零食、垃圾食品等。因为油腻的食物会使消化变慢，加重肠胃负荷，甚至可能影响到隔天的食欲。

本周营养食谱 This Week's Diet Plan

炒素蟹粉

食谱原料：土豆、红萝卜各200克，鲜笋、冬菇、绿叶菜各50克，白糖、精盐、味精、姜、米醋、生油各适量。

制作方法：1.把土豆、红萝卜蒸熟，去皮碾成泥；鲜笋斩成细条；绿叶菜和水发冬菇切成丝。

2.炒锅放生油熬热，投入土豆、红萝卜泥煸炒，炒到起酥，再放冬菇、笋同炒，并加白糖、精盐、味精、姜末稍炒，最后淋少许米醋，随即起锅装盘。

营养小秘密

此菜用土豆、胡萝卜等普通蔬菜，烹制后“蟹”香流溢，颜色似玉如丹，色、香、味、形、质与“蟹粉”媲美，几可乱真。此菜营养丰富，含有大量维生素，可为孕妈妈提供丰富的维生素。

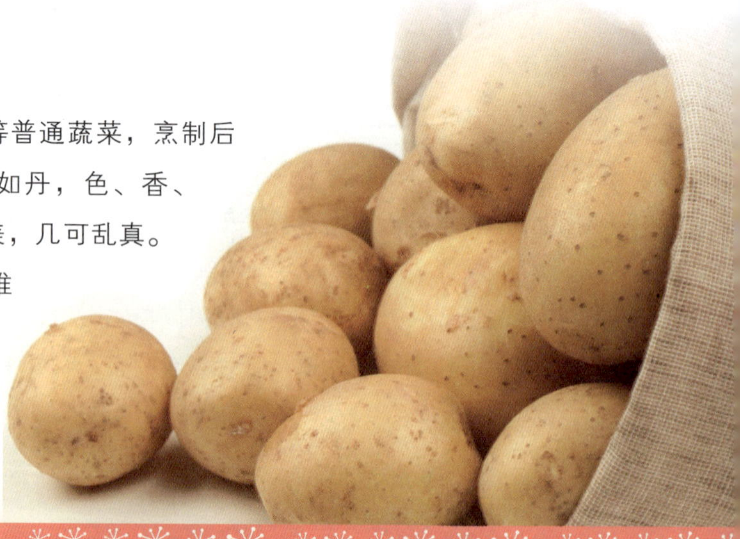

虾片粥

食谱原料：大米50克，大虾50克，花生油、料酒、酱油、白糖、盐、葱、胡椒面、淀粉各适量。

制作方法：1.将大米拣去杂物，淘洗干净，放入盆内，加盐拌匀备用；将大虾去壳并挑出沙肠洗净，切成薄片，盛入碗内，放入淀粉、花生油、料酒、酱油、白糖和少许盐，拌匀上浆。

2.锅置火上，加水烧开，倒入大米，再开后小火熬煮40~50分钟，至米粒开花、汤汁黏稠时，放入浆好的虾肉片，用旺火烧滚即可。食用时分碗盛出，撒上葱花、胡椒面即可。

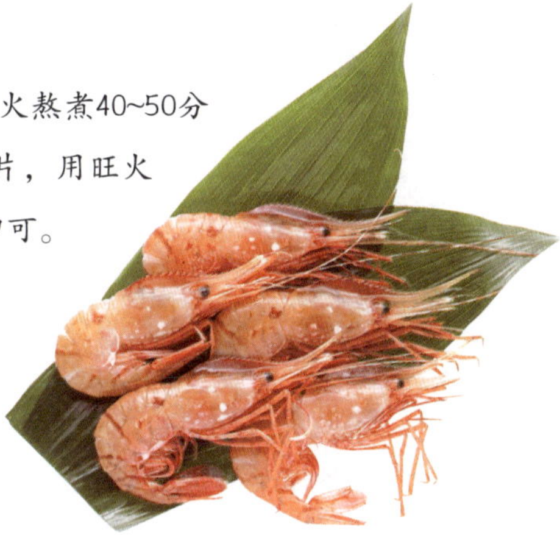

营养小秘密

此粥软滑清淡，鲜咸清香。对虾含钙丰富，并具有补肾益气、健身壮体的作用，孕妈妈常食可补充钙的需求。

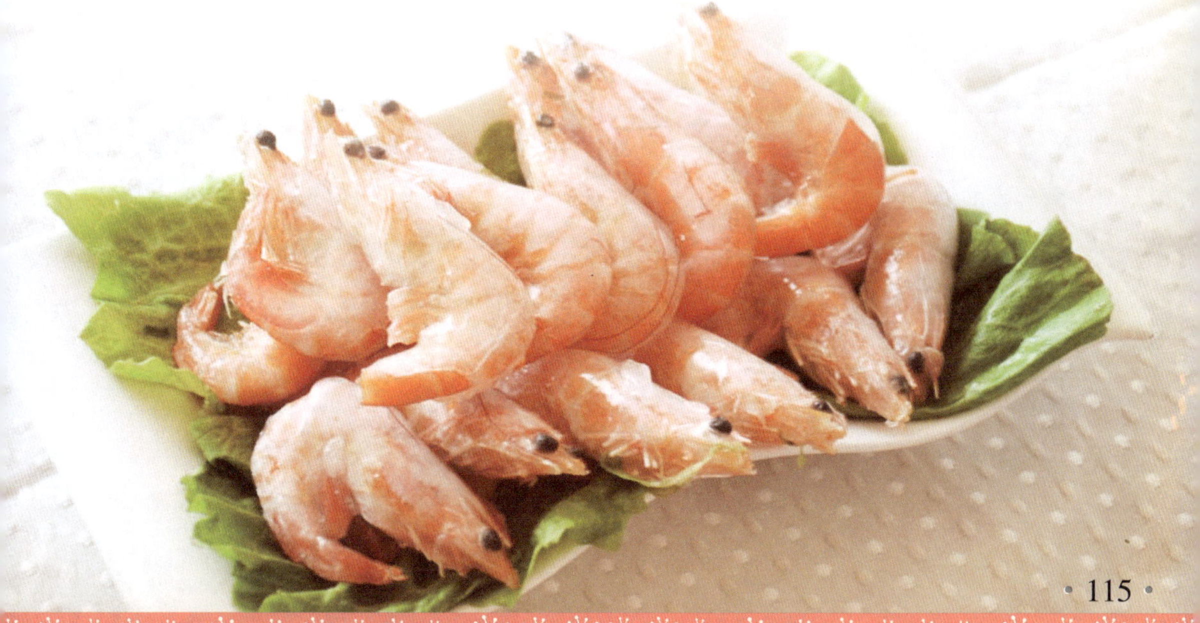

第20周 吃对水果能治病

本周重点营养素
This Week's Major Nutrients

继续补充维生素D，但是不要过量，除非医生建议，不要采取药物补充，应以食补为好。

脂肪是脑及神经系统的主要成分。孕妈妈应适度摄入脂肪，吃一些鱼肉及核桃、腰果等干果，这有利于大脑的发育。

本周营养饮食方案
This Week's Nutrient-Rich Way of Eating

怀孕20周孕妈妈膳食要求

为了保证胚胎发育和孕妈妈生理变化的需要，要合理调配膳食以保证热能和营养素的供给。

1.保证优质蛋白质的供给：孕早期母体子宫已开始增大，胚胎、胎盘开始发育，羊水也已产生。所以孕早期必须供给足够的优质蛋白质。

2.确保无机盐和维生素的供给：无机盐、维生素具有构造身体、调节生理功能的作用，如缺乏易影响胚胎的分化、细胞的分裂和神经系统的发育。

3.食物可口能促进食欲：妊娠初期常有恶心、呕吐、食欲不振等妊娠反应，呕吐严重还会失水，所以食物应含水分多，含有丰富的维生素和钙、钾等无机盐；可具有一定的酸、辣味，以促进食欲，烹调方式以清淡为宜。

4.食物容易消化，少食多餐：选择易消化的食物如烤面包片、烤馒头片、饼干、粥等，在胃内储留时间短，可减少呕吐。少食多餐对减轻恶心、呕吐有帮助。

猕猴桃对孕妈妈有特殊保健功效

猕猴桃的营养诱惑

猕猴桃含有丰富的碳水化合物、膳食纤维、维生素和微量元素，尤其是维生素C、维生素A和叶酸的含量较高，因而被誉为“维C王”。它含有优良的膳食纤维和丰富的抗氧化物质，能够起到清热降火、润燥通便、增强人体免疫力的作用。此外，猕猴桃含有抗突变成分谷胱甘肽，有利于抑制诱发癌症基因的突变，对肝癌、肺癌、皮肤癌、前列腺癌等多种癌细胞病变有一定的抑制作用。

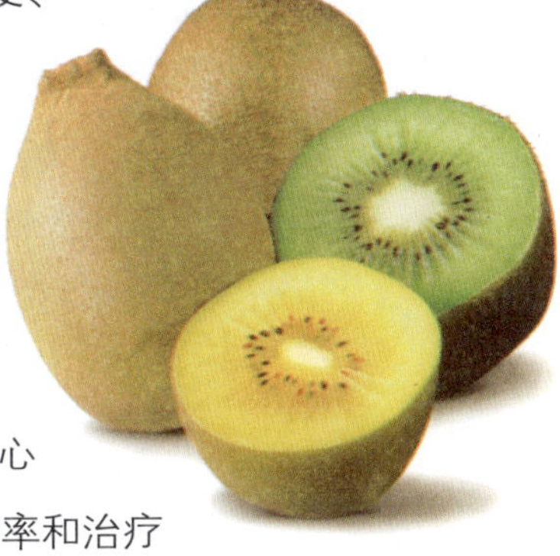

值得一提的是，猕猴桃还富含精氨酸，可以有效地改善人体血液流动，阻止血栓的形成，对降低冠心病、高血压、心肌梗死、动脉硬化等心血管疾病的发病率和治疗阳痿，有着特别的功效。

猕猴桃病虫害少，一般无须使用农药，是极少数没有农药污染的无公害果品之一，这是维护人体健康的最佳保证。

最新的医学研究表明，成人忧郁症有生理学基础，它跟一种大脑神经递质的缺乏有关。而猕猴桃中含有的血清促进素，具有稳定情绪的作用。另外，猕猴桃含有大量的天然糖醇类物质肌醇，能有效地调节糖代谢，调节细胞内的激素和神经的传导效应，对防止糖尿病和抑郁症有独特功效。

常吃烧烤食物能使癌症的发病率升高，因为烧烤食物下肚后会在体内进行硝化反应，产生出致癌物。猕猴桃中富含的维生素C作为一种抗氧化剂，能够有效抑制这种硝化反应，防止癌症发生。所以如果你禁不住美食诱惑，那么建议你饭后吃上一个猕猴桃。

猕猴桃含有微量脂肪、较高的膳食纤维和维生素C、维生素E、维生素K等，属营养和膳食纤维丰富的低脂肪食品，对预防便秘、减肥和美容有一定功效。

猕猴桃含有丰富的叶酸，叶酸是构筑健康体魄的必需物质之一，能预防胚胎发育的神经管畸形，能够为孕妈妈解除后顾之忧。

猕猴桃含有丰富的叶黄素，叶黄素在视网膜上积累，能防止因斑点恶化而导致的永久失明，为白内障朋友实现“千里眼”之梦助一臂之力。

食用猕猴桃的注意事项

猕猴桃性寒凉，脾胃功能较弱的人食用过多会导致腹痛腹泻，所以脾胃虚寒的人应少食。

由于猕猴桃中维生素C含量较高，易与奶制品中的蛋白质凝结成块，不但影响消化吸收，还会使人出现腹胀、腹痛、腹泻。故食用猕猴桃后一定不要马上喝牛奶或吃其他乳制品。

水果作用大揭秘

柿子——对付妊娠高血压

柿子，汁多味甘，是一种物美价廉的水果。

每100克柿子含糖20克、蛋白质0.7克、脂肪0.1克、碘49.7毫克，还富含多种维生素及钾、铁、钙、镁、磷等，其矿物质的含量超过苹果、梨、桃等水果。柿子性寒，有清热、润肺、生津、止渴、镇咳、祛痰等功效，适用于治疗高血压、慢性支气管炎、动脉硬化、痔疮便血、大便秘结等症。其营养及药用价值均适宜孕妈妈适量食用。尤其是患妊娠高血压综合征的孕

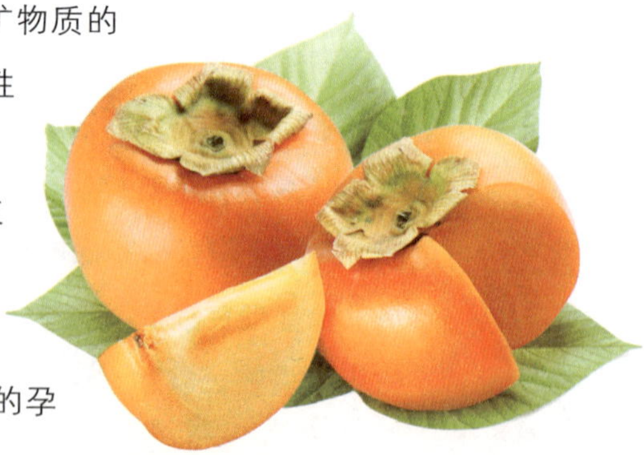

妈妈可以“一吃两得”。

吃柿子应该以一餐一个为宜，因为柿子虽然有很好的营养及医疗作用，但若是经常在餐前大量吃柿子，柿子里含有的大量柿胶酚、单宁和胶质，就会在胃内遇酸后形成不能溶解的硬块儿。硬块儿小时可随大便排出，而较大的硬块儿就不能排出了，只能停留在胃里形成胃结石，表现出胃胀痛不适、呕吐及消化不良，如果孕妈妈原本有胃炎、胃溃疡，还有可能诱发胃穿孔、胃出血等危险并发症。

香蕉——可以治疗孕期牙痛

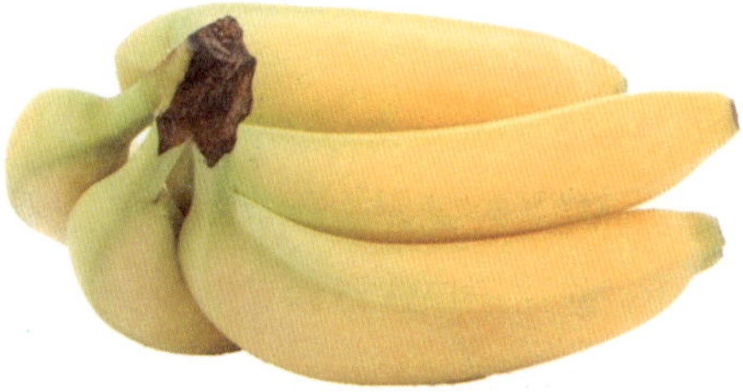

孕妈妈特别应在日常饮食中加上香蕉，因为香蕉是钾的极好来源，并含有丰富的叶酸；而孕妈妈体内叶酸及亚叶酸和维生素B_6的储存是保证胎儿神经管正常发育，避免无脑、脊柱裂严重畸形发生的关键性物质。

此外，钾还有降压、保护心脏与血管内皮的作用，这对于孕妈妈是十分有利的。难怪营养学家告诫，孕妈妈最好能每天吃一根香蕉。

苹果——预防宝宝哮喘

苹果素有“益智果”与“记忆果”之美称，俗语说：“一天吃一苹果，医生远离我。”这是因为它不仅富含锌等微量元素，还富含脂质、碳水化合物、多种维生素等营养成分，尤其是细纤维含量高，有利于胎儿大脑皮层边缘部海马区的发育，有助于胎儿后天的记忆力。而且，调查发现，在怀孕期间多吃苹果的孕妈妈，其孩子患上哮喘的机会较少。研究人员分析说，产生这种效果的原因可能是苹果含有特殊的植物化学成分，比如类黄酮等。

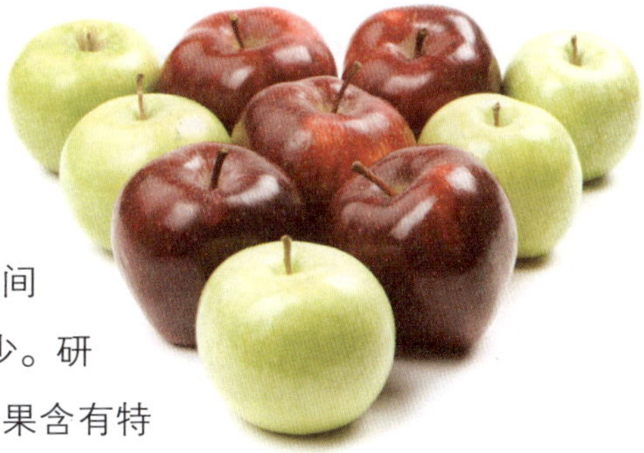

孕妈妈每天吃1～2个苹果即可以满足对锌的需要量。

杧果——有效缓解孕吐

杧果营养价值极高，维生素A含量高达3.8%，比杏还要多出1倍；维生素C的含量也超过橘子、草莓。杧果含有糖、蛋白质及钙、磷、铁等营养成分，均为人体所必需。根据对我国杧果产区几个杧果主要品种分析资料归纳，杧果含可溶性固形物14%～24.8%，含糖量11%～19%，蛋白质0.65%～1.31%，每100克果肉含胡萝卜素2281～6304微克，而且人体必需的微量元素（硒、钙、磷、钾等）含量也很高。

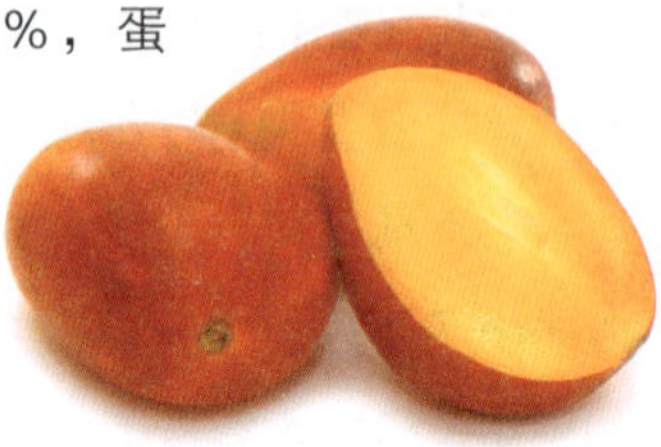

杧果有益胃、止呕、止晕的功效，对于眩晕症、美尼尔综合征、高血压眩晕、恶心呕吐等均有疗效。果肉或以杧果煎水进食对孕妈妈止呕也有很好的效果。但要注意：对杧果过敏的孕妈妈切不可食用。

梨——清热降压良药

梨又称快果、玉乳等。古人称梨为“果宗”，即“百果之宗”。因其鲜嫩多汁、酸甜适口，所以又有“天然矿泉水”之称。梨性味甘寒，具有清心润肺的作用，对肺结核、气管炎和上呼吸道感染的患者所出现的咽干、痒痛、音哑、痰稠等症皆有疗效；具有降低血压、养阴清热的功效。患高血压、心脏病、肝炎、肝硬化的病人，经常吃些梨大有益处：能促进食欲，帮助消化，并有利尿通便和解热作用，可用于高热时补充水分和营养；煮熟的梨有助于肾脏排泄尿酸和预防痛风、风湿病和关节炎；还具有润燥消风、醒酒解毒等功效：在秋季气候干燥时，人们常感到皮肤瘙痒、口鼻干燥，有时干咳少痰，每天吃一两个梨可缓解秋燥，有益健康。梨还可清喉降火。播音、演唱人员经常食用煮好的熟梨，能增加口中的津液，起到保养嗓子的作用。

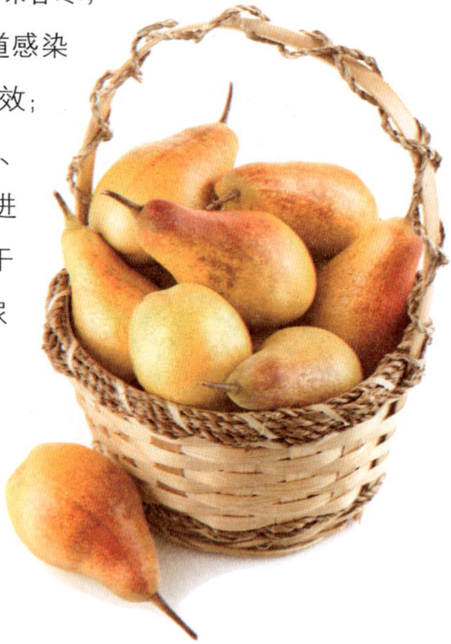

梨性偏寒助湿，多吃会伤脾胃，故脾胃虚寒、畏冷食者应少吃；含糖量高，糖尿病者慎吃；含果酸较多，胃酸多者不可多食。

柑橘——维生素的宝库

柑橘品种繁多，有甜橙、南橘、无核蜜橘等。它们都具有营养丰富、通身是宝的共同优点。其汁富含柠檬酸、氨基酸、碳水化合物、脂肪、多种维生素、钙、磷、铁等营养成分，是孕妈妈喜欢吃的食品。

每500克橘子中含有维生素C 250毫克，维生素A 2.7毫克，维生素B_1的含量更是居水果之冠。

孕妈妈每天吃柑橘不应该超过3个，总重量在250克以内。

柚子——预防妊娠糖尿病

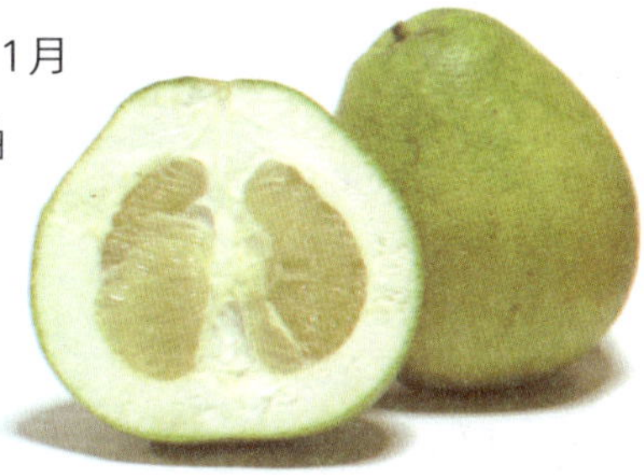

柚子又名“文旦”，外皮很厚，大多在10～11月采摘。柚子多见于南方，以福建漳州、厦门所产柚子最为著名。其果实鲜食甘酸可口，沁人心脾，令人赞不绝口；其果皮、柚花皆可入药，有“天然水果罐头”之称。

柚子营养价值很高，含有非常丰富的蛋白质、有机酸、维生素以及钙、磷、镁、钠等人体必需的元素。

怀孕期间的孕妈妈能吃柚子，但不能太贪嘴。柚子一天只能吃1/4个哦，最好不要多吃。

草莓——防辐射

在每100克草莓中，含有50～100毫克维生素C，比苹果、葡萄等水果高10倍以上。草莓中还含有大量的维生素E以及多酚类抗氧化物质。这些营养物质都可以抵御高强度的辐射，减缓紫外线辐射对皮肤造成的损伤，比如皮肤发生脂质氧化，出现干燥、红斑等现象。所以，经常接触电脑或其他电器辐射的人不妨经常吃些草莓。

专家建议，孕妈妈每天食用草莓最好不超过500克。

本周饮食禁忌

忌辛辣热性作料

辣椒、花椒、胡椒、小茴香、八角、桂皮、五香粉等容易消耗肠道水分而使胃肠分泌减少，造成胃痛、痔疮、便秘。不少孕妈妈较喜欢吃酸山楂，但是过量食用可使子宫收缩导致流产，所以要少吃。

本周营养食谱
This Week's Diet Plan

碎锦鳜鱼

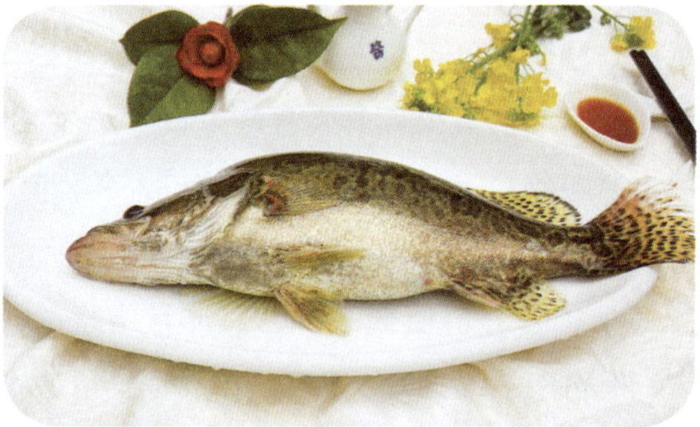

食谱原料： 鳜鱼1条，虾仁、鸡丁各50克，青椒1个，樱桃50克。

制作方法： 1.鳜鱼宰净，鱼肉切丁；虾仁、鸡丁用淀粉裹拌；其他配料均匀切丁。

2.鳜鱼头尾蒸熟，摆在盘子两头；炒锅加油烧热，加入调味料，放入鱼肉及配料，炒好装盘，放在鱼头尾中间；再把虾仁放在青椒内煎熟，与樱桃一起围在盘边。

营养小秘密

本菜含有丰富的蛋白质，能帮助孕妈妈更好地补充所需要的蛋白质。

牛奶花蛤汤

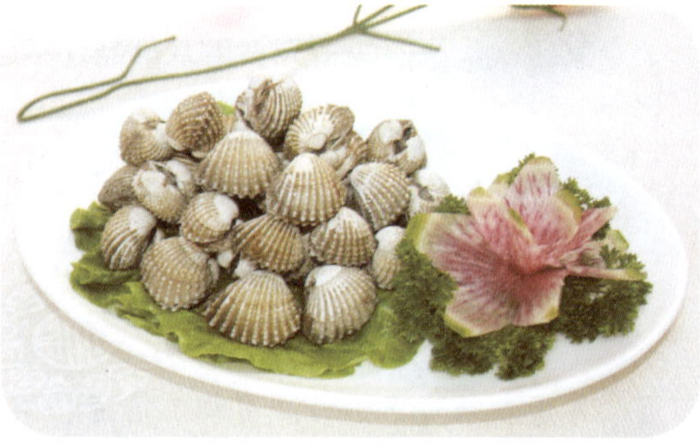

食谱原料： 花蛤1000克，红椒、姜、鲜牛奶、鸡汤各适量。

制作方法： 1.将花蛤放入淡盐水中浸半小时，使其吐清污物，然后放入滚水中煮至开口，捞起后去掉无肉的壳。

2.红椒洗净切成细粒。

3.烧锅下油10克，放入红椒、姜片爆香，加入鲜牛奶、鸡汤煮滚后，放入花蛤用猛火煮1分钟，最后加入调料便成。

营养小秘密

此菜含有丰富的蛋白质及钙质，适合孕妈妈妊娠后期食用，此时特别需要补充钙质和蛋白质，因此，此汤应常食。

芝麻粥

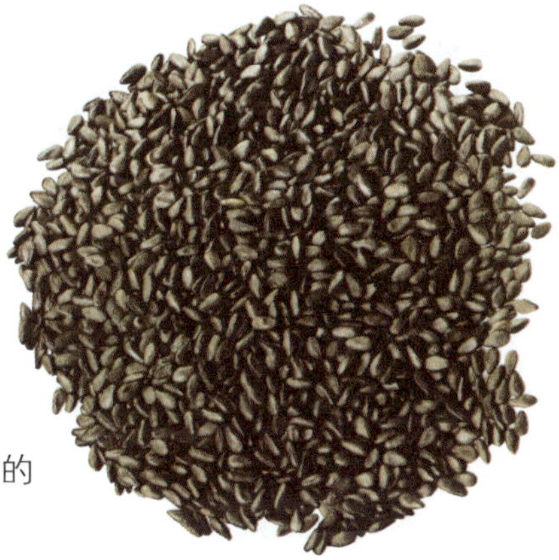

食谱原料：黑芝麻30克，大米100克。

制作方法：将黑芝麻在热锅内炒熟，然后研磨成末，与大米一起入锅煮粥，粥煮好后即可食用。

营养小秘密

黑芝麻具有补肝肾、润五脏的功效，适用于身体虚弱、大便干燥、头晕目眩、贫血的孕妈妈食用。

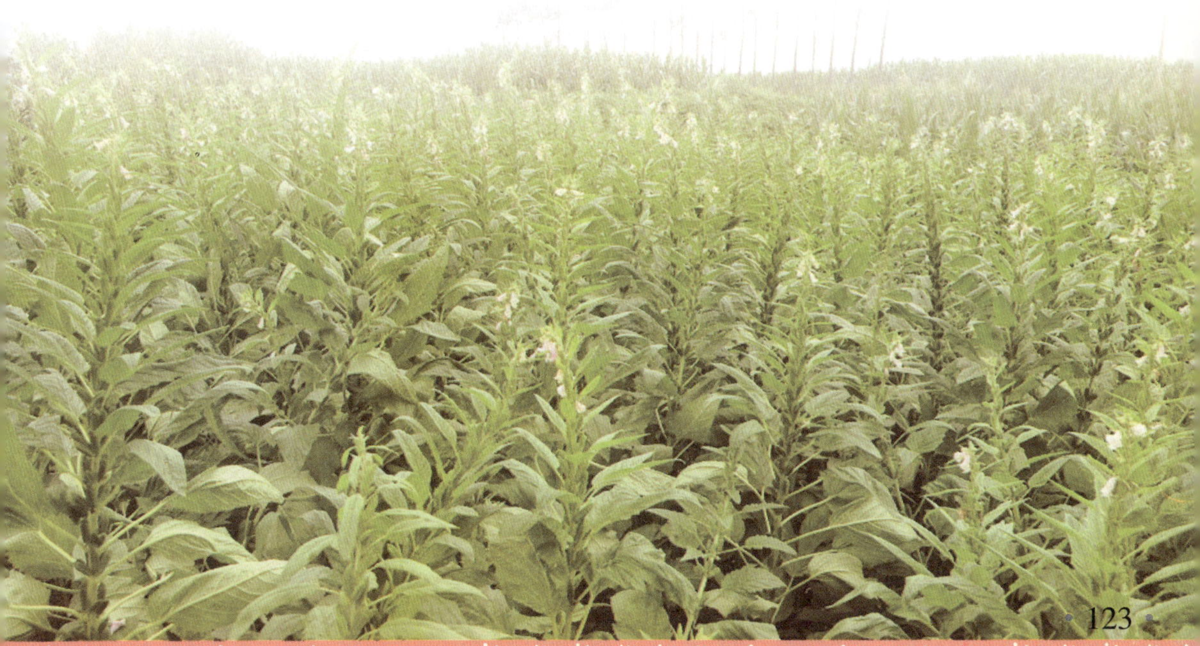

第21周 控制饮食，降低血糖

本周重点营养素
This Week's Major Nutrients

如果恰逢冬季或春季，孕妈妈要注意预防感冒，平时注意多喝水。如果有轻微的感冒症状可以通过饮食清淡、多喝汤水及服用板蓝根、感冒清热冲剂等中药进行治疗。

现在是胎儿发育中期，胎儿的生长发育明显加快，骨骼开始骨化，而大脑的重量还要继续不断增长。孕妈妈也要进行蛋白质、脂肪、钙、铁等营养素的不断储备。

本周营养饮食方案
This Week's Nutrient-Rich Way of Eating

妊娠期为什么会发生急性胰腺炎

1.胆囊结石惹的祸

妊娠期间，胆道系统发生一系列变化，如胆固醇分泌增多，血中孕激素水平提高，导致胆管松弛和胆囊排空减缓；妊娠中后期增大的子宫压迫胆道系统，引起胆汁排泄不畅，容易形成胆结石。若原先就有结石的话，便会加重症状，引起胆管病变，上抬的子宫也会压迫胰腺，引起胰管内压增高，一旦结石引起胰液排出不畅，很可能会导致胰腺炎。

2.吃过多高脂食物是诱因

孕妈妈吃得太好、大量进补，都很容易诱发胰腺炎。由于不科学的膳食结构加上生理的因素，怀孕后血浆三酰甘油可升高30%左右，并在怀孕后期达到高峰，严重者血浆呈乳糜状。而且由于孕妈妈腹内的高压环境，容易发展成为重症急性胰腺炎，尤其是晚期妊娠患者。

降低血糖的饮食方法

1.控制饮食，保持健康体重

糖尿病病人每日总能量的设计量以维持健康体重为原则。可以身高（米）的平方乘以18.5作为健康体重的下限，身高（米）的平方乘以24作为健康体重的上限。超重或肥胖者应再加限制，消瘦者可适当放宽能量摄入。

2.合理分配碳水化合物、蛋白质和脂肪

糖尿病病人摄入的碳水化合物转化的能量应为总能量的55%~60%。在选择碳水化合物时，尽可能选择低血糖生成指数的食物。蛋白质按每日每公斤健康体重0.8~1克计算，占总能量的15%~20%，其中动物性蛋白质应占总蛋白质摄入量的40%~50%，孕妇、乳母、儿童、营养不良和消耗性疾病患者可适当增加蛋白质的比例。脂肪按每日每公斤健康体重0.6~1克计算，不超过总能量的30%，植物性脂肪应占脂肪总摄入量的40%以上，严格限制动物性脂肪的摄入。

3.增加膳食纤维摄入

膳食纤维可延缓糖的吸收，降低血糖、血脂等，糖尿病患者每日膳食纤维摄入量以30克左右为宜。

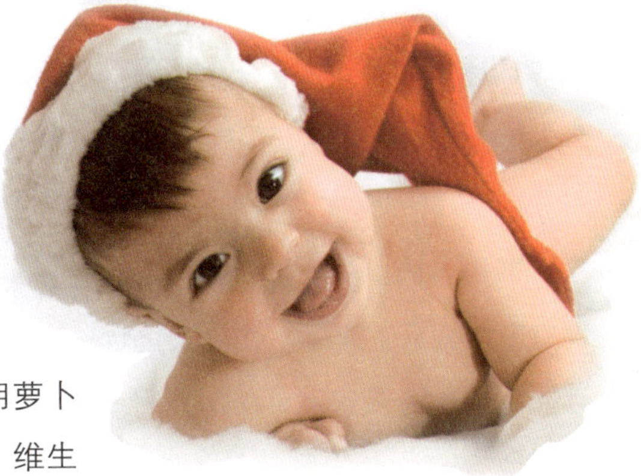

4.适量补充微量营养素

与糖尿病病情及治疗有关的微量营养素有维生素C、维生素E、β-胡萝卜素、维生素B_1、维生素B_2、维生素B_6、维生

素B_{12}、锌、铬、钒、硒、镁等。

5.减少食盐摄入

糖尿病患者每天食盐摄入量应控制在6克以内。

6.合理分配饮食、安排餐次

每天早、中、晚餐能量按25%、40%、35%的比例分配。可酌情采用少食多餐、分散进食的方法，以减轻单次餐后胰腺的负担。

敲响孕妈妈营养不良的警钟

孕妈妈的营养状况不仅关系自身的身体健康，而且会影响到胎儿的生长发育，因此，孕妈妈必须充分重视补充足够的营养。孕期营养供应不良的危害主要体现在：

贫血

营养不良会导致孕妈妈贫血，孕妈妈贫血具有一定的危害性，往往会造成早产，并使新生儿死亡率增高。孕妈妈贫血会使婴儿肝脏缺少铁储备，婴儿易患贫血。

胎儿和新生儿死亡率高

据世界卫生组织统计，新生儿及产妇死亡率较高的地区，母子营养不良比较普遍。营养不良的胎儿和新生儿的生命力较差，不能经受外界环境中各种不利因素的冲击。此外，某些先天性畸形也与母体营养缺乏有关。

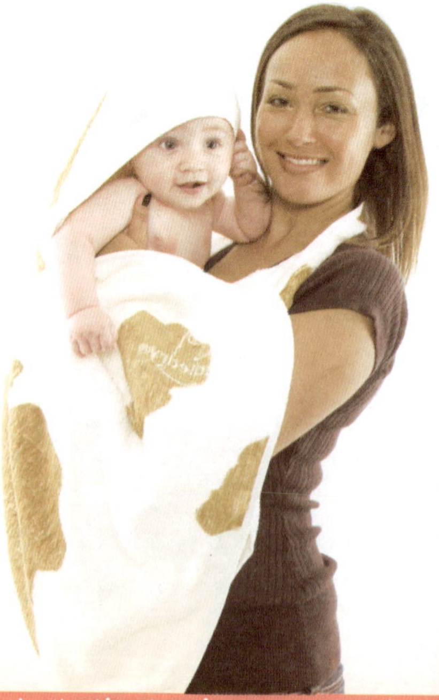

新生儿体重下降和早产儿情况增多

调查表明，新生儿的体重与母亲的营养状况有密切关系。据国外对216名孕妈妈的营养状况调查显示，其中营养状况良好者，出生婴儿的平均体重为3866克；营养状况极差者，出生婴儿的平均体重为2643克。而孕妈妈营养不良，极有可能导致胎儿早产。

对婴儿智力发育的影响

人类脑细胞发育最旺盛的时期为妊娠最后3个月至出生后1年内，在此期间，最易受营养不良的影响。孕妈妈妊娠营养不良会使胎儿脑细胞的生长发育延缓，DNA合成过度缓慢，也就影响了脑细胞增殖和髓鞘的形成，所以母体营养状况可能直接影响下一代脑组织成熟过程和智力的发展。

干果：孕期必不可少的食物

干（坚）果类包括花生、瓜子、核桃、杏仁、松子、榛子等。这些食品油脂的含量高达44%～70%，蛋白质含量约为12%～25%。另外，还有含淀粉较高的莲子和板栗。这些干果主要为人体提供必需脂肪酸和脂溶性维生素，如维生素E、维生素K等，是孕期必不可少的补充食物。

脂类对胎儿的脑及神经系统的发育至关重要。脂质是脑及神经系统的主要成分，为胎儿脑固体物质的35%～60%。有约1/3的胎儿脑脂肪链是长链的亚油酸及亚麻油酸。在胎儿脑发育过程中，若无适量的必需脂肪酸，会推迟脑细胞的分裂。脑神经细胞的髓鞘形成是自胎儿期开始，直到出生后一年才完成的。如果此时脂肪酸不足，有可能影响孩子的智力。

所以，孕妈妈每日应摄入3～6克的必需脂肪酸以及适量的磷脂与胆固醇，以保证胎儿脑神经系统正常发育。这些均可以从干果中获取。

在进食干果过程中，注意不要吃发霉变质的干果，以免引起对身体的不良影响。此外，进食应适量，进食过多可能引起肥胖、高脂血症。

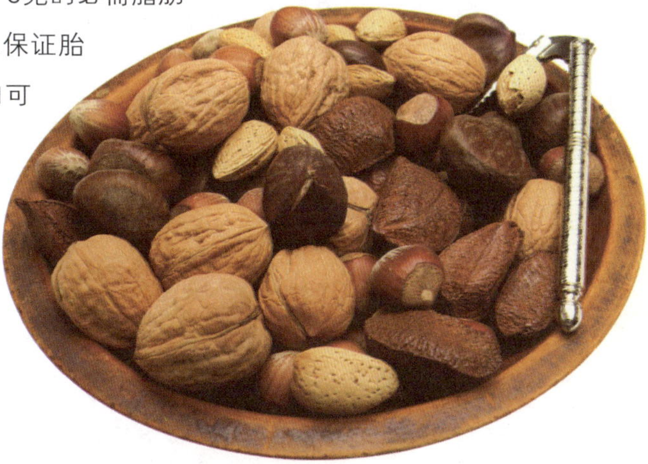

维生素B_{12}对孕妈妈的作用

维生素B_{12}是人体三大造血原料之一。它是唯一含有金属元素钴的维生素，故又称为钴胺素。维生素B_{12}与四氢叶酸（另一种造血原料）的作用是相互联系的。如果孕妈妈身体内缺乏维生素B_{12}，就会降低四氢叶酸的利用率，从而导致“妊娠巨幼红细胞性贫血”。这种病可以引起胎儿最严重的缺陷。

维生素B_{12}缺乏的原因有3种：

1.食物中维生素B_{12}的供应不足，多发生在长期习惯于吃素食的人之中。

2.“内因子”的缺乏，这种内因子是胃贲门和胃底部黏膜分泌的一种糖蛋白，可以由先天缺乏或者全胃切除术造成。

3.某些传染病可以影响肠道对维生素B_{12}的吸收。

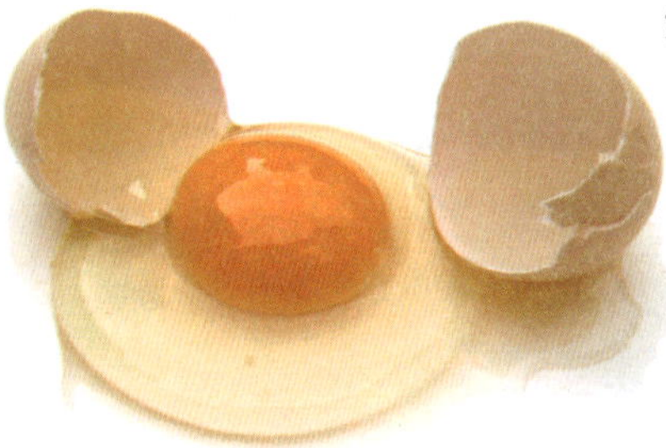

维生素B_{12}除了对血细胞的生成及中枢神经系统的完整起很大的作用之外，还有消除疲劳、恐惧、气馁等不良情绪的作用，更可以防治口腔炎等疾患。维生素B_{12}只存在于动物食品中，如牛奶、肉类、鸡蛋等。180克软干奶酪或1/2升牛奶中所含的维生素B_{12}就可以满足人体每日所需（0.005毫克）。只要不偏食，孕妈妈一般不会缺乏维生素B_{12}。

本周注意事项

孕妈妈用口红须谨慎

口红是由各种油脂、蜡质、颜料和香料等成分组成的。其中油脂通常采用羊毛脂，羊毛脂除了会吸附空气中各种对人体有害的重金属微量元素外，还可能吸附空气中的各种有害细菌。孕妈妈涂口红后，空气中的有害物质和细菌就容易被吸附在嘴唇上，并随进食及唾液进入体内，使腹中的胎儿也受到影响。有鉴于此，孕妈妈最好不要涂口红。

本周营养食谱
This Week's Diet Plan

麻婆西施粥

食谱原料：大米250克，大虾100克，植物油、葱、姜、蒜、高汤、豆腐丁、甜豆仁、番茄酱、辣豆瓣酱、白糖、味精、香油各适量。

制作方法：1.大米淘洗干净加水煮成稠粥；大虾剔去肠泥洗净，放入稠粥里煮熟。

2.把粥倒入盘中，大虾放在盘子中央做装饰。

3.锅烧热，加入一些油，放入葱、姜、蒜爆香，再倒入高汤30毫升、豆腐丁、甜豆仁和所有的调味料（番茄酱、辣豆瓣酱、白糖、味精、香油）一起煮成芡汁。

4.把煮好的芡汁淋在大虾身上就可以了。

营养小秘密

大米具有很高的营养价值，是补充营养素的基础食物。豆腐的蛋白质含量丰富，而且豆腐蛋白属完全蛋白。麻婆西施粥是孕期食用的一款美味粥。

苦瓜酸菜瘦肉

食谱原料：苦瓜1根，酸菜200克，瘦猪肉100克，盐、味精各适量。

制作方法：1.苦瓜洗净，去瓜核，切块。

2.酸菜梗（选用咸酸菜梗）洗净，切段。

3.瘦猪肉洗净，切丝。

4.把苦瓜、瘦肉放进锅内，加适量清水，武火煮后，文火煲1小时，放咸酸菜梗，再煲20分钟，加盐、味精调味即可。

营养小秘密

在怀孕第21周，胎儿会大量吸收孕妈妈体内的铁质，为防止缺铁性贫血，孕妈妈应多吃瘦肉、鸡蛋、动物肝脏等富含铁质的食物。此款粥中的瘦肉含有丰富的铁质。

第22周 孕期注意牙齿保健

本周重点营养素 This Week's Major Nutrients

用餐后喝一些柠檬水（在水中加上一片柠檬）或漱口，可令口腔保持湿润，还能刺激唾液分泌，减少因鼻塞、口干或口腔内残余食物引起的厌氧细菌造成的口臭。

蔬菜和水果中含的维生素可帮助牙龈恢复健康，防止牙龈出血，排出口腔中过多的黏膜分泌物及废物，因此孕妈妈要多吃蔬菜水果。如橘子、梨、石榴、草莓等。

牙齿出现问题的时候，孕妈妈更要坚持刷牙。这是为了避免发生更严重的蛀牙而必须采取的预防措施。选择防酸牙膏、含氟牙膏；自己用舌尖按摩牙龈；每日用一次牙线彻底清除藏在牙缝内的牙垢；用软毛刷，或选择刷头小的儿童牙刷，都可以减轻出血症状。

本周营养饮食方案 This Week's Nutrient-Rich Way of Eating

孕妈妈夏日如何通过食物防晒

夏天防晒，人们往往会想到各种各样的护肤品、防晒霜。但是，孕妈妈使用护肤品又担心化学成分会对胎儿造成影响。其实，防晒不仅要做表面文章，内在的补养也很重要。这里介绍4种具有防晒功效的食物，不妨试着多吃一些。

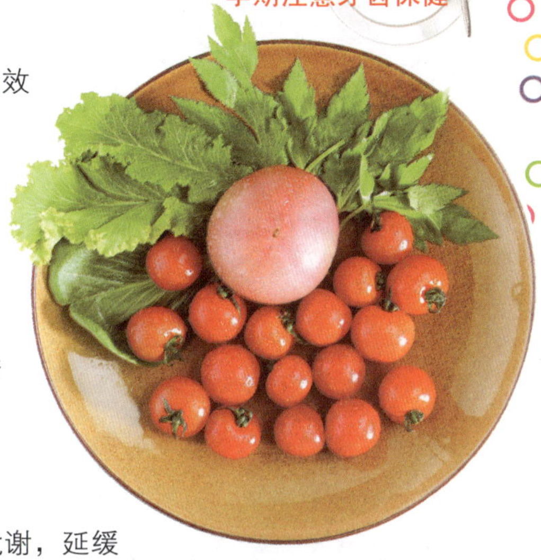

番茄

这是很好的防晒食物。番茄富含抗氧化剂番茄红素，每天摄入16毫克番茄红素，可将晒伤的危险系数降低40%。熟番茄比生吃效果更好。

柠檬

含丰富维生素C的柠檬能够促进新陈代谢，延缓衰老，美白淡斑，收细毛孔，软化角质层及令肌肤有光泽。据研究，柠檬能降低皮肤癌发病率，每周只要一勺左右的柠檬汁即可将皮肤癌的发病率降低30%。

坚果

坚果中含有的不饱和脂肪酸对皮肤很有好处，能够从内而外地软化皮肤，防止出现皱纹，同时还能保湿，让肌肤看上去更年轻。坚果中含有的维生素E，不仅能减少和防止皮肤中脂褐质的产生和沉积，还能预防痘痘。

鱼类

科学研究发现，一周吃三次鱼可保护皮肤免受紫外线侵害。长期吃鱼，可以为人们提供一种类似于防晒霜的自然保护，使皮肤增白。

此外，一些感光蔬菜，如白萝卜、芹菜、香菜等，容易使皮肤出现色素沉淀，在阳光强烈的季节最好少吃。

维生素可以防治牙龈出血

由于此阶段孕妈妈牙龈出血的情况越来越频繁，因此要注意多吃蔬菜和水果。蔬菜、水果中的维生素可以帮助牙龈恢复健康，防止牙龈流血，排出口腔中过多的黏膜分泌物及废物。用餐后喝一些柠檬水（在水中加上一片柠檬）或漱口，可令口腔保持湿润，还能刺激唾液分泌，减少因鼻塞、口干或口腔内残余食物引起的厌氧细菌造成的口臭。这个时期还要注意不要过多摄入简单的糖类食品（如蔗糖、果糖、葡萄糖等），以防引发妊娠糖尿病。

警惕缺铁性贫血

怀孕期间出现劳累和疲倦感，孕妈妈可能很自然地将它归因于妊娠。但是如果这种症状频繁出现，或者出现脸色苍白，或者自觉黑蒙甚至眩晕，就该引起警惕，也许是患上了孕期缺铁性贫血。

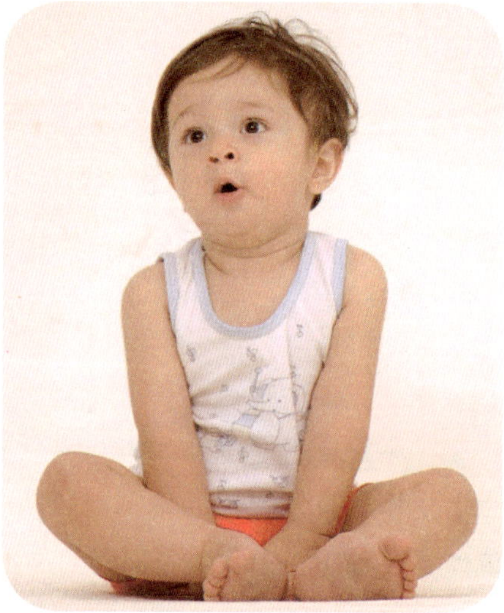

由于胎儿的发育非常迅速，胎儿需要更多地从母体汲取营养，孕妈妈应该注意避免缺铁性贫血的发生。妊娠期贫血是一个常见的问题，可占约20%~40%，铁是造血的重要元素，缺乏铁也是孕期常见的问题。贫血不仅影响孕妈妈自身的健康，更重要的是使胎儿的生长发育受到影响，一定要注意采取防治对策。

国家健康学会建议孕妈妈每天服用一粒含有30毫克铁的补铁片，还要努力从食物中摄入足够的铁。服含铁片或者胶囊可能会引起胃痛或者便秘。一旦出现这些副作用，可以尝试口服液态铁剂，这对胃的刺激相对小些。

维生素K与新生儿颅内出血

维生素K广泛存在于动植物中，而且肠道微生物还可以合成一部分供机体利用，因此，一般正常人很少发生维生素K缺乏。但是，现在发现有的新生儿在出生时或满月前后，会出现颅内出血，尤其在农村地区更为多见。

造成这一现象的原因，一是孕期母体供给维生素K不足；二是新生婴儿的肠

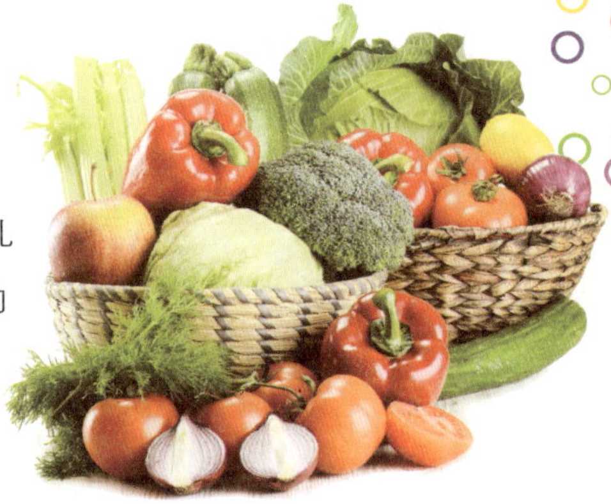

道在出生几天之内处于无菌状态，故不能由微生物合成维生素K；三是初生儿血浆中的凝血酶原水平很低，在正常条件下，出生数周以后才升高到成人的水平。因此，对于胎儿或新生儿来说，母亲的维生素K的营养水平直接与孩子的维生素K水平有关。但是，人奶中维生素K含量很低，甚至低于牛乳，因而新生婴儿在出生头几天，维生素K的营养水平不足。

在农村地区，由于风俗习惯的影响，产后女性不允许吃蔬菜，这使母乳维生素K的供给不足，因而在这些地区更易发生新生儿颅内出血。

为了保证新生儿充足的维生素K水平，保证母亲分娩时顺利、健康，孕妈妈在孕晚期及月子里，都应注意适当摄入动物肝脏及绿叶蔬菜等富含维生素K的食物。

喝石榴汁防胎儿脑受损

每个孕妈妈都希望自己未来的宝宝健康聪明，但新生儿非常容易患脑部疾病。

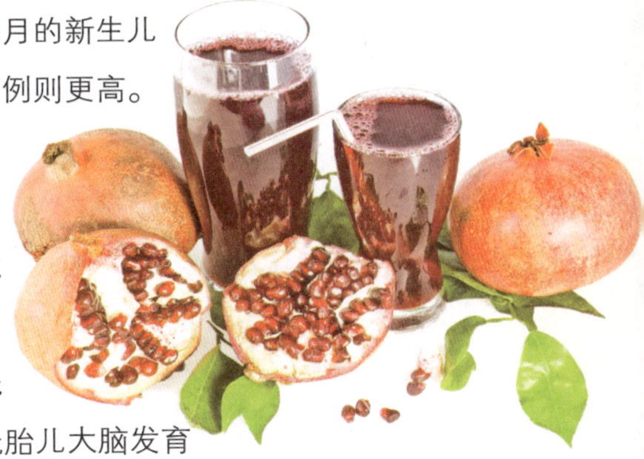

因缺血缺氧而引起的脑部肌肉萎缩在足月的新生儿中的比例是千分之二，而在早产儿中发病比例则更高。新生儿的脑部萎缩等疾病很难治疗，而且会引起后遗症，目前的医疗技术只能做到在病情出现之后采取措施控制恶化，而不能预防。

美国华盛顿大学医学院最近的一项研究表明，孕妈妈在怀孕期间多喝石榴汁可降低胎儿大脑发育受损和患脑组织损伤疾病的概率。这是因为石榴汁里含有丰富的多酚化合物，具有抗衰老和保护神经系统稳定情绪的作用。

孕妈妈要注意嘴唇的卫生

空气中不仅有大量的尘埃，而且其中还混杂不少的有毒物质，如铅、氮、硫等元素。它们落在孕妈妈身上、脸上的同时，也会落在嘴唇上。很多孕妈妈在外面的时候，通常都很注意不随便用手拿东西吃，或从外面一回到家就马上去洗手，可是很少想到嘴唇也同样应该做卫生，经常在没有清洁嘴唇的情况下喝水、吃东西，或时不时地舔嘴唇。殊不知这样做是很有害处的。因为，空气飘尘中的很多化学有害物质以及病原微生物，一旦进入孕妈妈的体内，会使孕妈妈体内对有害物质十分敏感的胎儿，受到极大伤害，引起一些不应该发生的后果，如导致胎儿组织器官畸形等。

所以孕妈妈外出时，最好在嘴唇上涂上能阻挡有害物的护唇膏。如果要喝水或吃东西，一定要先用清洁湿巾擦拭干净嘴唇。回到家后，洗手的同时别忘了清洁嘴唇。

本周注意事项

维生素类药物禁忌

·维生素A：日需要量5000国际单位，不足或过量（超过10倍以上）都可致畸胎。

·维生素D：摄入过多，可导致特发性婴儿高钙血症。平时常晒太阳的孕妇可不必补充维生素D和鱼肝油。

·维生素B_6：服用过多维生素B_6，当婴儿出生后，会导致一系列异常表现，如容易兴奋、不安，若诊断不及时会留下智力低下的后遗症。

·维生素C：长期大量服用，会发生维生素C缺乏性坏血症，并降低口服抗凝剂的效果。

·维生素K：大量服用会使新生儿发生生理性黄疸，还可降低口服抗凝血药的作用。

本周营养食谱
This Week's Diet Plan

香脆三丝

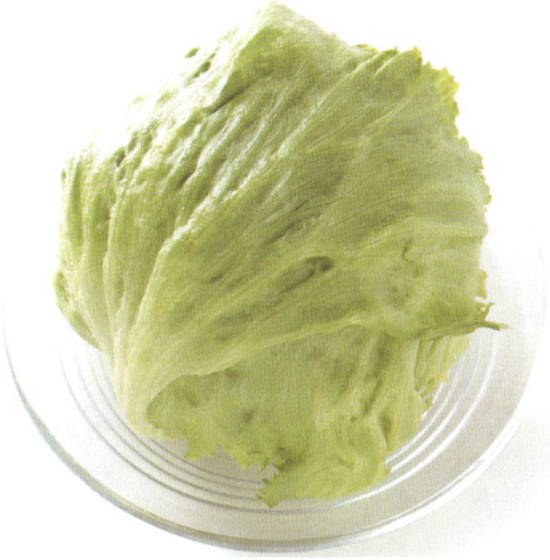

食谱原料：圆白菜、胡萝卜、小青辣椒各100克，盐、姜末、蒜泥、味精、花椒、大料、红尖椒、素油各适量。

制作方法：1.将圆白菜、胡萝卜、小青辣椒洗净，沥净余水，切成细丝，撒上盐腌5~10分钟，杀去生味，去掉余水，撒上姜末、蒜泥、味精，拌匀后装盘。

2.花椒数粒，大料2~3瓣，红尖椒剪成细丝，放在小碗内。

3.将烧热的素油倒入，凉后再淋到菜丝上。

营养小秘密

圆白菜、胡萝卜、青椒等蔬菜含有丰富的维生素，可以有效防止牙龈出血等症状，能更好地保护好牙齿。

日式凉面

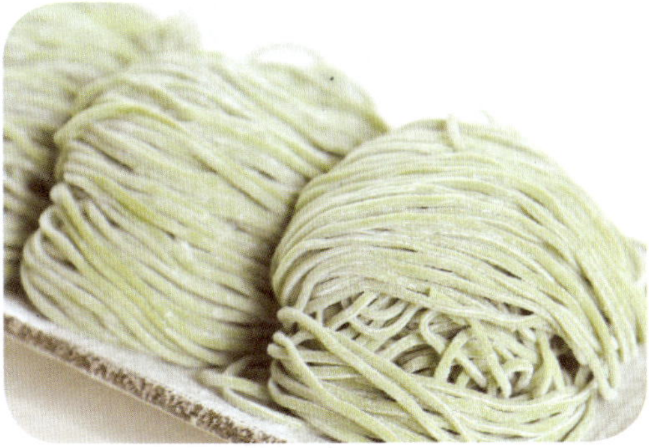

食谱原料：菠菜面250克，鸡蛋1个，小黄瓜、胡萝卜、海苔丝、酱汁各适量。

制作方法：1.鸡蛋打散，以平锅煎成薄片并切细丝；小黄瓜洗净，切细丝；胡萝卜洗净，去皮，切细丝。

2.锅中放水，水滚后加入菠菜面煮至熟软，捞出，泡冰水，待凉后捞出备用。

3.食用时，将黄瓜丝、海苔丝、蛋丝、胡萝卜丝等材料混合，蘸酱汁食用即可。

营养小秘密

菠菜中含有丰富的胡萝卜素、维生素C、钙、磷，及一定量的叶酸、维生素E、辅酶Q_{10}等有益成分，能供给人体多种营养物质。

凉拌苦瓜

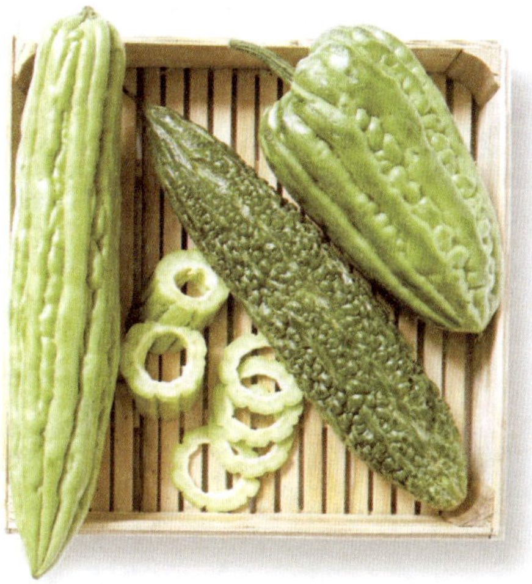

食谱原料：苦瓜100克，精盐、香油（橄榄油）各适量。

制作方法：将苦瓜去子后洗净，放入开水锅中焯一下，再用凉开水冲洗一下，切成薄片，用适量精盐、香油或橄榄油调拌。

营养小秘密

本菜清热解毒，清新口气。苦瓜性寒味苦，是很好的凉性食材，能清热解毒、止渴除烦，适合在夏季食用，还可预防妊娠糖尿病。苦瓜虽苦，但其富含的膳食纤维可清理口腔内的食物残渣，而且吃后嘴里会有淡淡的植物香味。

第23周　孕期巧喝水

本周重点营养素 This Week's Major Nutrients

孕妈妈这时会特别偏好某些食品，看到平时爱吃的冰激凌、可乐饮料或者麻辣豆腐时孕妈妈是不是非常眼馋？没关系，孕妈妈偶尔可以稍稍地放松一下对自己的要求，但一定要有节制。

孕妈妈要多补充些钙质，为宝宝将来能长出一口好牙打下基础。

本周营养饮食方案 This Week's Nutrient-Rich Way of Eating

孕妈妈也是“水做的女人”

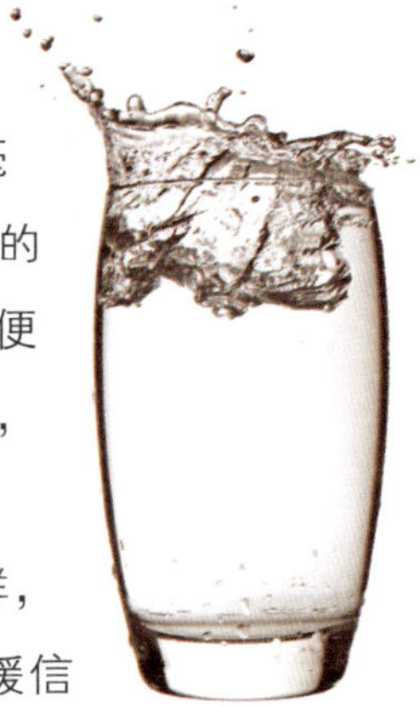

白开水对人体有“内洗涤”的作用。孕妈妈在清晨起床后应喝一杯新鲜的凉开水。有研究表明，早饭前30分钟喝200毫升25℃~30℃的新鲜开水，可以温润胃肠，使消化液得到足够的分泌，以促进食欲，刺激肠蠕动，有利于定时排便，防止痔疮便秘。早晨空腹饮水能很快被胃肠道吸收进入血液，使血液稀释，血管扩张，从而加快血液循环，补充细胞夜间丢失的水分。

孕妈妈切忌口渴才饮水。口渴犹如田地皲裂后才浇水一样，是缺水的结果而不是开始，是大脑中枢发出要求补水的救援信号。口渴说明体内水分已经失衡，脑细胞脱水已经到了一定的程度。孕妈妈饮水应每隔2小时一次，每日8次，共1600毫升。

喝的水多对肾脏有影响吗

孕妈妈还要注意，不是所有的水都能喝，有以下几种水不能喝：

首先，不要喝久沸或反复煮沸的开水，例如大锅炉里的开水。因为水在反复沸腾后，水中的亚硝酸银、亚硝酸根离子以及砷等有害物质的浓度相对增加。喝了久沸的开水以后，会导致血液中的低铁血红蛋白，结合成不能携带氧的高铁血红蛋白，从而引起血液中毒。

其次，孕妈妈切忌喝没有烧开的自来水，因为自来水中的氯与水中残留的有机物相互作用，会产生一种叫“三羟基”的致癌物质。孕妈妈也不能喝在热水瓶中储存超过24小时的开水，因为随着瓶内水温的逐渐下降，水中含氯的有机物会不断地被分解成为有害的亚硝酸盐，对孕妈妈身体的内环境极为不利。

孕妈妈饮食的营养要求

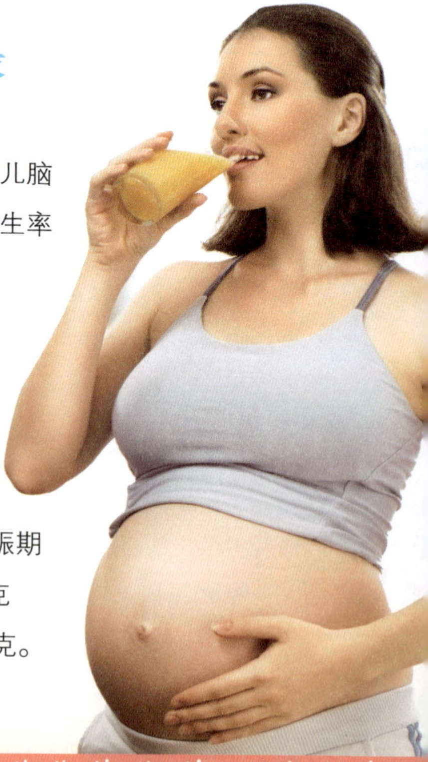

婴儿脑的发育有赖于神经胶质细胞，营养不良的婴儿脑细胞数减少，致使低体重婴儿的婴儿期死亡率和脑瘫发生率高于正常体重婴儿。

孕妈妈的饮食不在量多，而在于均衡，保持膳食的均衡才能尽可能地获取必要的营养。对孕妈妈的饮食营养要求有以下几点：

1.蛋白质

一般女性每日所需的蛋白质为0.9克/千克体重，妊娠期则需要另加30克/天。因而蛋白质所需量如按体重60千克计算，则为54克+30克=84克，即每日需摄入蛋白质84克。

肉类中，尤其是牛肉和瘦猪肉的蛋白质含量较高，而乳类和蛋类中的蛋白质含量高，也容易被消化和吸收。

2.糖类

糖类为身体提供热量，谷类食物是孕妈妈获取热量的主要来源。孕妈妈所需要的热量总量，平均每天大约为0.40～0.45千克即可满足需要，但还需参照她们平常每日进食副食品如蛋、鱼、肉类的多少。若蛋、鱼、肉进食多了点儿，谷类食物就可以相对少一些。

3.维生素

维生素是很重要的营养物质，对于胎儿的生长发育有着重要的作用。

（1）维生素A：孕妈妈对维生素A的需要量比非孕期要多出20%～60%。食物中以动物的肝脏、蛋类、鱼肝油、牛奶中的含量较多。

（2）维生素B：主要预防神经炎和促进正常饮食，为组织维持正常功能所必需。含维生素B较高的食物有米麦的皮和胚芽、白菜、动物肝脏、芥菜等。

（3）维生素C：含维生素C最多的食物是番茄、白菜、菠菜等，水果中含量也很高。

（4）维生素D：根据不同孕期，适量加大维生素D和钙的补充。在医生指导下也应增加烟酸、叶酸等的摄入量。

冰冻食品也可能含有病菌

夏季大家都喜欢吃冷饮，孕妈妈比普通人更怕热，这是因为孕妈妈的基础代谢率比一般人高25%，体温也比一般女性高0.2℃～0.5℃，而且她们的耐高温能力又较差。故民间有“孕妇过三伏，怀中揣火炉”的说法。孕妈妈想要安全度夏，就不能过分贪凉。

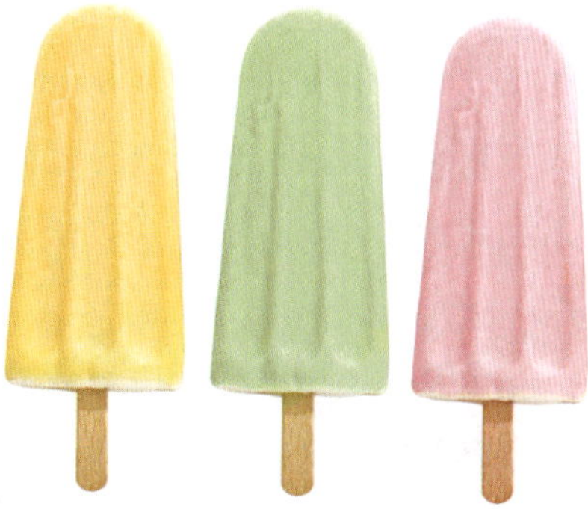

不少孕妈妈觉得冰冻食品的病菌一定被低温杀掉了，食用很安全。其实冰冻的食品也可能含有病菌，导致“雪糕病”的发生。比如李斯特菌，在低温环境下仍可存活繁殖，它可以污染冰箱中的雪糕、鸡、香肠、奶、蔬菜等，孕妈妈一旦感染可造成流产、胎儿畸形。此外，孕妈妈在夏季还要防“冷饮病”和“冰箱病”。冷饮吃多了会出现腹胀、腹痛、烦躁不安等症状；冰箱不是无菌箱，某些嗜冷菌、霉菌耐低温，个别冰箱甚至有痢疾杆菌，可引起腹痛、腹泻等急性胃肠炎。

冰箱内要存放新鲜食物；冷冻的存放时间要少于一周，保鲜存放少于24小时；生、熟食品用塑料袋封装后分仓存放。存放的熟食要加热煮沸后再吃。夏天最好每周都能做到用0.5%漂白粉清洗消毒冰箱一次。

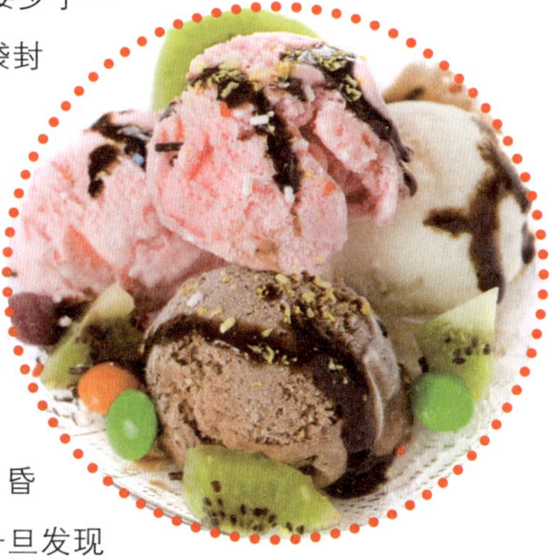

冰箱里的病菌，尤其是李斯特病菌对孕妈妈的危害最大，以李斯特病菌性脑膜炎最为严重。这种病起病急，发热的温度高于39℃，且伴随喷射性呕吐、烦躁、脖子僵硬、意识障碍、昏迷等症状，死亡率高达80%。孕妈妈及其家人一旦发现上述症状，应及时就诊。

本周饮食禁忌

孕妈妈吃太好易患脂肪肝

怀孕期间，由于担心胎儿营养跟不上，孕妈妈往往会吃一些比较好的东西，这些食物大多含脂类物质丰富，而肝脏是脂肪代谢的重要器官。若因为各种原因使肝脏脂肪代谢功能发生障碍，就会使脂肪在组织细胞内蓄积，当超过肝重量的5%以上或在组织学上有5%以上肝细胞脂肪化时，便可称为脂肪肝。

平时预防脂肪肝，孕妈妈不能吃得太好，更要控制热量的摄入。要多吃粗粮和蔬菜来增加饱腹感，这样才能降低发生脂肪肝的概率。

本周营养食谱
This Week's Diet Plan

葱油鲤鱼

食谱原料：鲤鱼1条、香菜、葱、姜、精盐、味精、料酒、胡椒粉、酱油各适量。

制作方法：1.鲜鲤鱼刮去鳞，去掉鳃和内脏，用清水洗净。

2.洗净的鲤鱼以1厘米刀距打上柳叶花刀，深至刺骨。

3.将鲤鱼焯水，控净水分，放鱼池盘内，撒上精盐、味精、料酒略腌，再散放入葱、姜丝。

4.将鱼放笼屉内蒸至嫩熟，取出滗净汤汁，撒上洗净的香菜梗。

5.炒勺加香油，入葱段煸炸，待葱段焦黄时捞出不用，随即放入胡椒粉搅匀，再倒入酱油一烹，均匀地浇在鱼身上即成。

营养小秘密

鲤鱼含有丰富的优质蛋白，人体消化吸收率可达96%，并能供给人体必需的氨基酸、矿物质、维生素A和维生素D。葱油鲤鱼是孕期的一款好食谱。

番茄汁茭白羹

食谱原料：茭白、番茄各50克，鲜汤500毫升，料酒、盐、白糖、味精、番茄酱各适量。

制作方法：1.茭白去壳去皮洗净，在菜板上拍松，切成长条备用。

2.番茄洗净，切瓣。

3.将植物油倒入锅中，旺火烧至七成热，下茭白炸至淡黄色，捞出沥干待用。

4.锅中留少许油，将油烧热，放入番茄酱煸炒，加入鲜汤、料酒、盐、白糖，煮开。

5.然后放入番茄瓣和炸过的茭白，加盖用小火焖烧至汤汁浓稠，用味精调味即可。

营养小秘密

茭白具有利尿止渴、解酒的作用；番茄有健胃消食、降低血压的功效；此羹重在清热解毒、利尿降压，对高血压、水肿症等症有辅助疗效。

芝麻菠菜

食谱原料：菠菜200克，芝麻50克，香油、精盐、鸡精各适量。

制作方法：1.将淘洗后沥尽水的芝麻倒入锅中，用小火炒至起香，碾成粉末状待用。

2.菠菜去杂物、老叶，洗净、沥水。

3.锅中放入清水，烧沸后投入菠菜汆烫，熟后捞出装盘，待凉后，加精盐、鸡精、香油拌匀，撒上芝麻屑即成。

营养小秘密

菠菜色泽翠绿，芝麻香味扑鼻，非常适合孕妈妈食用。芝麻是一种治疗便秘的良药佳品，且含有丰富的亚油酸，对预防妊娠高血压有一定疗效。

香菇红枣粥

食谱原料：大米100克，香菇2朵，红枣10枚，鸡肉或瘦肉50克，姜末、葱末、精盐、料酒、白糖各适量。

制作方法：1.把香菇和鸡肉或瘦肉洗净，切成丁；红枣洗净。

2.把红枣与切好的香菇丁、肉丁和姜末、葱末、精盐、料酒、白糖等一起放入锅内，同大米一起用沙锅炖熟成粥。

营养小秘密

红枣具有预防妊娠贫血的功效，非常适合孕妈妈食用，且营养丰富，能够满足孕妈妈和胎儿营养的需要。

第24周 多吃润肠食物防便秘

本周重点营养素
This Week´s Major Nutrients

发生便秘现象后，孕妈妈要注意饮食调节，多吃一些润肠通便的食品，如各种粗粮、蔬菜、黑芝麻、香蕉、蜂蜜等。也应该注意适当运动，促进肠蠕动，利于消化。不要自己随便服用泻药。

鳜鱼、草鱼、鲤鱼、黄鱼、平鱼等鱼类，肉质细嫩鲜美、营养丰富。鱼肉含蛋白质、脂肪、胡萝卜素、维生素B_1、维生素B_2、尼克酸、铁、钙、磷等，有补气血、益脾胃、清热解毒、利水消肿的作用。

本周营养饮食方案
This Week´s Nutrient-Rich Way of Eating

孕妈妈饮食不宜饥饱不一

有的孕妈妈对饮食不加节制，大吃特吃，吃得过饱造成肠胃不舒服。一次吃得过多，母体大量的血液就会集中到胃里，造成胎儿供血不足，影响胎儿生长发育。而孕妈妈长期饮食过量，不但会加重孕妈妈的胃肠负担，还会造成胎儿发育过大，导致分娩时难产。

相反，有的孕妈妈由于妊娠反应的干扰，不愿吃饭，可能孕妈妈本人并不觉得饥饿，但实际上因身体得不到营养的及时供应，对胎儿的生长发育十分不利。

孕妈妈一定要做到定时定量、正常用餐，以保证自身和胎儿营养的及时补充和均衡吸收。

孕妈妈饮食强调定时定量

孕妈妈饮食定量是指给自己的饭量规定一个范围，一般维持在这个范围内，根据情况进行一些增减变化也是可以的。

如果孕妈妈吃饭不知道控制，饥一顿，饱一顿，则对胎儿的营养供给也会相应出现不正常状况，这会影响胎儿的营养均衡及身体发育。也就是说，孕妈妈在怀胎内10个月的饮食，也要随着胎儿的发育逐渐少量增加。如果孕妈妈不掌握这个原则，而是为了胎儿生长，盲目地多吃，过量摄取营养，对孕妈妈本身和胎儿都不利。

有的孕妈妈为保持体形苗条，而控制饮食少食，这也不利于孕妈妈的健康，且无法提供胎儿生长发育所需。

饮食定时，就是要求孕妈妈养成准时吃饭的习惯。因为人的各个器官基本上是按时间程序有规律地工作的，各种食物在人体胃肠内停留的时间也在一个大致范围内，所以到了一定时间就会出现饥饿感。这时，血糖下降到较低程度，可使人心慌意乱，甚至四肢发抖。如果孕妈妈经常出现类似情况，无疑会引起胎儿的营养供给不足。

孕妈妈担负着为自身健康和保证胎儿生长提供营养物质的任务，所以，必须按时进餐，遵循代谢规律。

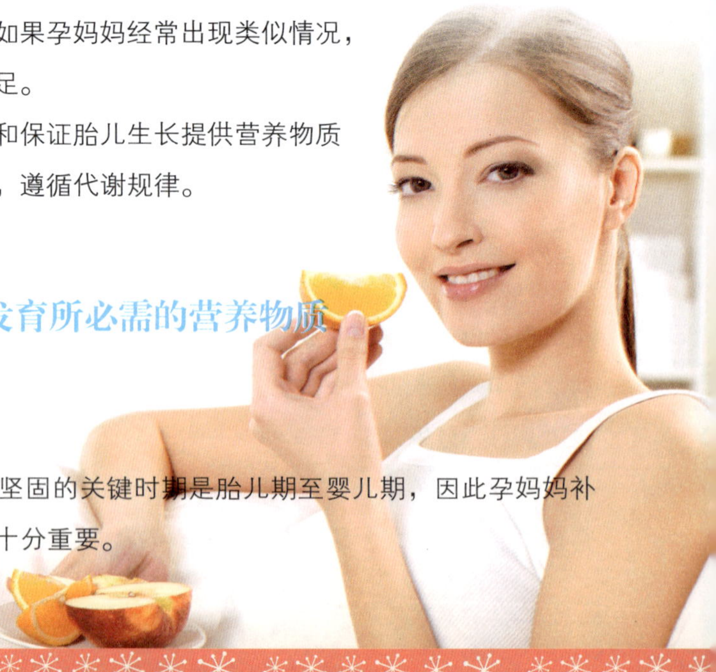

牙齿发育所必需的营养物质

钙

人一生中决定牙齿整齐及坚固的关键时期是胎儿期至婴儿期，因此孕妈妈补充足够的钙对胎儿的牙齿发育十分重要。

最佳食物来源：牛奶、豆制品、芝麻酱、虾皮、海带等食品。

蛋白质

牙齿是由许多不同组织所形成的，牙齿基质所需要的营养是蛋白质，该营养物质是牙齿有机基质的原料，亦为钙化的必要媒体，缺乏的情况下会造成牙齿形成不全及钙化不全。

最佳食物来源：鸡、鱼、肉、蛋、豆腐等食品。

维生素A

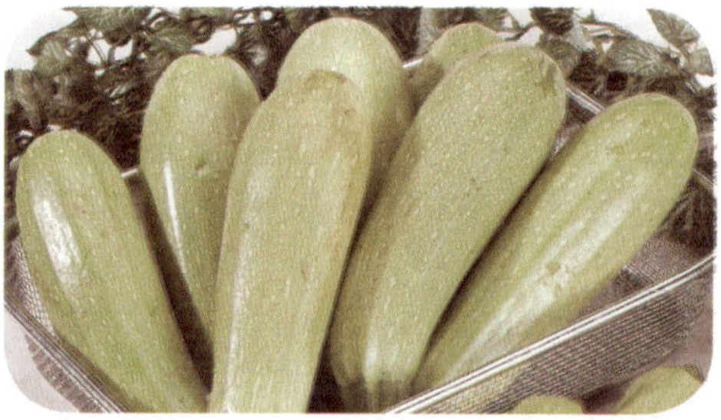

珐琅质的形成需要维生素A，该营养物质是珐琅质形成细胞在机能上及分化上所必需的营养成分，如果孕妈妈缺乏维生素A，会造成胎儿的珐琅质形成异常。

最佳食物来源：肝、蛋、奶、胡萝卜、甜菜、甘蓝、芥菜、菠菜、南瓜、红薯、西葫芦、杏、桃子和大比目鱼等。

维生素C

维生素C是牙本质形成细胞在机能上及分化上所必需的物质，孕妈妈缺乏维生素C时，会影响胎儿牙齿中牙本质的形成或发育不全。

最佳食物来源：柑橘类水果和番茄，它们是维生素C的最佳来源，而青椒、菠菜、土豆中维生素C的含量也很丰富。

维生素D

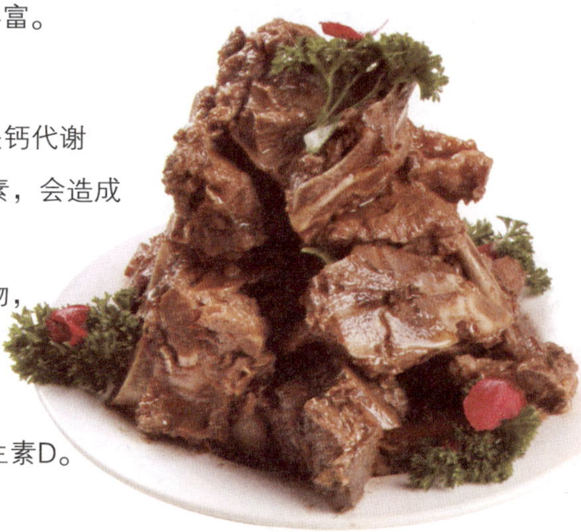

维生素D有助于牙齿的钙化，是钙代谢所必要的，如果孕妈妈缺乏该营养素，会造成胎儿牙齿钙化不全。

最佳食物来源：含钙丰富的食物，如牛奶、鱼肝油、大骨头、白带鱼、猪肉和豆腐。

另外，多晒太阳也可以补充维生素D。

采取哪些措施应对孕妈妈便秘

孕妈妈发生便秘，最好的改善办法是从生活方式着手，靠自己的努力来克服，而非用药解决。例如，生活规律、多摄取纤维素食品和水分、适量运动、维持规律的排便习惯等，这些都是减轻便秘的好方法。

具体来说就是：

1.三餐饮食正常

特别是早餐一定要吃，避免空腹，并多吃含纤维素多的食物，比如糙米、麦芽、全麦面包、牛奶，还有新鲜蔬菜、新鲜水果，尽量少吃刺激辛辣食品，少喝碳酸饮料。

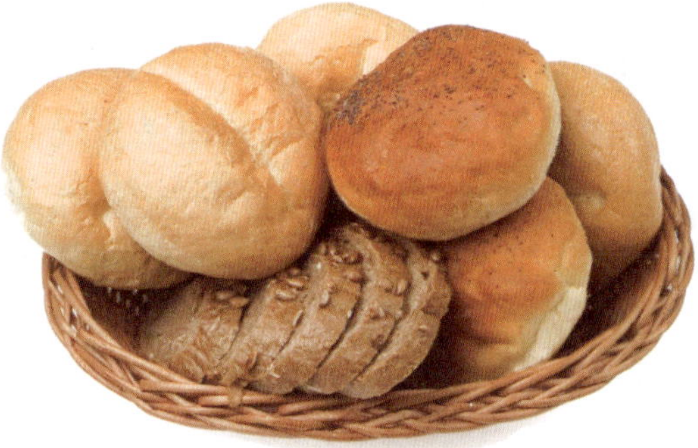

2.多补充水分

体内水分如补充不足，便秘就会加重，所以，每日至少喝1000毫升水。因为水分不足，粪便就无法形成，而粪便太少，就无法刺激直肠产生收缩，也就没有便意产生。所以，补充水分是减轻便秘的重要方法。

3.切忌忍着不排便

也就是说一有便意就去厕所排便。因为粪便在体内积存久了，不但造成排便不易，也会影响食欲。建议有便秘问题的孕妈妈每天多喝凉开水或牛奶刺激大肠蠕动，或是早晨起床后马上喝一杯凉开水或牛奶，这都是帮助排便的好方法。

4.养成每日定时排便的习惯

最好早餐过后排便，不要排便时阅读书报，应养成“专心”排便的好习惯。

5.充足睡眠，适量活动

多活动可增强胃肠蠕动，另外，睡眠充足、心情愉快、精神压力得到缓解等，都是减轻便秘的好方法。

万一孕妈妈的便秘无法减轻，就必须立即就医，遵医嘱服用通便药物，但是解决问题的关键还是上述良好生活习惯的建立。

孕妈妈冬季如何护肤

一般来说，怀孕期间，会分泌化学物质，让孕妈妈比未怀孕前漂亮，肌肤有光泽。只有怀孕后期并在冬天，那么皮肤可能会干点儿，涂点油就足够了。什么增白的、增亮的、去死皮的，全可以封存起来了。当值冬季，脸上不用点东西还真不舒服，那么孕妈妈应该如何护肤呢?

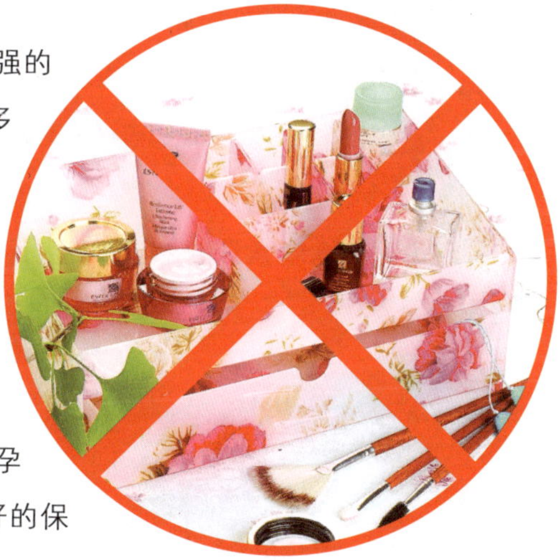

1.主要是保持皮肤的清洁，不能用太强的洗剂，最好使用平时用惯的洗剂，每天多洗几遍脸。

2.饮食上要多摄取含优质的动物蛋白和维生素A、维生素B、维生素B_2、维生素C等食物；色浓的菜、水果可使你的皮肤颜色更加漂亮。

3.均衡摄入营养，平衡的饮食能使孕妇的头发和皮肤以及体内各器官得到很好的保护。

本周注意事项

中药并非绝对安全

许多孕妈妈认为中药相对于西药来说，副作用小，对孕妈妈和胎儿影响不大，实则不然。中药多为复方药，成分不明，对机体的作用机理更是复杂，而且不同的药物有不同特性，对孕妈妈和胎儿的损害程度也不尽相同。

本周营养食谱 This Week's Diet Plan

蜜烧红薯

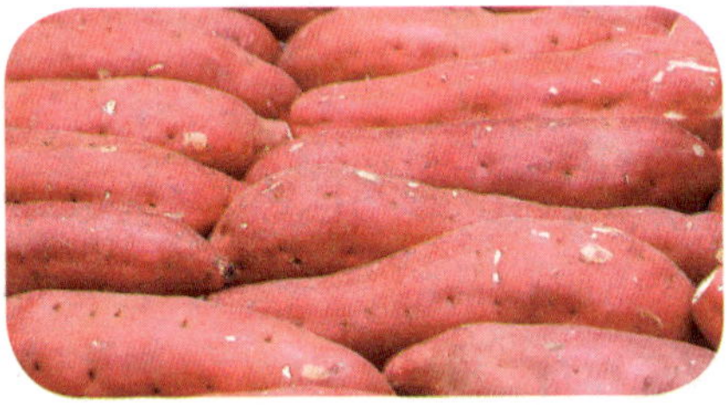

食谱原料：红薯200克，红枣100克，冰糖、蜂蜜各适量。

制作方法：1.红薯洗净，去皮，先切成长方块，再分别削成鸽蛋形。

2.红枣洗净去核，切成碎末。

3.炒锅上火，放油烧热，下红薯炸熟，捞出沥油。炒锅去油置旺火上，加入清水300克，放冰糖熬化，放入过油的红薯，加入蜂蜜，撒入红枣末推匀，再煮5分钟即成。

营养小秘密

红薯中富含膳食纤维，可以起到通便作用，同时它还含有胡萝卜素、钙、铁等微量元素。

什锦甜粥

食谱原料：小米、大米各100克，绿豆、花生米、核桃仁、红枣、葡萄干各50克。

制作方法：1.将小米、大米淘洗干净。

2.绿豆淘洗干净，浸泡半小时。

3.花生米、核桃仁、红枣、葡萄干分别淘洗干净。

4.将绿豆放入锅内，加少量水，煮至七成熟时，向锅内加入开水，下入大米、小米、花生米、核桃仁、红枣、葡萄干，搅拌均匀，开锅后改用小火煮熟即可。

营养小秘密

香甜爽口，营养丰富。碳水化合物、蛋白质、维生素族丰富，是孕妈妈十分理想的粥品。

午餐肉鲜芦笋

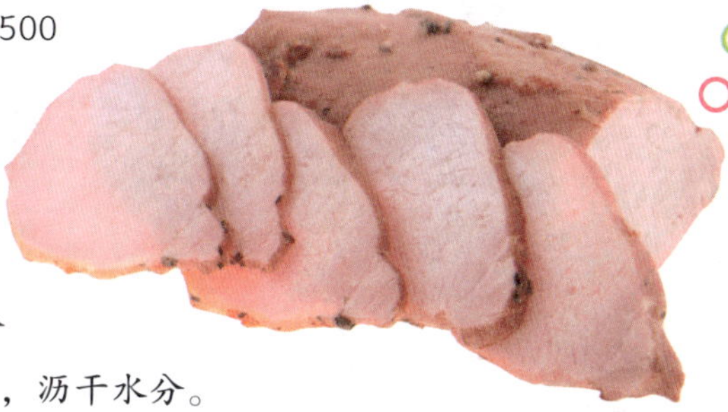

食谱原料： 午餐肉罐头半盒，芦笋500克，胡萝卜数片，姜片适量，玫瑰露酒、蚝油、生抽、白糖、水淀粉、香油、胡椒粉、高汤各适量。

制作方法： 1.午餐肉罐头切为适于入口的小片备用。芦笋洗净，汆水，冲凉后，沥干水分。

2.锅内放入高汤煮沸，放入芦笋煮熟，排放碟上。

3.另起锅放油烧热，放入姜片爆香，再加入胡萝卜片、午餐肉，然后加入玫瑰露酒、蚝油、生抽、白糖、胡椒粉煮开后，用水淀粉勾薄芡，淋在芦笋上，淋少许香油即可。

营养小秘密

芦笋含有丰富的叶酸、蛋白质、碳水化合物、多种维生素和微量元素，是孕期的理想食物。怀孕期间，由于激素分泌产生变化，很容易引致便秘，多吃芦笋还可有效缓解便秘症状。

羊肉山药汤

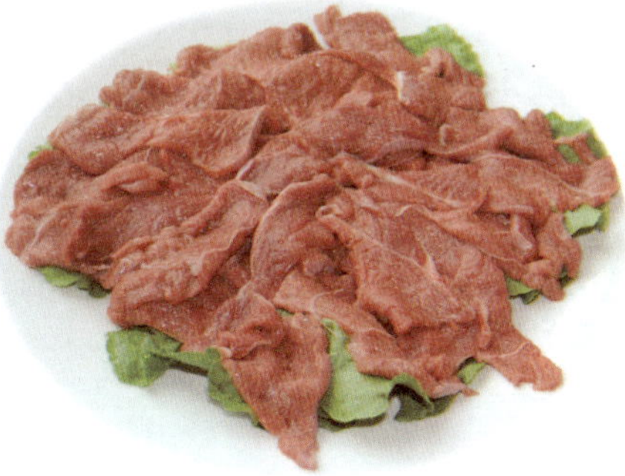

食谱原料： 羊肉500克，山药150克，胡萝卜1根，枸杞5克，八角、茴香、肉蔻、精盐、葱花各适量。

制作方法： 1.山药、胡萝卜洗净，去皮，切成小块。

2.把羊肉放入水中，大火煮2～3分钟，捞出用冷水洗净。

3.锅中加水，放入羊肉，加八角、茴香、肉蔻烧开；大火煮2～3分钟后，小火煮30分钟，放入山药块、枸杞；出锅前10分钟放入胡萝卜，调味即可。

营养小秘密

此菜汤浓醇香，口感极佳。对孕妈妈来说，具有补血、通便、强身的功效。

第25周 孕期饮食疗法

本周重点营养素 This Week's Major Nutrients

不宜多吃动物性脂肪，减少盐的摄入量，日常饮食以清淡为佳，忌吃咸菜、咸蛋等盐分高的食品。水肿明显者要控制每日盐的摄取量，限制在2～4克。同时，要保证充足、均衡的营养，必须充分摄取蛋白质，适宜吃鱼、瘦肉、牛奶、鸡蛋、豆类等。忌用辛辣调料，多吃新鲜蔬菜和水果，适当补充钙元素。

另外，要注意增加植物油的摄入。此时，胎儿机体和大脑发育速度加快，对脂质及必需脂肪酸的需要增加，必须及时补充。因此，增加烹调所用植物油即豆油、花生油、菜油等的量，既可保证孕中期所需的脂质供给，又提供了丰富的必需脂肪酸。孕妈妈还可吃些花生仁、核桃仁、葵花子仁、芝麻等油脂含量较高的食物，并控制每周体重的增加在350克左右，以不超过500克为宜。

本周营养饮食方案 This Week's Nutrient-Rich Way of Eating

孕妈妈不宜多服温热补品

不少孕妈妈经常吃些人参、桂圆之类的补品，以为这样可使胎儿发育更好，将来能生一个又健康又聪明的小宝宝。其实，这类补品对孕妈妈和胎儿都是利少弊多，有可能造成不良的后果。

中医学认为，妊娠期间，女性月经停闭，脏腑经络之血皆注于冲任以养胎，母体全身处于阴血偏虚、阳气相对偏盛的状态，因此孕妈妈容易出现“胎火”。

孕妈妈由于血液量明显增加，心脏负担加重，子宫颈、阴道壁和输卵管等部位的血管也处于扩张、充血状态，加上内分泌功能旺盛，分泌的醛固醇增加，容易导致水钠潴留而产生水肿、高血压等病症。另外，孕妈妈由于胃酸分泌量减少，胃肠道功能减弱，会出现食欲不振、胃部胀气及便秘等现象。

在这种情况下，如果孕妈妈经常服用温热性的补药、补品，如人参、鹿茸、桂圆、鹿胎胶、鹿角胶、阿胶等，势必导致阴虚阳亢，因气机失调、气盛阴耗、血热妄行，会加剧孕吐、水肿、高血压、便秘等症状，甚至会发生流产或死胎等。

因此，孕妈妈不宜长期服用或随便服用温热补品。

孕妈妈吃番茄应注意什么

番茄，富含维生素C、胡萝卜素、蛋白质、微量元素，它不仅物美价廉、酸甜适口，还有健身、美容的神奇功效——吃番茄，可以使皮肤色素沉着、减退甚至消失，可用于治疗蝴蝶斑，所以鼓励孕妈妈吃番茄。

然而，番茄也不是只能给孕妈妈带来好处的，如果食用不当，也会产生可怕的副作用。

比如，吃了没熟的番茄，尤其是青绿色的番茄，孕妈妈就会恶心、呕吐、四肢无力，严重的还会影响胎儿发育，因为这种番茄含有大量的毒番茄碱。

番茄不能空腹吃，因为它含有胶质、柿胶粉、可溶性收敛剂，这些物质会与胃酸发生化学反应，生成一种难以溶解的块状物，堵塞孕妈妈的胃，进而引发腹痛。

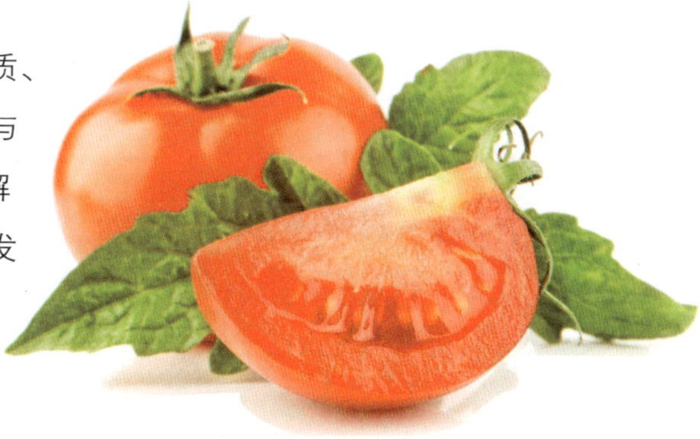

所以，孕妈妈选择番茄时，一

定要挑个大、圆润、丰满、红润的那种，尤其不要吃那种长着赘生物的番茄，因为这个赘生物就相当于番茄的“肿瘤”。

黄鳝可防治妊娠高血压及糖尿病

黄鳝又称长鱼，是孕妈妈的滋补佳品。

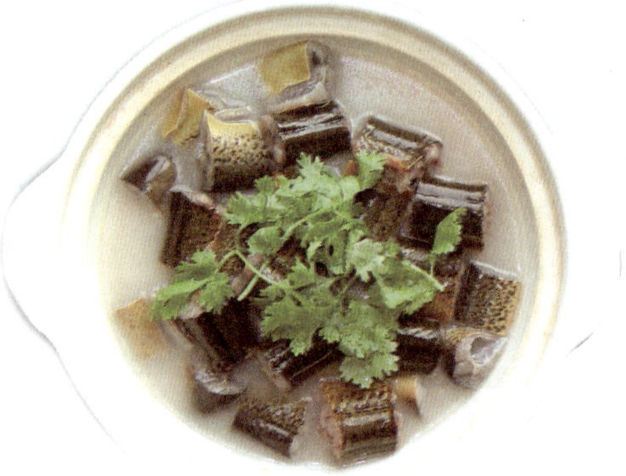

每100克鳝鱼肉中含蛋白质18.8克、脂肪0.9克、磷150毫克、钙380毫克、铁16毫克等，还含有维生素A、维生素B及硫胺素等。鳝鱼是一种高蛋白、低脂肪的食品，性温味甘无毒，入肝、脾、肾三经。据《本草拾遗》记载：“鳝，补虚损，治妇人产后恶露淋沥，血气不调，除腹中冷气肠鸣。”鳝鱼能够补中益气，治虚疗损，是身体羸弱、营养不良者的理想滋补品。

孕妈妈常吃黄鳝可以防治妊娠高血压。鳝鱼头能够治疗痢疾与积食不消。其皮可以治疗女性乳房硬肿疼痛。其血甘咸无毒，可以祛风、活血、壮阳，还可以治疗面部神经麻痹所引起的口眼歪斜。日本营养学家熊本正一的研究表明：清炖黄鳝可以治疗糖尿病。

值得注意的是，黄鳝一旦死亡，就和蟹与鳖一样，体内细菌大量繁殖并产生毒素，故以食用鲜活黄鳝为佳。

怀孕25周关注孕期下肢水肿

很多孕妈妈在怀孕中、晚期间，发现自己的腿粗了、脚也有些大了。实际上，这并不是因为孕妈妈长胖了，而是因为孕期水肿。

怀孕期间，孕妈妈下肢出现水肿的情况是很普遍也是很正常的生理现象，水肿是血管内的液体成分渗出血管，积聚在组织间隙中造成的。最先出现在人体最低部位、足踝部，休息后稍退，逐渐加重并向上蔓延。预防水肿，应注意以下几点：

1.不要站或蹲、坐太久，坐在沙发或椅子上时可以把脚抬高，还可以转动踝关节和脚部来增加血液循环。

2.在休息时左侧卧位可以缓解子宫对下腔静脉的压迫，适当抬高下肢，以解除妊娠子宫对下腔静脉的压迫。

3.孕妈妈的低蛋白状况也会导致下肢浮肿，因此孕妈妈要注意摄入足够的蛋白质、维生素，补充铁质与钙质。

4.适当的低盐饮食。通常每日限用食盐2～4克，以减轻水钠潴留，但低盐饮食的时间不宜过长，以免发生低钠血症。

5.适当散步、腿部按摩对预防水肿也有效。

孕期水肿的饮食要点

1.摄取高蛋白、低盐饮食

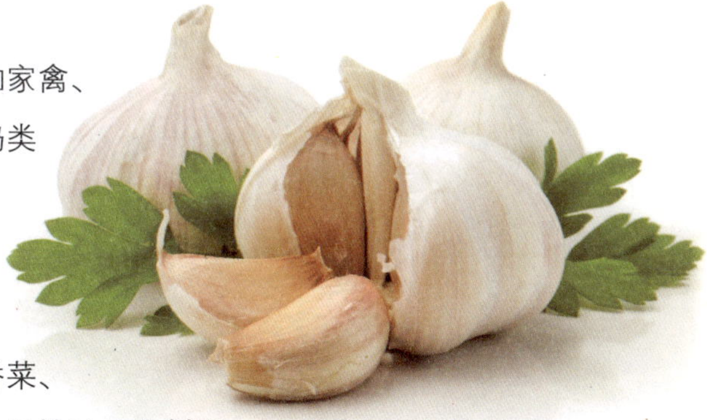

每天都应摄取优质的蛋白质，例如家禽、家畜、肉、鱼、海鲜、贝类、蛋类、奶类及奶制品、黄豆制品（如豆浆、豆腐、豆干、素鸡、豆包、干丝）等。这些食物以新鲜材料配合浓味的蔬菜，例如洋葱、番茄、蒜头、茴香、芹菜、香菜、香菇、枸杞、红枣、黑枣、柠檬、醋、月桂叶等来料理，可以减少盐的使用量。

2.进食足量的蔬菜水果

蔬菜和水果中含有人体必需的多种维生素和微量元素，它们可以提高机体抵抗力，加强新陈代谢，还具有解毒利尿等作用。孕妈妈每天不应忘记进食蔬菜和水果。

3.少吃或不吃难消化和易胀气的食物

如油炸的糯米糕、白薯、洋葱、土豆等，以免引起腹胀，使血液回流不畅，加重水肿。

4.由食物中摄取维生素B_1或补充维生素B群

富含维生素B_1的食物包括酵母、肝脏、全谷类（如糙米）、黄豆、荚豆类、小麦胚芽、土豆，其中以动物性来源利用率较高。但以饮食摄入量来看，植物性来源为我们平常摄取维生素B_1的主要途径。

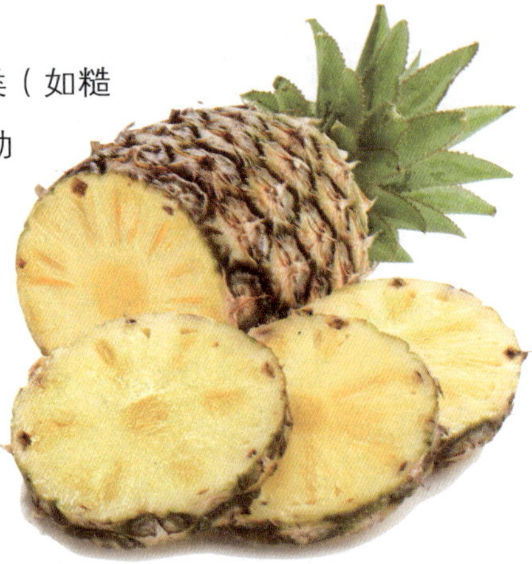

5.摄取具利尿作用的食物

被认为有利尿作用的食物包括芦笋、洋葱、大蒜、南瓜、冬瓜、菠萝、葡萄、绿色豆子、薏米等。应减少摄取高糖食物。

本周饮食禁忌

孕妈妈须防高血糖

孕妈妈摄入蔗糖过量可能会引起高血糖。无论是糖尿病患者妊娠，还是妊娠后高血糖，都容易继发各种感染，尤以皮肤生疖疮多见。

研究表明，孕妈妈每日食糖量应控制在50克以内。

本周营养食谱 This Week´s Diet Plan

羊肉炖萝卜

食谱原料：羊肉1000克，萝卜1个，香菜、生姜、精盐、胡椒、食醋各适量。

制作方法：1.将羊肉洗净，切成2厘米见方的块。

2.萝卜洗净，切成3厘米见方的块。

3.香菜洗净、切段。将羊肉、生姜、精盐放入锅中，加适量清水，武火烧开，再放入萝卜块煮熟，胡椒和少许食醋调味即可。

营养小秘密

羊肉有山羊肉、绵羊肉、野羊肉之分。古时称羊肉为羖肉、羝肉、羯肉。它既能御风寒，又可补身体，对一般风寒咳嗽、慢性气管炎、虚寒哮喘、肾亏阳痿、腹部冷痛、体虚怕冷、腰膝酸软、面黄肌瘦、气血两亏、病后或产后身体虚亏等一切虚状，均有治疗和补益效果。本品适合身体虚弱的孕妈妈食用。

核桃仁豌豆羹

食谱原料：豌豆500克、核桃仁100克，白糖、藕粉各适量。

制作方法：1.豌豆放入锅内煮熟，待煮烂后，捣成浆泥状。

2.核桃仁去皮用油炸透，捞出剁成细末，备用。

3.锅内加入适量清水煮沸，加入白糖适量和豌豆泥搗匀煮沸，加入藕粉勾成稀糊状。

4.撒上核桃仁末即可食用。

营养小秘密

本品含有丰富的蛋白质，是补充孕妈妈营养的最好选择。

桃仁炖乌鸡

食谱原料：乌鸡半只，核桃仁75克，枸杞、葱、姜、花椒、绍酒、盐各适量。

制作方法：1.乌鸡洗净切块，氽水，去浮沫。

2.加核桃仁、枸杞、花椒、绍酒、盐、葱、姜等同煮。

3.煮开后转小火炖，至肉烂。

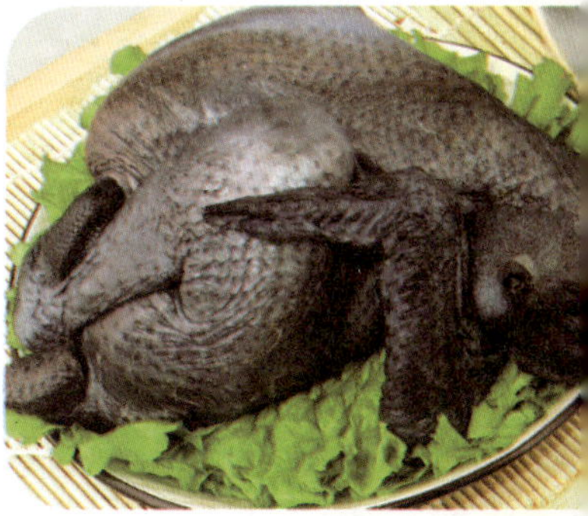

营养小秘密

配合核桃仁等，能大大提升乌鸡的补锌功效。

第26周 防止肥胖的饮食安排

本周重点营养素 This Week´s Major Nutrients

这一阶段胎儿的生长速度依然较快。胎儿身体的生长、孕妈妈的细胞修复等全都需要蛋白质和能量。可以提供能量的物质除了碳水化合物和脂肪，还有蛋白质。因此，在计算每天热量的摄取量时，也要将蛋白类食物计算在内。

孕妈妈对血红素铁、核黄素、叶酸、维生素A等营养素需要量明显增加，为此建议孕中期妇女至少每周一次选食一定量的动物内脏。孕妈妈可以把“糯米红枣”当做加餐，但注意每次吃10个左右，不要过量。在饮食上除了多吃一些含铁丰富的食物外，还应多吃一些含维生素C较多的食品，以帮助身体吸收更多的铁质。

本周营养饮食方案 This Week´s Nutrient-Rich Way of Eating

上班的孕妈妈，应如何保健

孕妈妈需要增加营养，要保证食物的质量，使营养均衡，从各种食物中普遍吸收各种营养元素。对生成胎儿的血、肉、骨骼起着重要作用的蛋白质、钙、铁等成分，这个阶段的需求量比平时大得多。由于维生素与钙的作用，促进骨骼生长的维生素D比平常的需要量多出4倍。热量只需增加5%～10%。

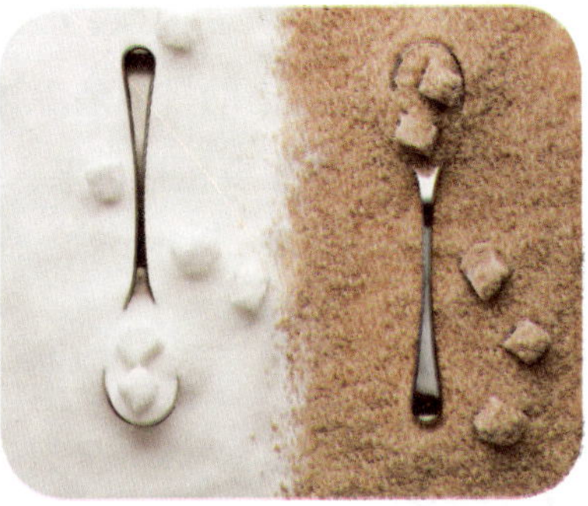

孕妈妈要多吃含钙的食物，让孩子在胎内就长上坚固的牙根。注意少吃含白砂糖多的食物，因为白砂糖有消耗钙的副作用，且易引起发胖。可选用红糖，红糖中钙的含量比同量的白糖多2倍，铁质比白糖多1倍，还有人体所需的多种营养物质，并且有益气、补中、化食和健脾暖胃等作用。少吃含盐多的食品，盐分吸收太多，会在后期引起水肿和妊娠中毒症。还应节制冷饮。

夏季不要长时间地使用电风扇，在有空调的屋子里不要待得太久。多吃粗粮及粗纤维蔬菜，多饮水，多活动。还可以饮些酸牛奶和蜂蜜，起到润肠通便的作用。切不可滥用泻药，否则有可能引起子宫收缩而导致流产、早产。

怀孕26周最重要的营养任务是什么

怀孕的第26周，可以说喜忧参半。体内激素分泌增加会让很多女人看起来更性感，不过，不断长大的胎儿会压迫孕妈妈的胃，引起胃部灼热，孕妈妈也可能会便秘。

怀孕期间，孕妈妈的新陈代谢的速度要增加大概20%，也就是说，即便在休息，孕妈妈的体温也比以往要高。如果觉得体温过高，可以多喝水，以补充排汗丧失的水分。如果这期间做过血检，孕妈妈会发现血液中胆固醇含量升高了，这很正常，因为胆固醇是形成很多激素的基础，所以含量会增加。不要吃那些宣称可以降低胆固醇的食品，除非医生建议这么做。

最重要的营养元素：食物纤维

纤维对保证消化系统的健康很重要，也能够减轻便秘。它还有助于维持稳定的血糖水平。食物纤维分为两种：可溶纤维和不可溶纤维。可溶纤维能让孕妈妈更久保持吃饱的感觉，让糖分稳定地进入血液。不可溶纤维让食物更快地通过身体，防止便秘，借助排便清除体内废物。可溶纤维主要包括豆类、燕麦和黑面包。不可溶纤维主要包括水果、绿叶蔬菜、扁豆和全麦麦片。

肥胖孕妈妈的饮食安排

孕妈妈肥胖可导致分娩巨大胎儿，并造成妊娠糖尿病、妊娠中毒症、剖宫产、产后出血情况增多等并发症增多。因此妊娠期一定要合理营养，平衡膳食，不可暴饮暴食，注意防止肥胖。已经肥胖的孕妈妈，不能通过药物来减肥，可在医生的指导下，通过调节饮食来减轻肥胖。肥胖孕妈妈的饮食要注意下面几点：

1.控制进食量

主要控制糖类食物和脂肪含量高的食物，米饭、面食等粮食均不宜超过每日标准供给量。动物性食物中可多选择含脂肪相对较低的鸡、鱼、虾、蛋、奶，少选择含脂肪量相对较高的猪、牛、羊肉，并可适当增加一些豆类，这样既可以保证蛋白质的供给，又能控制脂肪量。少吃油炸食物、坚果、植物种子类的食物，这类食物含脂肪量也较高。

2.多吃蔬菜水果

主食和脂肪进食量减少后，往往饥饿感较严重，可多吃一些蔬菜和水果，注意要选择含糖分少的水果，既缓解饥饿感，又可增加维生素和有机物的摄入。

3.养成良好的膳食习惯

有的孕妈妈喜欢吃零食，边看电视边吃东西，不知不觉进食了大量的食物，这种习惯非常不好，容易造成营养过剩。肥胖孕妈妈要注意饮食有规律，按时进餐。可选择热量比较低的水果作零食，不要选择饼干、糖果、瓜子仁、油炸土豆片等热量

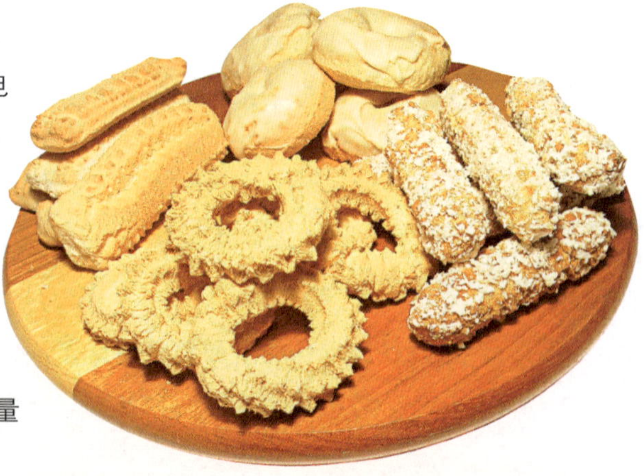

比较高的食物当零食。

本周饮食禁忌

禁忌提醒

少吃或不吃难消化和易胀气的食物（如油炸的糯米糕、白薯、洋葱、土豆等），以免引起腹胀，使血液回流不畅，加重水肿。

本周营养食谱 This Week's Diet Plan

菊花黄鱼羹

食谱原料：黄鱼1条，菊花5朵，香菇、冬笋、熟火腿、鸡蛋、豆腐、葱、姜、料酒、酱油、盐、香油、醋、胡椒粉、鸡汤、色拉油各适量。

制作方法：1.黄鱼刮去鳞片，去头、尾、内脏，洗净。

2.葱、姜洗净切片备用。

3.用葱段、姜片、料酒、盐将鱼腌制10分钟，上笼蒸6分钟，取出备用。

4.香菇泡发回软，去蒂，洗净，切成细丝。

5.冬笋洗净切成丝。

6.熟火腿也切成细丝。

7.鸡蛋打入碗中，用筷子搅匀备用。

8.豆腐切小丁，放入开水中汆烫一下，去除豆腥味。

9.炒锅烧热，加色拉油置于旺火上，投入葱段煸炒出香味，加入鸡汤煮沸。

10.加入料酒、冬笋丝、香菇丝、香菜，再次煮沸。

11.将鱼肉同蛋液、豆腐丁一起下锅，加酱油、盐、香油、醋搅匀，起锅装盘。

12.撒上菊花、熟火腿丝和胡椒粉即可。

营养小秘密

怀孕26周的孕妈妈饮食上要注意多选些富含维生素B族、维生素C、维生素E的食物食用。这款菊花黄鱼羹含有丰富的蛋白质和维生素，能帮助孕妈妈补充营养。

鳗鱼饭

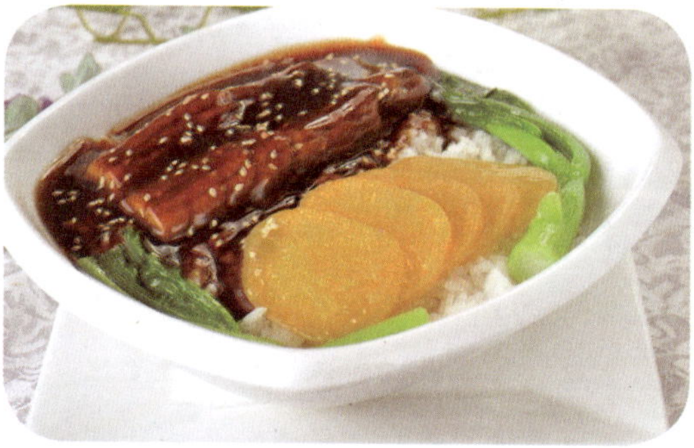

食谱原料：鳗鱼150克，青菜100克，米饭100克，精盐、料酒、酱油、糖、高汤、植物油各适量。

制作方法：1.鳗鱼洗干净，放入精盐、料酒、酱油等调味品腌渍半小时。

2.把腌渍好的鳗鱼放入烤盘中，放到烤炉里，温度调到180℃，将鳗鱼烤12分钟至熟。

3.将洗好的青菜放入油锅中略炒，把烤熟的鳗鱼放入锅内，倒入高汤，加入酱油、糖，待锅内的汤几乎收干了即可出锅，摆在米饭上即成。

营养小秘密

鳗鱼含有丰富的蛋白质、钙、磷和维生素等营养成分，还含有较多的不饱和脂肪酸，非常适合孕妈妈食用，其含有的DHA，对胎儿的大脑发育极为有利。

第27周 消化不良的饮食疗法

本周重点营养素
This Week's Major Nutrients

孕妈妈适当吃点粗粮有很多好处。相对于其他食物，粗粮里富含B族维生素。孕妈妈吃粗粮可以少受便秘困扰。

从现在开始到分娩，应该增加谷物和豆类的摄入量，因为胎儿需要更多的营养。富含纤维的食品中B族维生素的含量很高，对胎儿大脑的生长发育有重要作用，而且可以预防便秘。比如全麦面包及其他全麦食品、豆类食品、粗粮等，孕妈妈都可以多吃一些。

值得注意的一点是，粗粮不能和奶制品、补充铁或钙的食品或药物一起吃，中间最好间隔40分钟左右。如吃燕麦片后，最好在餐后40分钟左右再补充铁剂或钙剂。不过，因为粗粮里含有比较丰富的纤维素，可能会影响对微量元素的吸收。此外，大量纤维素的摄入还会影响人体对脂肪、胆固醇的吸收。

本周营养饮食方案
This Week's Nutrient-Rich Way of Eating

孕妈妈应适当吃些粗粮

目前人们的生活水平提高了，精制米面成为许多家庭的主食，而那些营养丰富的粗粮因此遭到了冷落。其实，粗粮对人体健康非常有益，特别是对孕妈妈来说，其好处是相当大的。

糙米

明代药物学家李时珍在《本草纲目》中称赞糙米具有“和五脏、好颜色”之妙用。现代医学研究发现，糙米中含有丰富的营养物质，如蛋白质、脂肪、维生素B_1、维生素B_2、叶酸、锌、镁、铁等。本阶段，胎儿正处于快速生长发育的时期，孕妈妈多吃些糙米，能为胎儿提供充足的营养成分，以满足胎儿成长发育所需。另外，女性怀孕后，体内激素发生改变，孕妈妈会出现皮肤干燥、色斑等一系列皮肤问题，常吃糙米还能美容养颜。

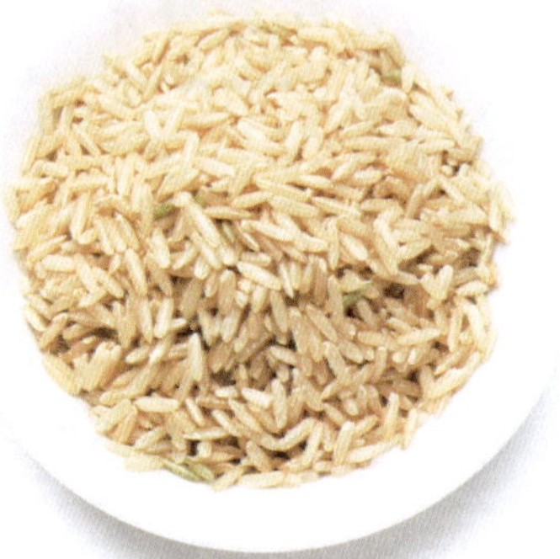

玉米

玉米全身都是宝，各个部分都有不同的营养成分：

黄玉米粒，又称为黄色植物食品。它富含镁元素，而镁元素能够帮助血管舒张，加强肠壁蠕动，增加胆汁，促使人体内废物的排泄，有利于身体新陈代谢。它还富含谷氨酸等多种人体所需的氨基酸，能够促进胎儿大脑细胞的新陈代谢，有利于排除脑组织中的氨。

红玉米粒富含丰富的维生素B_2，孕妈妈常吃可以预防及治疗口角炎、舌炎、口腔溃疡等核黄素缺乏症；玉米须煎水代茶饮，有利尿、降压、清热、消食、止血、止泻等功效，可用于防治妊娠高血压综合征、肝胆炎症以及消化不良等疾病。

玉米的胚芽及花粉富含天然的维生素E，孕妈妈常吃可以增强体力及耐力，能够有效地防治妊娠巨幼红细胞性贫血。

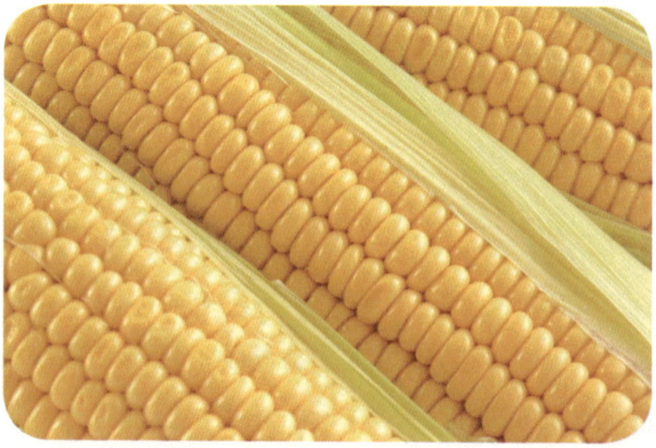

玉米油中富含大量的维生素E，常吃不仅能改善皮肤粗

糙状况，而且还能降低血液中胆固醇的含量，可防治动脉硬化及冠心病。

红薯

红薯是非常营养的食品，其中含丰富的淀粉，其氨基酸、维生素A、B族维生素、维生素C及纤维素的含量都高于大米与面粉。它还富含人体必需的铁、钙等矿物质，是营养全面的长寿食品。科学研究表明，红薯中含有一种黏蛋白，该物质是一种多糖和蛋白质的混合物，属于胶原和粘多糖类物质。这种物质能促进胆固醇的排泄，防止心血管的脂肪沉淀，维护动脉血管的弹性，从而能有效地保护心脏，预防心血管疾病。此外，红薯还含有类似雌性激素的物质，孕妈妈食用后能使皮肤白嫩细腻。

慎选功能性饮料

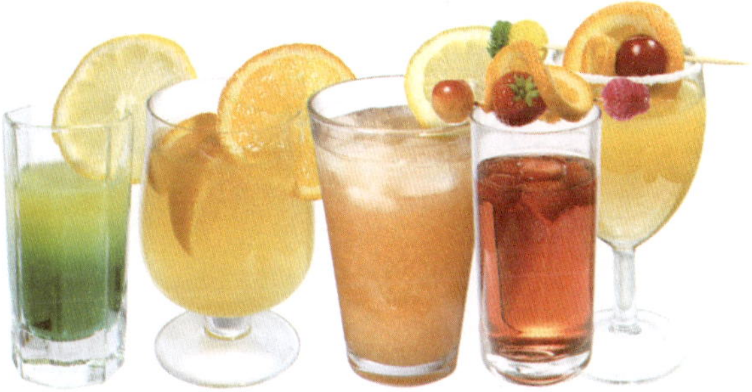

功能性饮料的品种繁多，但其营养物质含量却有限。即使是含乳饮料，其蛋白质含量也不过是1%，远不如牛奶的3.3%和鸡蛋的14.7%，因而孕妈妈不可能从饮料中获取足够的营养，充其量只是补水。有的饮料中还含有较多的咖啡因，咖啡因能迅速通过胎盘作用于胎儿，对孕妈妈和胎儿产生不良作用，出现中枢神经系统兴奋症状，并可诱发胎儿畸形。此外，大部分饮料中都含有色素、香精和防腐剂，这些成分对人体有害无益，所以孕妈妈应慎重选择功能性饮料，尽量不喝或少喝这些饮料。

孕妈妈消化不良怎么办

怀孕后，由于体内的一些变化，常使孕妈妈产生食欲不振、恶心、呕吐等消化不良症状。这是因为孕妈妈体内的孕激素含量增加，由于孕激素的作用，使胃肠蠕动减弱，胃酸分泌减少，加上逐渐增大的子宫压迫胃肠，妨碍了消化活动。

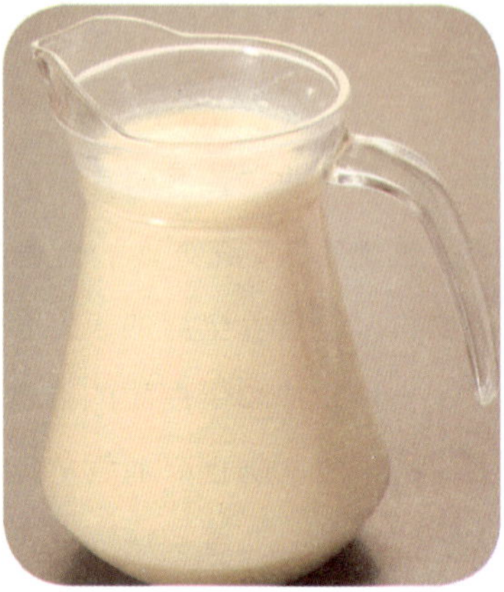

孕妈妈因怀孕而产生的消化不良，一般不需要药物治疗，只要通过合理的饮食调配，即可使其得到不同程度的改善。食欲不振时要少吃多餐，择其所好，吃一些清淡、易消化的食物，如粥、豆浆、牛奶以及水果等。少吃甜食及不易消化的油腻荤腥食物。待食欲改善后，可增加蛋白质丰富的食物，如肉类、鱼虾和豆制品等。

此外，孕妈妈要保持良好的心情，避免发生不愉快的事情，因为任何精神方面的不良刺激，都会招致消化不良。孕妈妈最好多听音乐或观赏美术作品，以使自己心情愉快。为增加食欲，孕妈妈保持适当的活动是必不可少的，每天散散步、做一些力所能及的工作和家务，不仅能增进消化，也有利于宝宝的生长发育。

夏季孕妈妈如何饮食避暑

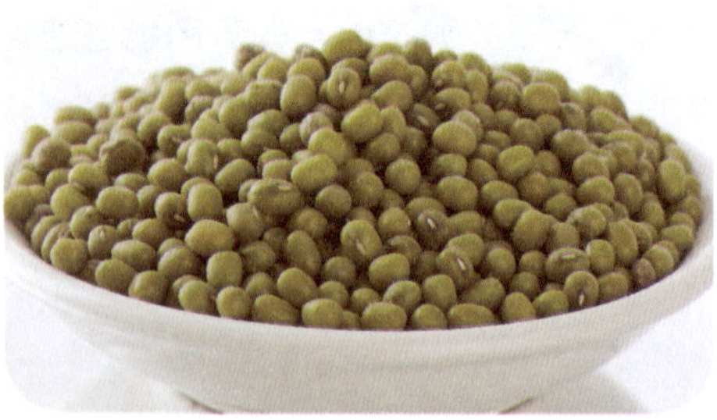

夏季孕妈妈的饮食原则是清淡而有营养。首先，牛奶和鸡蛋是必不可少的，因为它们含有丰富的蛋白质，一般妇女每天约需蛋白质60克，而孕妈妈则需80克。其次，粗、细粮兼用。再次，夏季蔬菜水果丰富，宜多吃，因为瓜果蔬菜中含有丰富的维生素。另外，为了解暑，也可喝些绿豆汤。夏季补充营养很重要，但也不要营养过头了。切忌口渴才饮水，应每隔两小时喝1次。同时孕妈妈一定要注意饮食卫生，饮食不洁会引起消化道感染。

孕妈妈怎样吃出漂亮聪明宝宝

在整个怀孕期间，孕妈妈如果能有意识地吃某些食物，会对腹中的宝宝发育起到很微妙的作用。科学地调配饮食，均衡营养，会帮助孕妈妈们生个漂亮聪明的宝宝。

如何生个皮肤好的宝宝

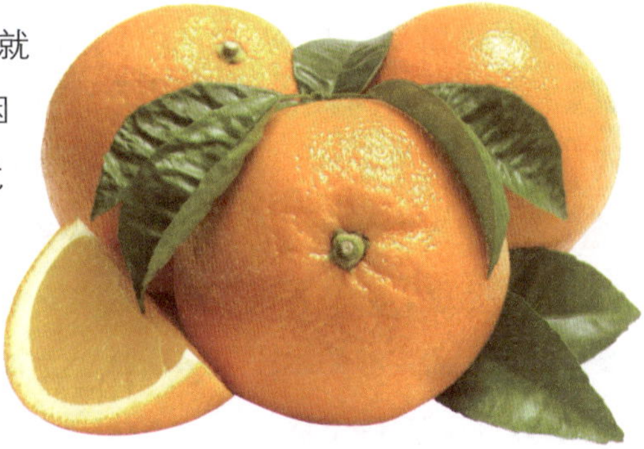

如果孕妈妈想要宝宝皮肤白些呢，就可以多吃一些富含维生素C的食物。因为维生素C对皮肤黑色素的生成有干扰作用，从而可以减少黑色素的沉淀，生下的宝宝皮肤会白嫩细腻。含维生素C丰富的食物有番茄、菜花、冬瓜、洋葱这些日常比较常见的蔬菜，柑橘、苹果、鲜枣这些水果也含有丰富的维生素C，其中苹果是最佳的食物。孕妈妈还应该经常吃些富含维生素A的食物，因为维生素A能保护皮肤上皮细胞，使日后宝宝的皮肤细腻有光泽。

拥有明亮的眼睛

如果想让宝宝拥有一双明亮的大眼睛，孕妈妈可以在孕期多吃些富含维生素A的食物，富含维生素A的食物有动物的肝脏、蛋黄、牛奶、胡萝卜、番茄以及绿色蔬菜、水果、干果和植物油等。其中鸡肝中含的维生素A最多，胡萝卜还可以促进血色素的增加，从而提高血液的浓度，是我国民间常用的补血养血佳品。

拥有聪明的大脑

相信所有的父母都希望自己的宝宝聪明伶俐，那么，孕妈妈就应该在怀孕期间多吃些含碘丰富的食物，比如海带等海产品，用以补充胎儿对碘的需要，促进胎儿甲状腺的合成，也有利于胎儿大脑的良好发育。

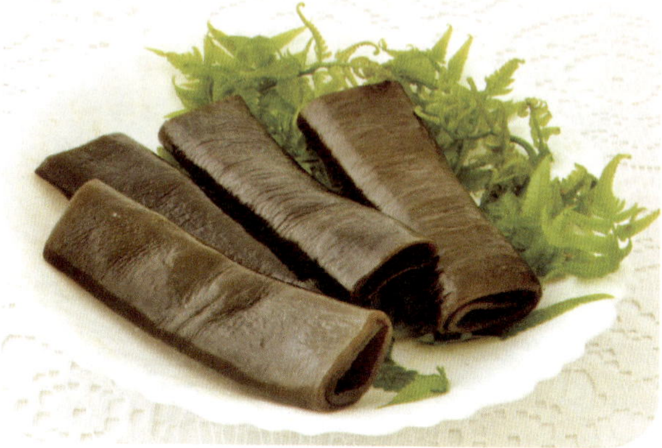

这类食品中尤以海带为最佳，海带含有丰富的蛋白质、脂肪酸和钙、铁等微量元素。食用海带不仅可以补碘，还可以促进人体新陈代谢、提高机体抗感染能力，起到补脑健脑的作用。

虽然海带是孕妈妈补碘及防治妊娠贫血的食疗佳品。但是，孕期吃海带补碘只要保证每周吃1~2次海带，就可满足孕期碘之需要。

如果食海带过量，海带中含砷的量也就会升高。砷与砷的化合物都有毒，毒性最大的是三价砷（例如砒霜），五价砷毒性虽小，但是在人体内仍然能转化为三价砷。因此，为了保证食用海带的安全，可根据砷能够溶于水的特性，吃前将食用的海带用足够的水浸泡24小时，浸泡过程中换水要勤，24小时后出水晒干储存备用，以防止砷中毒。

另外，妊娠后三个月是胎儿脑细胞和脂肪细胞增殖的“敏感期”。在这个时期，孕妈妈一定要注意增加蛋白质、磷脂和维生素的摄入，应多吃奶类、蛋类、瘦肉、肝、鱼、豆类制品和青菜，保证食品的充足供应。

本周饮食禁忌

果汁不是水

果汁代替水是不正确的。果汁中大约95%以上是水分，此外还含有果糖、葡萄糖、蔗糖和维生素。一杯果汁能产生4186～8372千焦的热量，相当于一碗米饭。果汁过量会促使体重迅速增加，而且易引起高脂血症。另外会引起体内严重缺水而影响孕妈妈和胎儿的健康。如果能用新鲜的水果代替果汁，则果汁不喝也罢。

本周营养食谱
This Week's Diet Plan

红薯粳米枣粥

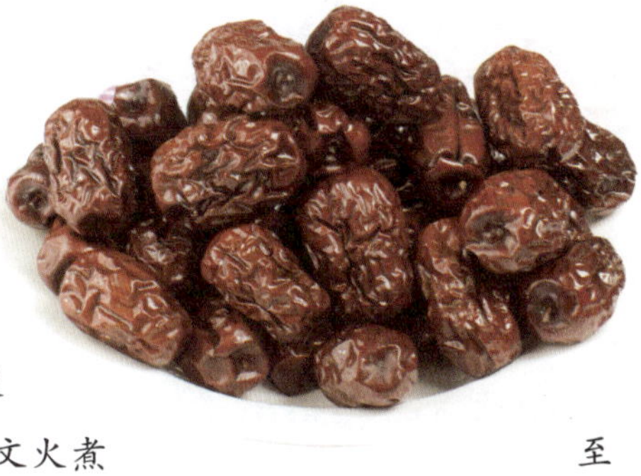

食谱原料：红薯1根，粳米300克，红枣50克。

制作方法：1.将红薯去皮，洗净，切成小丁；红枣洗净。

2.将锅置火上，加适量清水，放入粳米、红枣、红薯，先用旺火煮开，后改用文火煮至饭熟即成。

营养小秘密

红薯和粳米含有优质的膳食纤维，同时红枣、红薯含有维生素、铁等营养素，十分适合孕妈妈食用。

紫菜豆腐羹

食谱原料：紫菜（干）40克，豆腐300克，番茄100克，盐2克，小米面10克。

制作方法：1.紫菜先用不下油之白锅略烘，再洗干净，用清水浸开，再用沸水煮一会儿，拭干水分，剪成粗条。

2.豆腐切成小方粒备用。

3.番茄切成小块，烧热锅，加油约2汤匙，放下番茄略炒，加入水，待沸后，再加入豆腐粒与紫菜条同煮。

4.以1汤匙小米面混合半碗水，加入煮沸的紫菜汤内，加盐调味，便可关火进食。

营养小秘密

此菜含大量钙质丰富的食品，有助于骨骼生长。豆腐含有丰富的钙质，紫菜等海藻食物含有丰富的碘质，碘是甲状腺素的基本元素，对生长发育及新陈代谢是非常重要的。

冰糖五彩玉米羹

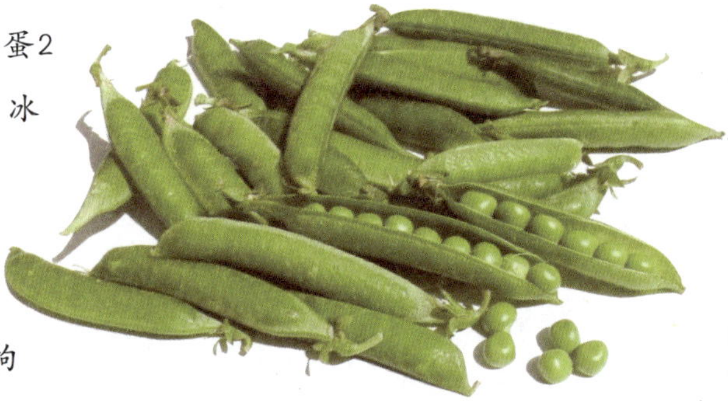

食谱原料：嫩玉米粒100克，鸡蛋2个，菠萝20克，豌豆30克，枸杞20克，冰糖、淀粉各适量。

制作方法：1.将嫩玉米粒蒸熟；菠萝洗净，切丁；豌豆洗净。

2.在适量的水中加菠萝丁、豌豆、枸杞、冰糖，煮5分钟，加适量水淀粉，使汁变浓。

3.将鸡蛋打碎，撒入锅内成蛋花，烧开后即可食用。

营养小秘密

玉米中含有丰富的营养元素和纤维素，具有益肺宁心、防治便秘、健脾开胃、补血、健脑之功效。

第28周 防治孕期贫血

本周重点营养素
This Week's Major Nutrients

本周开始，是胎儿生长最快的阶段，孕妈妈的膳食要保证质量，品种齐全。在前期阶段，应适当增加热量、蛋白质和必需脂肪酸的摄入，适当限制糖类和脂肪的摄入；适当补充维生素A和维生素D，注意体内钙、磷平衡；还要保持食物的酸碱平衡，两类性味不同食物要合理搭配，才能满足身体的需要。为了防止下肢水肿，孕妈妈可以多吃些鲤鱼、鲫鱼、黑豆等有利水作用的食品，以缓解水肿症状。这一时期宝宝大脑发育进入高峰期，孕妈妈在此时可多吃些健脑的食品，如核桃、芝麻、花生等。

本周营养饮食方案
This Week's Nutrient-Rich Way of Eating

孕期孕妈妈的食疗

孕期孕妈妈身体上会出现各种因怀孕带来的不适，可选用食疗方法予以缓解。

嘴唇干裂：黄瓜猕猴桃汁

黄瓜性甘凉，能入脾胃经，清热解毒，利水，可治疗身热、烦渴、咽喉肿痛；而猕猴桃性甘酸寒，能入肾经和胃经，功能为解热止渴，所以两者合用能润口唇。其他富含维生素的水果和蔬菜也可以食用，如番茄、柚子等。

做法：黄瓜200克，猕猴桃300克，凉开水200毫升，蜂蜜两小匙。黄瓜洗净去子去皮切成小块，猕猴桃去皮切块，一起放入榨汁机内榨成汁，加入凉开水搅拌，加入蜂蜜，于餐前一小时饮用。

皮肤干痒：红薯炒乳瓜（幼嫩黄瓜）

红薯含有多种维生素和钙、磷及铁等，其性甘平无毒，能补虚健脾强肾，而嫩黄瓜也含有大量维生素，所以对皮肤有一定的好处。

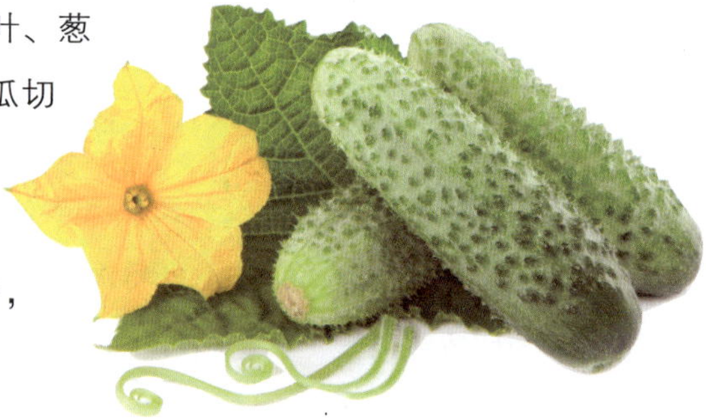

做法：红薯300克，乳瓜100克，香菜叶、葱段、蒜末、盐、鸡精等各适量。红薯、乳瓜切成块。油四成热时放入蒜末、葱段，倒入红薯块煸炒至五成熟时再放入乳瓜炒匀，加入适量清水、盐、鸡精，汤汁收干，最后加香菜叶即可。

头发干枯：蜜枣核桃羹

核桃性甘温，入肾肝肺经，能润肠通便，又能补血黑须发，久服可使皮肤细腻光滑。而蜜枣能补肺润燥，所以对头发好处较多。此外，其他坚果、鱼类和粗粮对头发也有很多好处。

做法：蜜枣250克、核桃仁100克、白糖适量。将蜜枣去核洗净，沥干水分，与核桃仁、白糖一起下锅小火炖煮，待汤羹黏稠、核桃绵软即可关火。此汤滋补肝肾，润肺生津，养血润发。

咽喉干肿：蜜梨膏

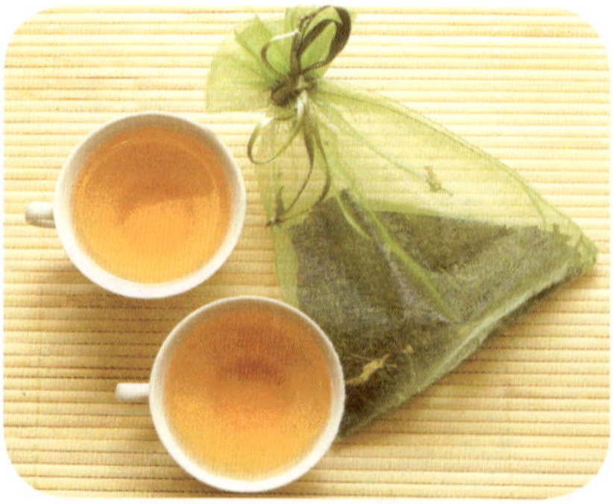

蜂蜜甘平，入肺、脾、大肠经，能润肠通便，补肺润喉，又能解毒。梨甘微酸凉，入肺脾经，能治口渴咳嗽便秘。所以二者放在一起熬膏可以起到润喉的作用。此外，新鲜绿叶蔬菜、黄瓜、橙子、绿茶、梨、胡萝卜也有很好的清火作用。

做法：取生梨，用榨汁机榨成梨汁，加入适量蜂蜜，以文火熬制成膏。每日一匙，能清热去火、生津润喉。

鼻子出血：水果西米露

采用一些清凉的水果，如梨、橘子、苹果、猕猴桃、香蕉，清解燥热，加上西米和牛奶的补养脾胃作用，是调理冬季上火的好方法。

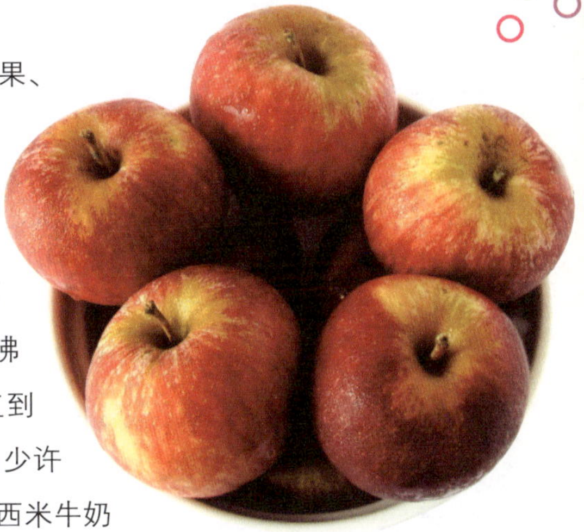

做法：西米洗净后，倒入沸水中，煮到西米半透明时把西米和热水隔开。再煮一锅沸水，将煮到半透明的西米倒入沸水中煮，直到全透明，将沸水都倒去。煮一小锅牛奶并加少许糖，将西米倒进牛奶中煮至开锅。将煮好的西米牛奶凉凉，加入水果丁即可。

防治孕期贫血五大对策

1.多吃富铁食物

从孕前及刚开始怀孕时，孕妈妈就要开始注意多吃瘦肉、家禽肉、动物肝及血（鸭血、猪血）、蛋类等富铁食物。豆制品含铁量也较多，肠道的吸收率也较高，要注意摄取。主食多吃面食，因为面食较大米含铁多，肠道吸收也比大米好。

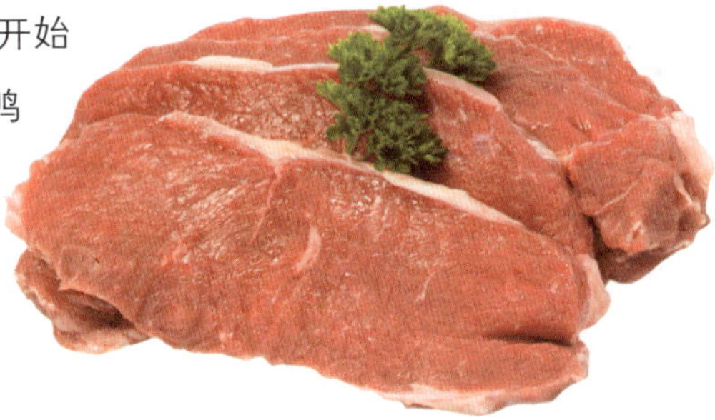

2.多吃有助于铁吸收的食物

水果和蔬菜不仅能够补铁，所含的维生素C还可以促进铁在肠道的吸收。因此，在吃富铁食物的同时，最好一同多吃一些水果和蔬菜，也有很好的补铁作用。

3.做菜多用铁炊具烹调

做菜时尽量使用铁锅、铁铲，这些传统的炊具在烹制食物时会产生一些小碎铁屑溶解于食物中，形成可溶性铁盐，容易让肠道吸收铁。

4.多吃富叶酸食物

从孕前3个月开始服用叶酸增补剂，直到怀孕后3个月为止。饮食上注意进食富叶酸食物，如肝脏、肾脏、绿叶蔬菜及鱼、蛋、谷、豆制品、坚果等。并且，在做菜时注意不要温度过高，也不宜烹调时间太久。

5.按时去做产前体检

至少要在妊娠的中期和后期检查2次血色素，多次反复化验血能够及早发现贫血，采取相应措施纠正贫血。

孕期妊娠心烦怎么办

孕妈妈在妊娠期间出现抑郁不乐或烦躁易怒等症状者，称“子烦”，又称“妊娠心烦”，常伴有血压升高，有时伴轻度水肿。本病相当于西医妊娠高血压综合征的单纯高血压。主要发病机制是火热乘心。临床分为阴虚肝旺、痰火内蕴、肝经郁火三类。

常用食疗方如下：

（1）菊花茶：每次取菊花3克，代茶饮用。每日2次。有胃病属虚寒者忌用。

（2）枸杞茶：每次取3克枸杞，代茶饮用。每日2次。有胃病者可每日服1次。

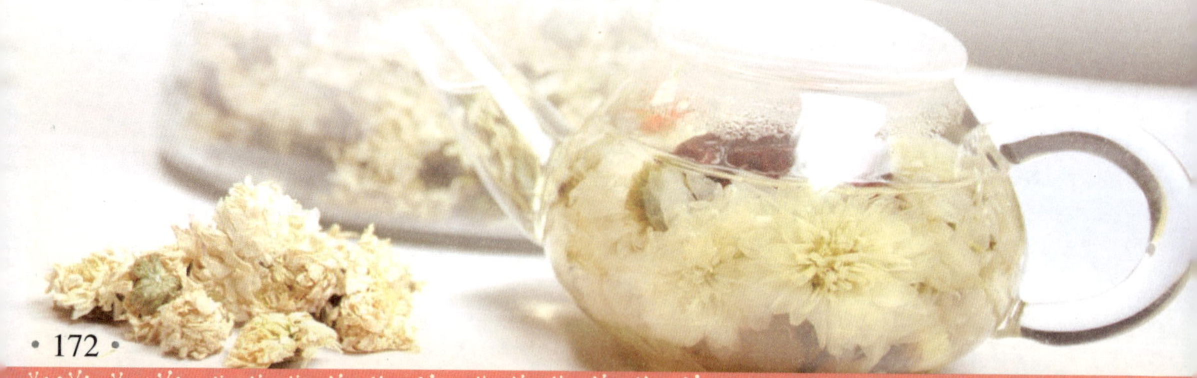

（3）芹菜汁：芹菜榨汁饮用，每日2次，每次50毫升。用于高血压心烦者。

（4）海带冬瓜汤：海带30克，冬瓜100克，薏米10克，同煮，熟后加少许白糖调味。

哪些食物富含DHA

1.母乳。初乳中DHA的含量尤其丰富。不过，母亲乳汁中DHA的含量取决于母亲三餐的食物结构。日本的母亲吃鱼较多，乳汁中DHA含量高达22%，居全球第一；其次为澳大利亚，约为10%；而美国最低，仅有7%。

2.配方奶粉。指添加DHA的配方奶粉。

3.鱼类。DHA含量高的鱼类有鲔鱼、鲣鱼、鲑鱼、鲭鱼、沙丁鱼、竹荚鱼、旗鱼、金枪鱼、黄花鱼、秋刀鱼、鳝鱼、带鱼、花鲫鱼等，每100克鱼中的DHA含量可达1000毫克以上。就某一种鱼而言，DHA含量高的部分又首推眼窝脂肪，其次则是鱼油。

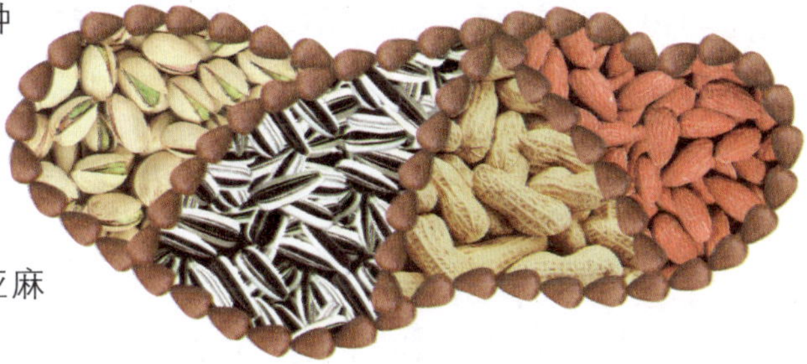

4.干果类。如核桃、杏仁、花生、芝麻等。其中所含的α－亚麻酸可在人体内转化成DHA。

5.DHA制品。市场上有两种：一种是从深海鱼油中提取，另一种是从藻类中提取。前一种源于鱼类脂肪，不过至少有三大缺陷：(1)鱼油中EPA（二十碳五烯酸）的含量太高，可使DHA所占的比例过低，与母乳相差较大，不符合孩子的生理需求；(2)鱼油中的DHA含量虽然比较高，却不含对脑发育有重要作用的另一种不饱和脂肪酸——AA（花生四烯酸），而其中过多的EPA还会抑制孩子体内AA的生成；(3)目前鱼类不同程度地受到汞、铅等重金属或砷等有害物的污染，安全性低。相比之下，藻类的优势突出，DHA藻油是一种纯植物性DHA原料，从人工培育的海洋微藻中提取，未经食物链传递，是目前世界上最纯净、最安全的DHA来源。尤其值得一提的是，DHA藻油的DHA浓度远高于鱼油提取物，且纯度高（含量上，DHA藻油的DHA≥35g/100g，鱼油DHA的含量是

3.6g/100g～12.5g/100g），稳定性强、不易被氧化，且无臭、无味，特别适合用于胎儿、婴幼儿。所以，孕妈妈和孩子宜首选藻类DHA制品。

健康零食：用电脑孕妈妈的必需品

孕妈妈就该“馋”一点，少食多餐、爱吃健康零食，对胎儿的健康发育都会大有好处。

在怀孕和哺乳期，妈妈是宝宝唯一的营养来源，在这个时期，妈妈体内的DHA和胆碱水平会急剧下降，而这两大元素对宝宝的脑部发育至关重要。

相关研究显示：孕妈妈从孕期18周开始到产后3个月，如果持续补充高水平的DHA，宝宝在4岁时的智商测试分数就会明显得到提升。

为了给宝宝脑部快速发育时期提供充足的营养，孕妈妈必须要提高自己的DHA和胆碱储备，让其浓度在体内保持高水平状态。DHA主要存在于海鱼和海产品之中，而胆碱主要存在于鸡蛋、猪肉等食品中。但大部分孕妈妈对此并不了解，比如她们怀孕后也经常吃鱼，但吃的河鱼比较多，其实应该多吃海鱼，如带鱼等。

怀孕期间，孕妈妈如果能经常吃些健康的零食，对胎儿的发育也是很有好处的。健康的零食主要有花生、瓜子、腰果、开心果等坚果类食品，因为这些食品中也富含DHA。

本周饮食禁忌

孕妈妈忌食味精

味精对孕妈妈可能造成的伤害有：容易引发孕妇高血压；阻碍人体对矿物质的吸收；高温下易生成有害物质。另外，过量食用味精还可能导致视网膜受损从而引起视力下降；抑制神经功能从而影响儿童发育等。对孕妈妈而言，胎儿的健康远比食物是否鲜美更为重要，所以建议孕妈妈和哺乳期女性最好不吃味精。

本周营养食谱
This Week's Diet Plan

牡蛎粥

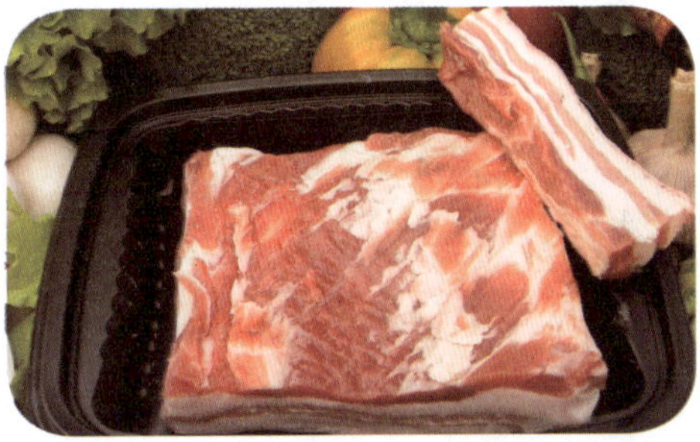

食谱原料：糯米300克，鲜牡蛎、猪五花肉各50克，料酒、精盐、熟猪油、大蒜末、葱头末、胡椒粉各适量。

制作方法：1.糯米淘洗干净备用，鲜牡蛎肉清洗干净，猪五花肉切成细丝。

2.糯米下锅，加清水烧开，待米煮至开花时，加入猪肉、牡蛎肉、料酒、精盐、熟猪油，一同煮成粥，然后加入大蒜末、葱头末、胡椒粉调匀，即可食用。

营养小秘密

牡蛎肉味极鲜美，是优良的营养食品，以牡蛎入粥食用，是南方沿海民间风行的小吃饮食。牡蛎气味咸平、微寒，可供药用。牡蛎粥对维生素D缺乏引起的症状有一定疗效。

虾仁炒韭菜

食谱原料：韭菜250克，虾200克，葱、姜、黄酒、植物油各适量。

制作方法：1.将韭菜洗净，切成3厘米长的节；鲜虾剥去壳，洗净；葱切成段；姜切成片。

2.将锅烧热，放入植物油烧沸后，先将葱、姜下锅煸香，再放虾和韭菜，烹黄酒，连续翻炒，至虾熟透，起锅装盘即可。

营养小秘密

此菜简单易做，清香味美，十分适合孕中期的孕妈妈补血养血。

小米蒸排骨

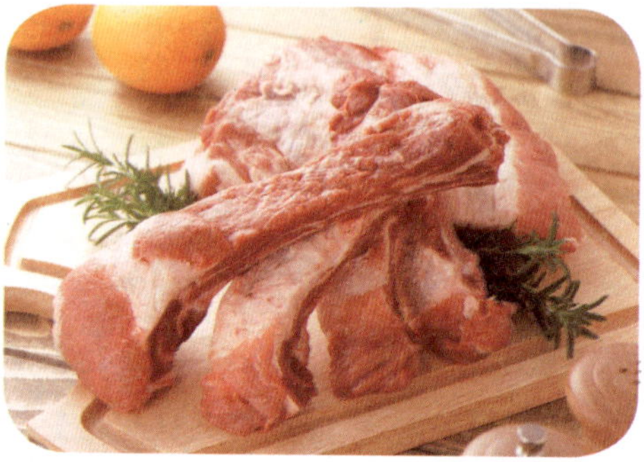

食谱原料： 猪排500克，小米150克，菜子油、料酒、冰糖、甜面酱、豆瓣酱、精盐、葱花、姜末各适量。

制作方法： 1.排骨洗净，斩成4厘米长的段；豆瓣剁细；小米淘洗干净后用水浸泡待用。

2.排骨加豆瓣酱、甜面酱、冰糖、料酒、精盐、姜末、菜子油拌匀，装入蒸碗内，加入小米，上笼锅用旺火蒸熟，取出扣入圆盘内，撒上葱花即可。

营养小秘密

谷物中糯米、燕麦、小米富含铁，远远超过水果蔬菜中铁的含量，是孕妈妈饮食佳品。

第29周 多吃健脑食品

T本周重点营养素 This Week's Major Nutrients

很快孕妈妈就需要每两周做一次体检了，最后一个月还需要每周做一次体检。这些检查非常有必要，医生可以根据这些检查对孕妈妈的分娩情况和胎儿的健康情况作出正确的判断。可不要因为行动不便而懒于去医院检查哦！

妊娠中毒症的主要表现有浮肿、蛋白尿、高血压。控制体重，保持营养平衡和足够的睡眠是预防该症的有效措施。

孕晚期的孕妈妈不要过多摄入糖类，也就是不要吃太多主食，以免胎儿过大，影响分娩。多吃些优质蛋白质，如鱼、虾类的食物。另外，要吃新鲜的蔬菜和水果，补充各种维生素和微量元素。到了第8个月，增大的子宫顶住胃部，吃一点就饱，孕妈妈可以少吃多餐，每天吃7～8次。很多孕妈妈有夜间饿醒的经历，可以吃点粥，吃2片饼干、喝1杯牛奶，或吃2块豆腐干，漱漱口，再接着睡。

T本周营养饮食方案 This Week's Nutrient-Rich Way of Eating

孕期要多吃健脑食品

经过长期临床实践与实验研究，人们认识到很多食物有健脑益智作用，儿童和成年人吃了这些食物，可以健脑益智，增强记忆力，提高脑的敏锐性，使人聪明有智慧。研究还发现，人的脑发育在胎儿期是基础，是一个重要的健脑益智时期，因此孕妈妈注意多摄入健脑食品，可为后代的聪明智慧打下坚实的基础。孕妈妈在妊娠期间可多摄取下列健脑食品:

鱼类 各种鱼都对人的大脑功能有促进作用。生活在水中的鱼和贝类，含有较多的不饱和脂肪酸，这些不饱和脂肪酸能够参与制造脑细胞，而且蛋白质、维生素、钙和微量元素的含量也很高，可促进智力的发育。这里需要指出的是，鱼类中的深海鱼对胎儿脑的发育具有极大的促进作用，有条件的孕妈妈可多吃些深海鱼。

鸡肉 鸡肉富含多种营养素，且有温中益气、补精填髓、补虚益智的作用。《神农本草经》上说常吃鸡肉能“通神”，后世医家大多认为鸡肉“食之令人聪慧”。总之，鸡肉所含营养成分是胎儿大脑发育必不可少的。从益智角度来说，山鸡（即野鸡）最好，草鸡（即家鸡）次之。

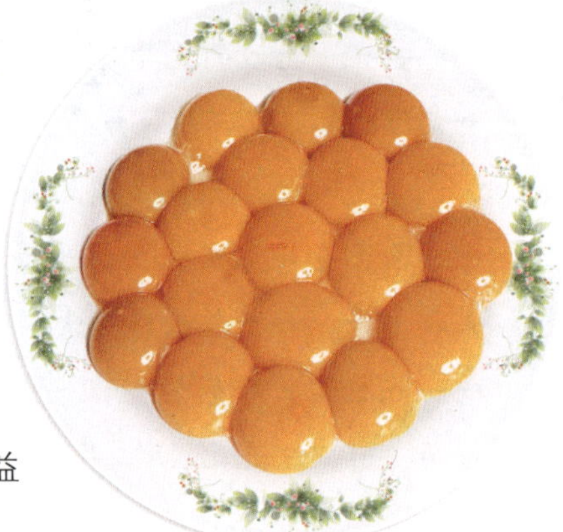

鸡蛋 鸡蛋不仅营养价值高，而且易于吸收，其中含有大量的卵磷脂、甘油三酯和胆固醇。卵磷脂被消化后，可释放出胆碱，很快进入大脑，对增强人的记忆力有重要作用。鸡蛋中的维生素也很丰富，有维生素A、维生素B_2、维生素D、维生素E等，所含的微量元素也很多，其中铁的含量比牛奶高。由此可见，鸡蛋是理想的健脑益智食物，孕妈妈应经常食用，以利于胎儿的脑发育。

除鸡蛋外，鹌鹑蛋也是营养价值高、健脑功效不错的禽蛋。

大豆 大豆中所含的蛋白质，不仅量多，而且质好，其中氨基酸的组成与人体的需要比较接近，组成比例类似动物蛋白，因此有“植物肉”“绿色乳牛”的美称。大豆对人的大脑、神经系统发育具有重要意义。大豆含B族维生素，其中维生素B_1含量较高，也有利于健脑益智。

黑芝麻 黑芝麻含有的油脂为60%左右，主要为油酸、亚油酸、棕榈酸、花生酸、廿二酸等不饱和脂肪酸。还含有20%左右的蛋白质及芝麻素、维生素E、叶酸、烟酸、卵磷脂、蔗糖等，铁和钙的含量也很高。黑芝麻在油料作物中为高钙、高铁、高蛋白食物，这三种物质对胎儿、婴儿的大脑发育都是必不可少的。

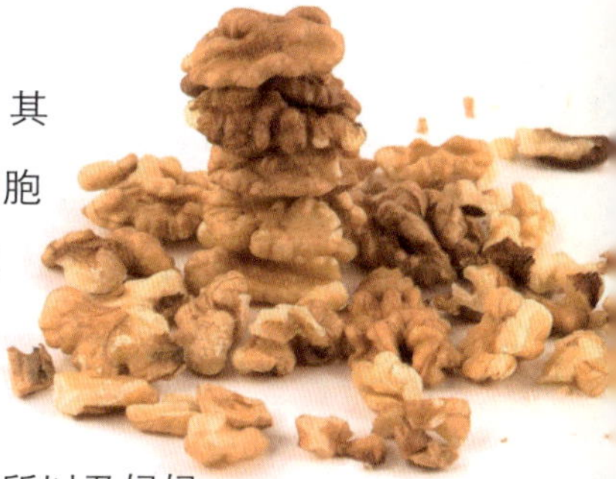

核桃仁 核桃仁有滋补强壮、补精益血及健脑之功。其所含有的丰富的优质蛋白质和不饱和脂肪酸，是构成脑细胞的物质。常吃核桃仁对大脑神经、周围神经系统有益。其所含的维生素B_6是重要的神经营养物质，孕妈妈缺乏维生素B_6时会发生颤抖和精神紧张、过敏、失眠，胎儿缺乏维生素B_6，可导致生长缓慢，体重不足，智力发育迟缓。所以孕妈妈宜常吃核桃仁。

木耳 分为白木耳与黑木耳。木耳的益智作用在《神农本草经》中就有记载，称它能“益气不饥，轻身强智”。这是因为木耳中所含的营养成分有蛋白质、糖类、钙、磷、铁、胡萝卜素、维生素B_1、维生素B_2、烟酸、卵磷脂、脑磷脂、鞘磷脂，其中卵磷脂等脂类和不饱和脂肪酸、维生素、无机盐是主要的益智成分。因此，食用木耳益智，以白木耳为佳。

苹果 每100克苹果肉含蛋白质0.4克，糖分15克，脂肪0.5克，胡萝卜素0.08毫克，维生素B_1 0.01毫克，维生素B_2 0.01毫克，维生素C 5毫克，烟酸0.1毫克，此外还富含钾、锌、钠等。锌是构成与记忆力息息相关的核酸和蛋白质的物质，苹果中所含的铁、磷是易溶性物质，易被人体消化吸收。苹果有“记忆果”之称。孕妈妈适当常吃些苹果，有利于胎儿脑发育。

除此之外，牛奶、葡萄、樱桃、卷心菜、香菇、金针菇、松子、葵花子、红枣、莲子、花生、兔肉和牡蛎等都是胎儿发育的益智食品。所以，孕妈妈在日常饮食中可有意识地多吃些这类食物，不仅对胎儿健脑有益，而且对孕妈妈本身健康及胎儿吸收其他营养成分也有益，可促进胎儿健康生长发育。

孕妈妈究竟应该怎么补铁

妊娠中晚期以后，孕妈妈非常容易患缺铁性贫血。缺铁性贫血会影响腹中胎儿的健康生长，甚至可能引起胎儿宫内窘迫、早产等危险。

日常食物中的铁有两种存在形式，一种是血红素型的铁，即“二价铁”，只存在于动物血液、动物肌肉及动物肝脏里，这是最被人体消化道认可的铁吸收形式，利用率较高。蔬菜、水果、蛋黄、红枣等食物里所含的铁是非血红素铁，以“三价铁”离子的形式存在，在人体消化吸收前，必须先转化成“二价铁”离子，否则，吸收极其困难。

那么，孕妈妈该怎么补铁呢？多吃含铁丰富的食物，动物肝脏是首选，像鸡肝、猪肝等，一周吃两三次，每次25克左右。其次，动物血、瘦肉也很不错。

你可能担心：肝脏是排毒器官，到底能不能吃？的确，动物肝脏含有维生素A，摄入过量可能中毒，但一周偶尔吃两回，一次25克，是不用担心中毒危害的。但一定要选健康动物的肝脏。

蔬菜、水果等含“三价铁”的食物，在一定条件下，可以还原成“二价铁”，变成易于人体吸收的形式。这个“条件”就是维生素C，但这不是说随随便便吃点富含维生素C的食物，就能促进铁吸收了。

究竟孕妈妈需要摄取什么样的维生素C呢？维生素C也分为还原型和氧化型，只有还原型维生素C，才能很好地提高铁的吸收利用率。

还原型维生素C广泛存在于新鲜蔬菜、水果中，但它非常娇嫩，常温下食物每存放24小时，其含量就衰减一半，被氧化成了氧化型维生素C，促进铁吸收的作用会大打折扣，而平常所吃的维生素C药品，就更差了。

此外，烹饪方法也能影响还原型维生素C。炒菜加热，水果榨汁，接触铁、铜容器等，都会导致还原型维生素C被氧化。对此，建议蔬果能生吃就不要烹炒，即便烹炒也是急火快炒、入锅即出，不能炒得太烂。烹饪时最好加点醋，因为在酸性环境下，还原型维生素C稳定性较好，不易被氧化。

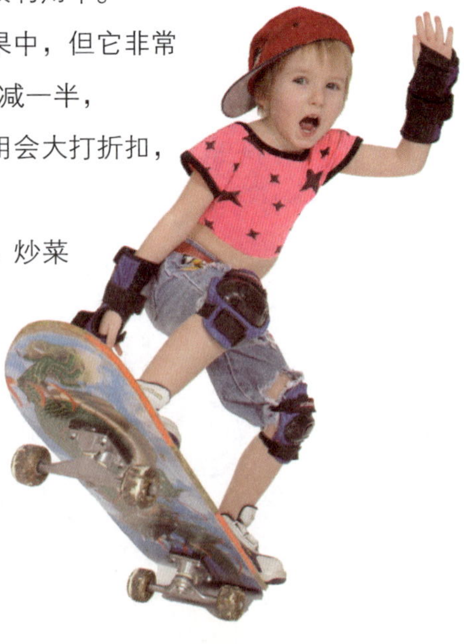

孕期巧补钙，生个壮宝宝

怀孕28周骨骼开始钙化，仅胎儿体内每日就需沉积约110毫克的钙，而这完全来源于母体，从这点看，每个孕妈妈都需要补钙。按照《中国居民膳食营养素参考摄入量》建议，孕中期钙的适宜摄入量为1000毫克/天。如何吃才能保证钙的摄入量？孕妈妈每天至少要喝250毫升牛奶或400～450毫升低脂牛奶，还要多食乳酪、酸奶、豆制品、海带、虾皮、鱼类等。单纯补钙还不够，孕妈妈要多晒太阳，常进行散步等较舒缓的运动，能促进人体维生素D合成，帮助钙的吸收和利用。

一日一次的钙片最好临睡前服用

口服补钙，以清晨和临睡前各服用一次为佳。如一日多次，最好在饭后1小时服用，以减少食物对钙吸收的影响。人的血钙在后半夜及清晨最低，若选用一日一次的钙制剂，最好临睡前服用，可使钙剂得到充分吸收和利用。

至于补多少，最好请专业人士评估饮食当中的钙含量，再加上补充的钙制剂，每天补够1000毫克钙就够了。

烹调“小窍门”提高钙的吸收率

你可能要问：含钙丰富的食物没少吃，为啥吸收不好呢？

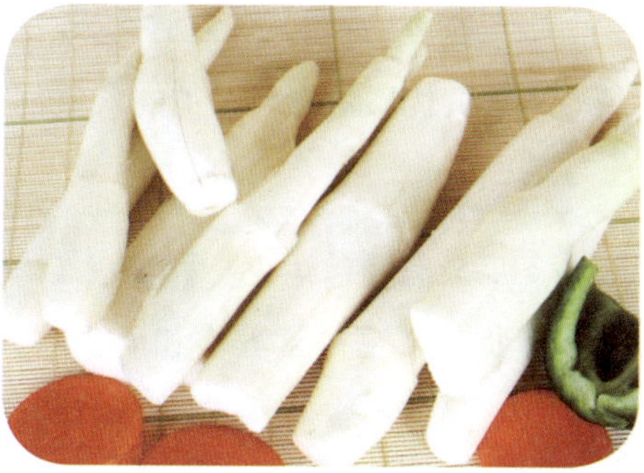

蔬菜中含有的草酸，与钙结合形成草酸钙，不利于钙的吸收。像菠菜、苋菜、韭菜、茭白等，含草酸就比较高，建议食用之前用开水焯一下，使草酸溶于水中。

喝骨头汤时不妨放点醋。在一定的酸性环境下，骨头中的钙离子容易游离出来，有助于钙的吸收。

建议：1.每日不要摄入过多的蛋白质。实验表明，女性每日摄入65克蛋白质时钙不会流失，增加到98克蛋白质时，每日体内的钙会流失26克。

2.过多地摄入食盐，也会增加钙从尿中的流失量。成人每日摄入0.5克盐，尿中的含钙量不变，若增加为5克，则尿中的钙量显著增加。

3.每天不要喝太多的咖啡。每天喝4杯以上的咖啡，患骨质疏松的概率明显增多。

孕妈妈吃什么能够减轻水肿

有些孕妈妈在怀孕第29周已经开始出现水肿了。许多食物具有一定的利尿作用，食用后可以去除体内多余的水分。水肿的孕妈妈不妨尝试下面的食物，这些食物既可以提供各种营养素，同时又不会出现服用利尿药物后对孕妇和胎儿产生的不利因素。

鲫鱼

鲫鱼是一种益脾胃、安五脏、利水湿的淡水鱼，可以消除妊娠水肿。鲫鱼肉是高蛋白、高钙、低脂肪、低钠的食物，经常食用，可以增加孕妈妈血液中蛋白质的含量，改善血液的渗透压，有利于合理调整体内水的分布，使组织中的水分回流进入血液循环中，从而达到消除水肿的目的。

鲤鱼

鲤鱼有补益、利水的功效，孕妈妈常食可以补益强壮、利水祛湿。鲤鱼肉中含有丰富的优质蛋白质，钠的含量也很低，孕妈妈常吃可消肿。

冬瓜

冬瓜具有清热泻火、利水渗湿、清热解暑的功效，可提供丰富的营养素和无机盐，既可泽胎化毒，又可利水消肿，孕妈妈可以常吃。

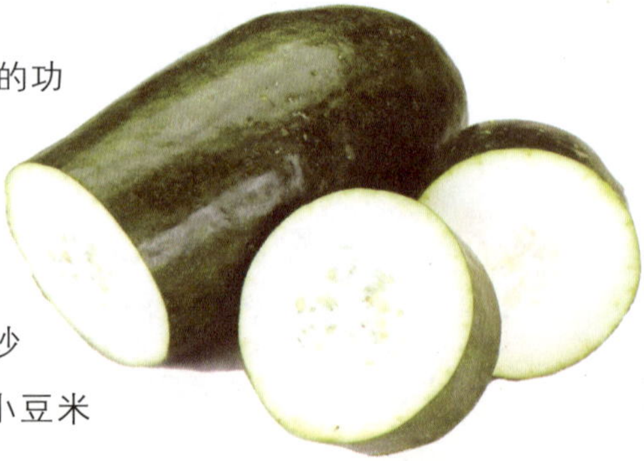

素烧茄子、什锦五香黄豆、鲜蘑豆腐汤、红枣鸡蛋汤、红烧蹄筋、鲫鱼汤、香菇炒菜花、红烧鲤鱼、荠菜粥、豆腐熬鲤鱼、红小豆米

饭……这些都能帮孕妈妈消除水肿，而且清淡可口。

另外，冬瓜鱼汤、冬瓜蒸菌、冬瓜烧海米、冬瓜丸子汤等菜肴性寒味甘，水分丰富，有止渴利尿的功效，可以减轻孕妈妈的下肢水肿。

本周饮食禁忌

禁忌提醒

孕晚期，胎儿的身体长得特别快，胎儿的体重通常主要是在这个时期增加的。这时的孕妈妈饮食要以量少、丰富、多样为主。一般采取少吃多餐的方式进餐，要适当控制进食的数量，特别是高蛋白、高脂肪食物，如果此时不加限制，过多地吃这类食品，会使胎儿生长过大，给分娩带来一定困难。

需要注意的是，妊娠晚期容易出现妊娠高血压综合征，该病是引起早产和胎儿、婴儿、产妇死亡的重要原因之一。

本周营养食谱 This Week´s Diet Plan

紫菜鳗鱼卷

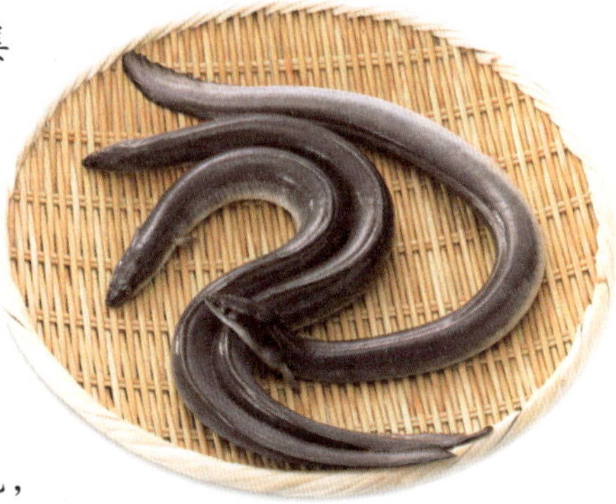

食谱原料：鳗鱼1条，紫菜5张，葱、姜末、料酒、盐、味精、鸡蛋、淀粉、香油各适量。

制作方法：1.鳗鱼洗净，用刀沿着脊背剖开，剔去背骨，去皮，除去筋、刺，用刀斩成泥，放入碗内，加姜末、料酒、盐、味精、鸡蛋清（25克），再加清水100克，用力搅拌，拌上劲后，再拌以淀粉、香油，即成鱼泥。

2.鸡蛋打入碗内，加淀粉、盐，用筷子调匀，在锅内分别摊成5张蛋皮待用。台板上摊开一张紫菜，覆上一层蛋皮，再抹上一层鱼泥，中间放入一根小葱，顺次卷拢。依此方法，做成5条，放入笼蒸，用大火蒸10分钟，取出冷却后，切成斜刀块即可。

营养小秘密

营养丰富，富含蛋白质、脂肪、维生素、钙、磷、铁等，具有补气养血、祛风除湿之功，为怀孕后期进食佳品。

鱼白三鲜

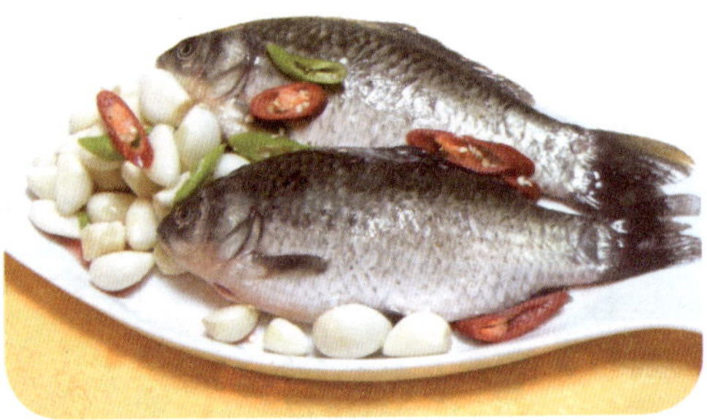

食谱原料： 鲫鱼肚300克、大虾10只，鸡蛋、石耳、鸡油、葱段、姜片、黄酒、精盐、鸡汤、淀粉、味精、熟猪油各适量。

制作方法： 1.先用清水把鱼白（鱼肚）浸泡几小时，并洗刷干净，放入焖罐里，加冷水烧开后离火，待冷却后再烧，每天烧两三次，两天后取出，用清水浸泡待用。

2.水发好后的鱼肚用坡刀片成片，放在碗中，加鸡油10克、葱段、姜片、黄酒、盐2.5克，上笼蒸约半小时取出。

3.石耳用温水泡开，加盐少许反复搓揉，并用小刷轻轻刷去表面的泥沙，洗净后放在碗内，加鸡油10克、鸡汤250毫升，上笼蒸约10分钟取出。

4.大虾剥去壳（保留尾壳），用水淘洗两次，沥干水分，放在碗里，加少许盐、鸡蛋清、干淀粉适量，搅拌一下。

5.案板上撒一点干淀粉，取虾肉1只放在上面，用小酒瓶轻轻捶成薄片，如此一一做完后，将虾片放在开水中一焯，迅速轻轻捞起。

6.将鱼肚、石耳、虾片一起放在汤碗里。

7.锅放在旺火上，下鸡汤500毫升，精盐、味精少许，烧开后淋入熟猪油，倒在汤碗中即成。

营养小秘密

本菜能为孕妈妈提供丰富的蛋白质，补充日常所需。

老鸭汤

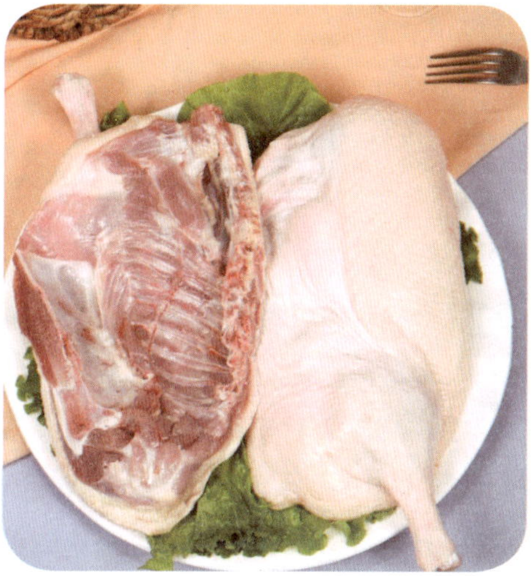

食谱原料：老鸭1只，酸萝卜500克，老姜1块，花椒4～5粒。

制作方法：1.老鸭收拾干净，取出内脏后，将鸭肉切成块；酸萝卜用清水冲洗干净后切成片；老姜拍烂，备用。

2.将鸭块放入开水中焯过，然后倒入干锅中翻炒至汤汁收干。

3.用炖锅把水烧开，然后倒入炒好的鸭块、酸萝卜片，加入备好的老姜、花椒，用慢火煨上一两个小时即可。

营养小秘密

口味醇正，香气扑鼻，汤鲜味美，具有温胃养颜、清热驱寒、增强人体免疫力之功效，集营养与美味于一身。

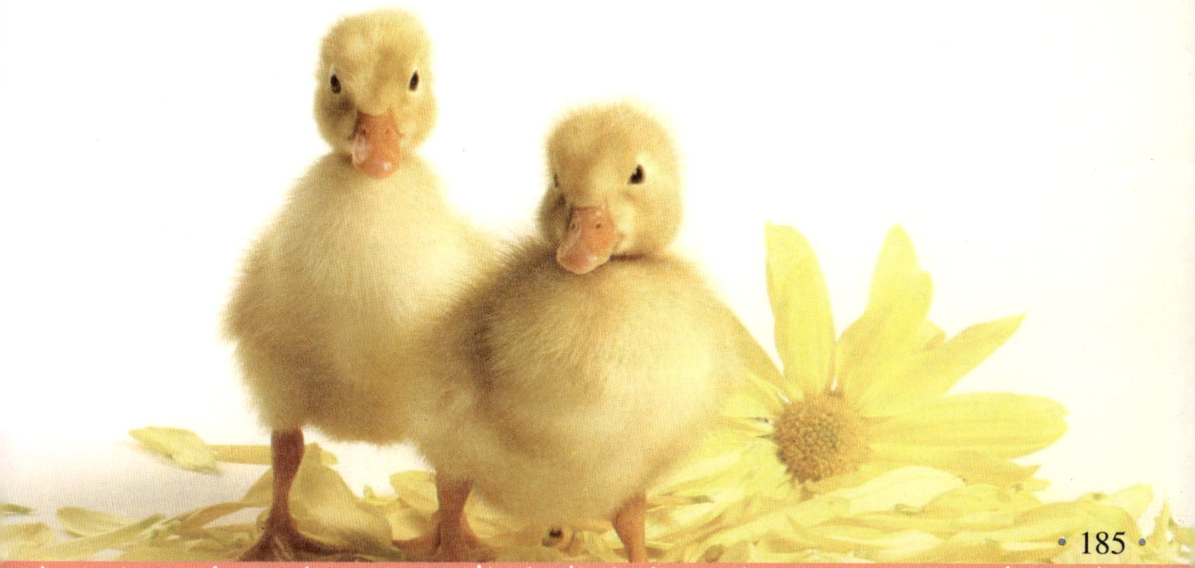

第30周 食用药膳须谨慎

本周重点营养素
This Week's Major Nutrients

孕妈妈在此周应多喝一些牛奶，每天最好喝两杯（500毫升），也可喝豆浆，吃些豆制品、海带和紫菜。缺钙较严重的孕妈妈要根据医生建议补充钙剂。孕晚期胎儿的营养需求达到了最高峰，这时孕妈妈需要摄入充足的蛋白质、维生素C、B族维生素、叶酸、铁质和钙质。同时，应避免食用含有着色剂、防腐剂的食物，如罐头、香肠等；含咖啡因、酒精的饮料；高盐、油炸食品、辛辣调料；生肉、生鱼片、生鸡蛋等。

本周营养饮食方案
This Week's Nutrient-Rich Way of Eating

孕妈妈不宜乱用药膳

中国传统的药膳绝不是食物与中药的简单相加，而是在中医辨证配膳理论指导下，由药物、食物和调料三者精制而成的一种既有药物功效，又有食品美味，用以防病治病、强身益寿的特殊食品。

然而如不具备医药常识而盲目制作或食用药膳进补，难免会误入歧途。比如，临产孕妈妈食用黄芪炖母鸡，易造成难产。这是由于黄芪有壮筋骨、长肉补血的功用，加上母鸡本身是高蛋白食品，两者起滋补协同作用，使胎儿骨肉发育生长过猛，造成胎儿过大，导致难产。黄芪有利尿作用，通过利尿羊水相对减少，以致产程延长。

补钙的食物有哪些

补钙除了合理选择钙制剂之外，多晒太阳、均衡营养、科学烹调等也很重要。日常有许多食物可供钙源补充。这里介绍一些富含钙的食品：

乳类与乳制品：牛、羊奶及其制成的奶粉、乳酪、酸奶、炼乳。

豆类与豆制品：黄豆、毛豆、扁豆、蚕豆、豆腐、豆腐干、豆腐皮、豆腐乳等。

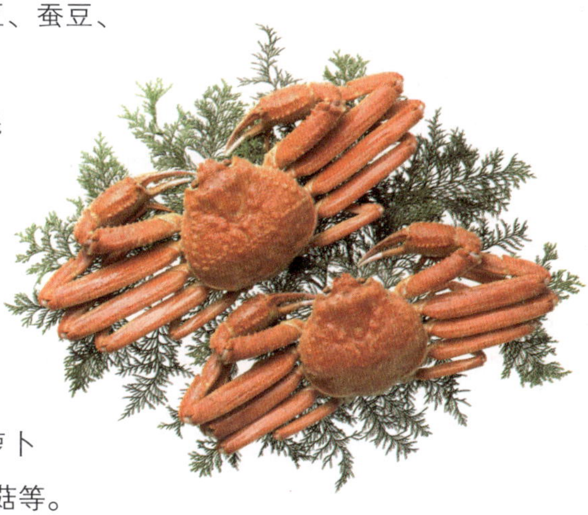

水产品：鲫鱼、鲤鱼、鲢鱼、泥鳅、虾、虾米、虾皮、螃蟹、海带、紫菜、蛤蜊、海参、田螺等。

肉类与禽蛋：羊肉、猪脑、鸡肉、鸡蛋、鸭蛋、鹌鹑蛋、松花蛋、猪肉松等。

蔬菜类：芹菜、油菜、胡萝卜、萝卜缨、芝麻、香菜、雪里红、黑木耳、蘑菇等。

水果与干果类：柠檬、枇杷、苹果、黑枣、杏脯、橘饼、桃脯、杏仁、山楂、葡萄干、胡桃、西瓜子、南瓜子、桑葚干、花生、莲子等。

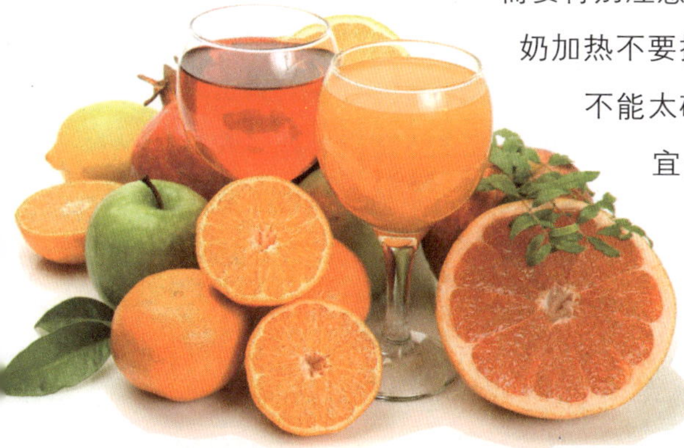

需要特别注意的是：食物保鲜储存可减少钙耗损，牛奶加热不要搅拌，炒菜要多加水、时间宜短，切菜不能太碎。菠菜、茭白、韭菜都含较多草酸，宜先用热水浸泡片刻以溶去草酸，以免与含钙食品结合成难溶的草酸钙。乳糖可贮留较多膳食钙，高粱、荞麦片、燕麦、玉米等杂粮较大米、面粉含钙多，平时应适当吃些杂粮。

鱼肝油多服无益

孕妈妈多服鱼肝油对自身及胎儿都没有好处，鱼肝油的主要成分是维生素A和维生素D。适量服用有利于胎儿发育，防止孕妈妈缺钙抽筋。但如果用量太大，服用时间过长，就会刺激胎儿骨细胞，引起严重的骨畸形，还可引起胎儿血钙过高，造成大动脉发育障碍及智力发育迟缓。

适量补充维生素

孕妈妈需要补充多种维生素，但只要孕妈妈不挑食，从日常饮食中摄取的维生素量已经能满足孕妈妈及胎儿的需求，如果孕妈妈严重缺乏维生素，以至于出现了一些相应症状，可在医生指导下补充，如果超量使用维生素，其毒副作用对胎儿及孕妈妈都有害。如维生素E服用过多可使人出现疲倦、头痛、恶心和肌无力；维生素K超标可抑制凝血酶原的产生等。

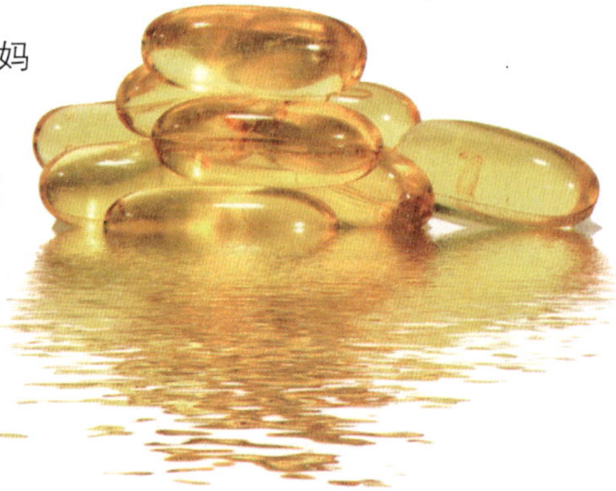

本周饮食禁忌

人参不宜食用

人参属大补元气之品，孕妈妈不宜食用。因为人参能导致孕妈妈出现失眠、烦躁、心神不宁等不适症状，会影响孕妈妈的睡眠质量。此外，人参具有升压作用和抗利尿作用，容易导致孕妈妈的血压升高和加重浮肿。从胎儿的角度来看，胎儿对人参的耐性很低，孕妈妈服用过量人参有造成死胎的危险。

本周营养食谱
This Week's Diet Plan

虾仁拉丝蛋

食谱原料：鸡蛋5个，虾仁50克，绍酒、精盐、植物油各适量。

制作方法：1.将鸡蛋打入碗中，虾仁洗净，斩成蓉放入蛋中，加绍酒、精盐搅匀。

2.炒锅上火烧热，倒入油，烧至六成热时，将油向一个方向搅动旋转。

3.将虾仁蛋液徐徐倒入油锅中，边倒边用竹筷顺原方向搅动，使其成长丝形，待浮至油面，用漏勺捞出。挑松，装入盘中即成。

营养小秘密

虾肉和鸡蛋蛋白质含量都很丰富，并且都是含钙量很高的食物，虾肉中含钙量高达88%。

猪蹄炖海带

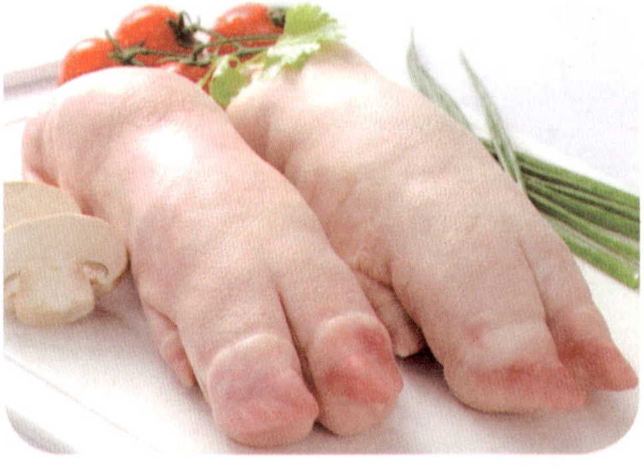

食谱原料：海带50克，腊猪蹄2个，大蒜、姜片、葱、盐、花椒、干辣椒、陈皮、醋各适量。

制作方法：1.海带泡发后洗净沥干备用。

2.腊猪蹄放入冷水中，用大火烧开撇去浮沫。

3.加入大蒜、姜片、花椒、干辣椒、陈皮和适量的醋改小火同煮。

4.小火炖上40分钟后加入海带同煮。

5.10分钟后加盐放入葱花即可。

营养小秘密

猪蹄里含有充足的钙质，而海带是一种碱性食品，经常食用会增加人体对钙的吸收，在油腻过多的食物中掺进点海带，可减少脂肪在体内的积存。

淮山药腰片汤

食谱原料：冬瓜250克，猪腰1对，黄芪20克，淮山药20克，香菇2朵，鸡汤、姜末、葱末各适量。

制作方法：1.将冬瓜、黄芪、淮山药分别洗净；冬瓜去瓤，削皮切块；香菇泡软去蒂；猪腰平片成两块，去净油皮和腰臊，然后洗净切片，用热水焯过。

2.将鸡汤倒入锅中加热，先放姜末和葱末，再放黄芪和冬瓜，用中火煮40分钟，再放猪腰、香菇、淮山药，煮熟后用慢火再煮片刻，调好味即可。

营养小秘密

冬瓜有清热、消肿、强肾、降压的作用，孕妈妈食用可以有效地预防妊娠高血压。

冬瓜鲤鱼汤

食谱原料：鲤鱼1条，冬瓜100克，枸杞少许，上海青（一种小白菜）2棵，生姜、绍酒、盐、胡椒粉、植物油、精汤各适量。

制作方法：1.将嫩冬瓜去皮、去子切成丝，鲤鱼处理干净，生姜切丝，上海青洗净。

2.锅内烧油，投入鲤鱼，用小火煎透，下入姜丝，淋入绍酒，注入适量清汤，煮至汤质发白。

3.加入冬瓜丝、枸杞、上海青，调入盐、胡椒粉，继续煮7分钟即可食用。

营养小秘密

冬瓜能清热、消痰、利水、解毒、减肥，适合孕妈妈及患有肾脏病、糖尿病、高血压、冠心病的人食用。

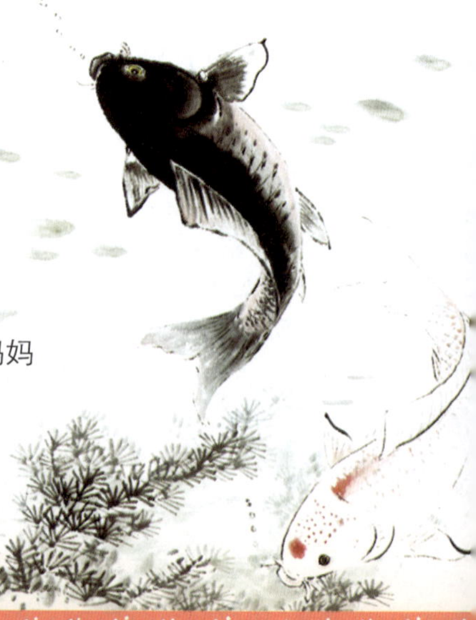

第31周 多吃帮助睡眠的食物

本周重点营养素
This Week's Major Nutrients

人的一生都需要不饱和脂肪酸，怀孕期间尤其如此。不饱和脂肪酸中的Omega3和DHA有助于孩子眼睛、大脑、血液和神经系统的发育，整个孕期都需要这些元素，尤其是怀孕的最后三个月，孩子大脑迅速发育的时候。因此，孕妈妈应多吃鱼类、坚果类食物。晚上孕妈妈可能一两个小时就想上一次厕所，不要试图通过白天少喝水来防止晚上起夜，因为孕妈妈需要大量的水。

本周营养饮食方案
This Week's Nutrient-Rich Way of Eating

注意荤素搭配

有些孕妈妈已经认识到孕期要控制体重的快速增长，因此拒绝吃荤，平时多以素食为主，甚至是全吃素食。这种控制体重的方法不科学，对胎儿的生长发育也是不利的。

脂溶性维生素包括维生素A、维生素D、维生素E、维生素K等，这些营养素必须由脂肪携带才能被人体吸收利用。如果孕妈妈只吃素食，将影响人体对维生素A、维生素D、维生素E、维生素K的吸收，造成人体维生素的缺乏，对健康十分不利。

因此，专家告诫那些只吃素食的孕妈妈，为了自身健康以及胎儿的正常发育，应适当食用些鲜鱼、鲜肉、鲜蛋、小虾、牛奶等含牛磺酸的荤食，以避免造成大人及胎儿视力异常。

良好饮食方式促进孕妈妈睡眠

人们对孕期可能出现的恶心、心口灼热发闷和打鼾等现象常常束手无策，这些反应困扰着孕妈妈们的睡眠，影响着她们的情绪和精神状态。

尤其是对孕前就有不良睡眠习惯的女性来说，孕期可能加剧睡眠困难。试试以下的饮食建议，也许可以帮助孕妈妈酣然入梦。

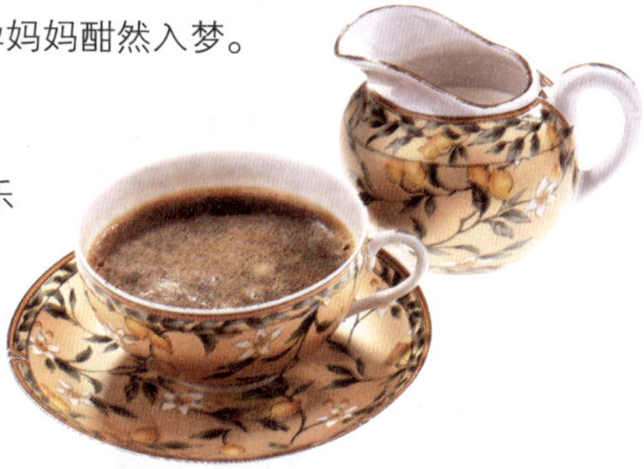

1.减少咖啡因的摄入

咖啡因有使人兴奋的作用，茶、咖啡、可乐和巧克力等都含有咖啡因，孕妈妈最好减少这些东西的摄入量，尤其是从下午开始，应该完全避免摄入这些食品或饮料。

2.睡前吃些点心可以缓解恶心

约有半数以上的孕妈妈在怀孕的头3个月（早期妊娠阶段）有食欲不振、胃纳减退、恶心及晨间起床后空腹状态发生呕吐（晨吐）等情况。呕吐如不及时纠正，就会造成胎儿营养障碍，从而发生胎儿心脏畸形等病症。因此被恶心、呕吐所困扰的孕妈妈最好能在正餐之间吃些小吃和点心，如牛奶、面包、饼干等，尤其是在睡前，不要空着肚子上床。

3.睡前避免进食难消化或辛辣的食物

辣椒、番茄等辛辣、酸性的食物极易引起心口灼热和消化不良，临睡前吃得过饱也会导致相同的症状。因此，孕妈妈的饮食宜清淡，避免暴饮暴食或忽饱忽饿。

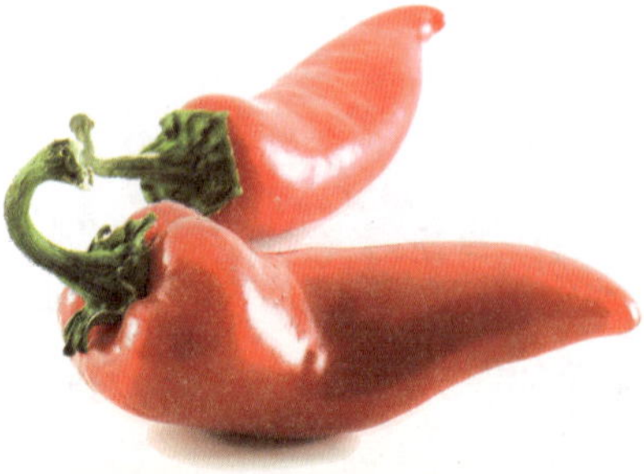

4.傍晚之后要减少饮水量

水维持着人体机能的正常运作，孕妈妈由于肾血流量和肾小球滤过率增加，排尿次数增多，如不及时补充水分，容易造成缺水。另一方面，由于体内水分增多，孕妈妈容易出现尿频和夜尿增多的现象，为了减少夜间起床上洗手间的次数，孕妈妈最好在上午多喝水，下午和晚上相应减少水的摄入量。

孕晚期哪些营养素更受青睐

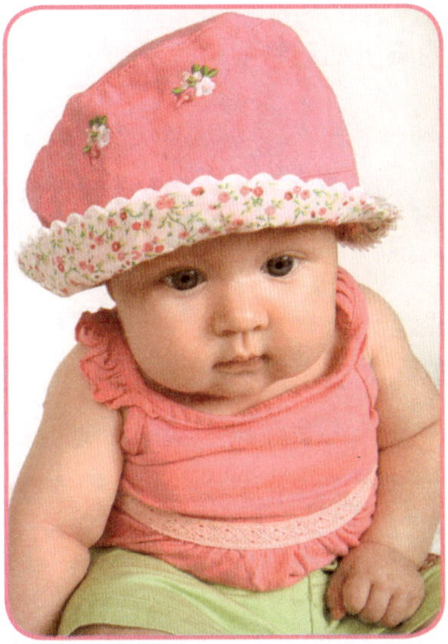

虽说“平衡膳食”是怀孕全过程中的饮食原则，但在孕期各阶段可以有侧重的营养摄取面。尤其到了孕晚期，子宫的增大明显挤压胃部，让孕妈妈食欲大减。但因有孕中期大量、全面的滋补基础，所以，孕晚期大可有的放矢地“进膳”。

有的放矢，即根据孕妈妈面临分娩的需要和胎儿在最后的冲刺阶段的迫切的、特别的需求而对某些营养素进行有意识地多多摄取。那么，在孕晚期，哪些营养素更受孕妈妈的青睐呢?

富含锌的食物可帮助孕妈妈自然分娩

研究表明，产妇的分娩方式竟然与其在孕晚期饮食中锌的含量有关。锌对人体机能有着重要作用，它对分娩的影响主要是可以增强子宫有关酶的活性，促进子宫收缩，促使胎儿驱出子宫腔，以帮助孕妈妈顺利地自然分娩。

富含锌的食物有肉类、海产品、豆类、坚果类等。

“止血功臣”维生素K可防止分娩时大出血

维生素K经肠道吸收，在肝脏产生出凝血酶原及凝血因子，有很好的防止出血的作用。孕妈妈在预产期的前一个月应有意识地从食物中摄取维生素K，可在分娩时防止大出血，也可预防新生儿因缺乏维生素k而引起的颅内、消化道出血等。

富含维生素K的食物有菜花、白菜、菠菜、莴笋、干酪、肝脏、谷类等。

给足钙和磷

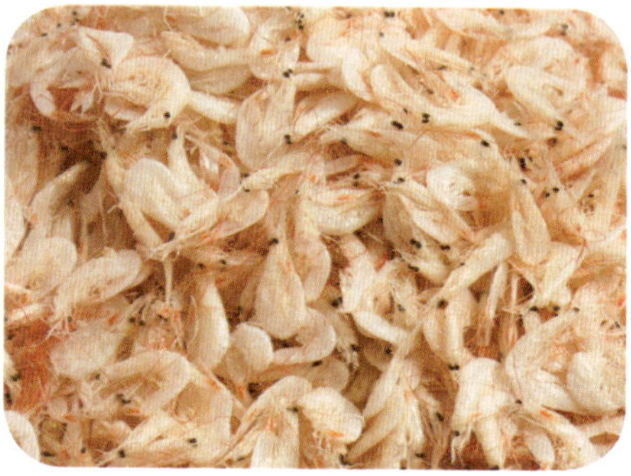

胎儿牙齿的钙化速度在孕晚期增快，到出生时全部乳牙就都在牙床内形成了，第一恒牙也已钙化。如果此阶段饮食中钙、磷供给不足，就会影响今后宝宝牙齿的生长。所以孕妈妈要多吃含钙、磷的食物。含钙的食物如牛奶、蛋黄、海带、虾皮、银耳、大豆等；含磷的食物如动物瘦肉、肝脏、奶类、蛋黄、虾皮、大豆、花生等。

孕晚期，越发显出铁元素的至关重要

胎儿在最后的3个月储铁量最多，足够出生后3～4个月造血的需要。如果此时储铁不足，在婴儿期很容易发生贫血。而孕妈妈若在此时因缺铁而贫血，就会头晕、无力、心悸、疲倦等，分娩时会子宫收缩无力、滞产及感染等，并对出血的耐受力差。所以，在孕晚期一定要注重铁元素的摄入量，每天应达到35毫克。

铁主要存在于动物肝脏、瘦肉和海鲜类中。增加动物性食品摄入量的同时，要多吃含维生素C的水果、蔬菜，可促进铁的吸收。此外，增加叶酸、维生素B_{12}的摄入量，既可预防贫血，也可减少胎儿神经管缺陷的发生。

本周饮食禁忌

忌吃霉变食品

如果是在妊娠早期2～3个月食用了霉变食物，会导致遗传性疾病和胎儿畸形，如先天性心脏病、先天性愚型等，甚至导致胚胎停止发育而发生死胎或流产。如果在孕中期食用了霉变食物，也会导致胎儿畸形发育。怀孕晚期食用霉变食物，同样会对胎儿造成伤害，虽然胎儿的各项器官已经基本发育成熟，但仍很脆弱。因此，孕妈妈一定不要吃霉变的粳米、玉米、花生、银耳、薯类、菜类以及甘蔗、柑橘等。

本周营养食谱
This Week's Diet Plan

清蒸冬瓜熟鸡

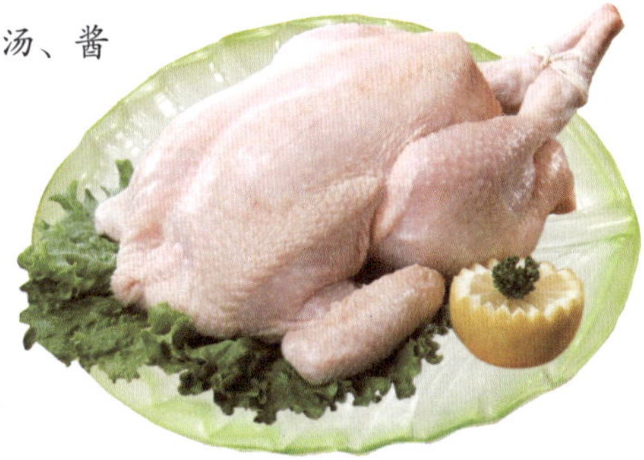

食谱原料：鸡肉500克，冬瓜300克，鸡汤、酱油、盐、味精、料酒、葱段、姜片各适量。

制作方法：1.熟白鸡肉去皮，切成两头尖、中间宽的象眼块，把鸡肉皮朝下，整齐地码入盘内，加入鸡汤、酱油、盐、味精、料酒、葱段、姜片，上笼蒸透，取出，拣去葱、姜，把汤汁滗入碗内待用。

2.冬瓜洗净切块，放入沸水锅内焯一下，捞出码入盘内的鸡块上，将盘内的冬瓜块、鸡肉块一起扣入汤盘内。

3.炒锅上火，倒入碗内的汤汁，烧开撇去浮沫，盛入汤盆内即成。

营养小秘密

此菜含有丰富的蛋白质、钙、磷、铁、锌、钾和维生素C、维生素E、维生素B_1、维生素B_2等多种营养素，有益气养血、滋养五脏、生精添髓等功效。孕妈妈常吃此菜，能获得全面而合理的营养素，可有效防治营养缺乏，并使胎儿健康发育。

首乌小米粥

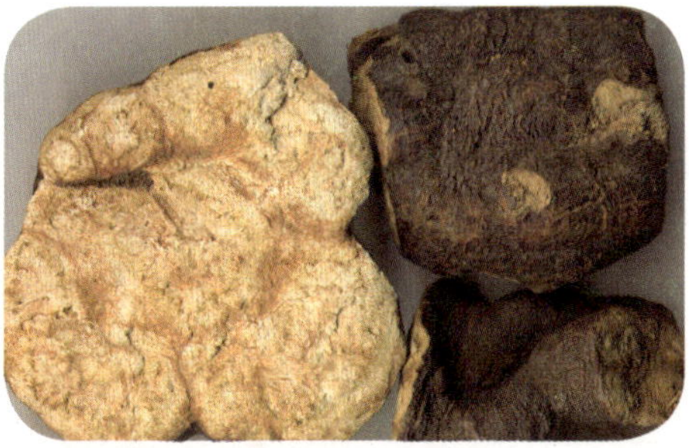

食谱原料：何首乌50克，小米300克，鸡蛋1个，白糖适量。

制作方法：将何首乌用纱布包裹，与小米同煮粥，粥熟前将鸡蛋打入，并加白糖少许，煮熟。

营养小秘密

首乌小米粥具有益气养血的功效，尤其适用于气虚而致的子宫脱垂。

牛奶山药枸杞燕麦粥

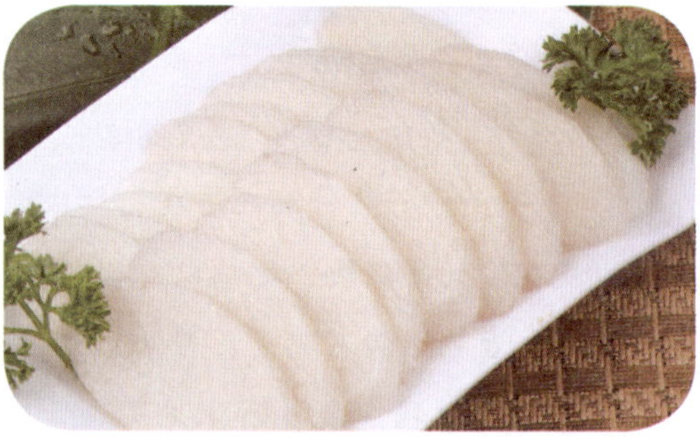

食谱原料：鲜牛奶500毫升，山药小半根，燕麦片100克，枸杞5克，冰糖适量。

制作方法：1.山药去皮、洗净，切小块。

2.鲜牛奶倒入锅中，放入枸杞，将燕麦片与山药一同入锅，边煮边搅拌，放入冰糖，煮至麦片、山药熟烂即可。

营养小秘密

此粥能补充矿物质。此粥不油不腻，易消化吸收。山药健脾益肾；燕麦含丰富亚麻油酸，能降血脂，防动脉硬化；牛奶可补充蛋白质和钙等矿物质元素，有强壮骨髓的作用。

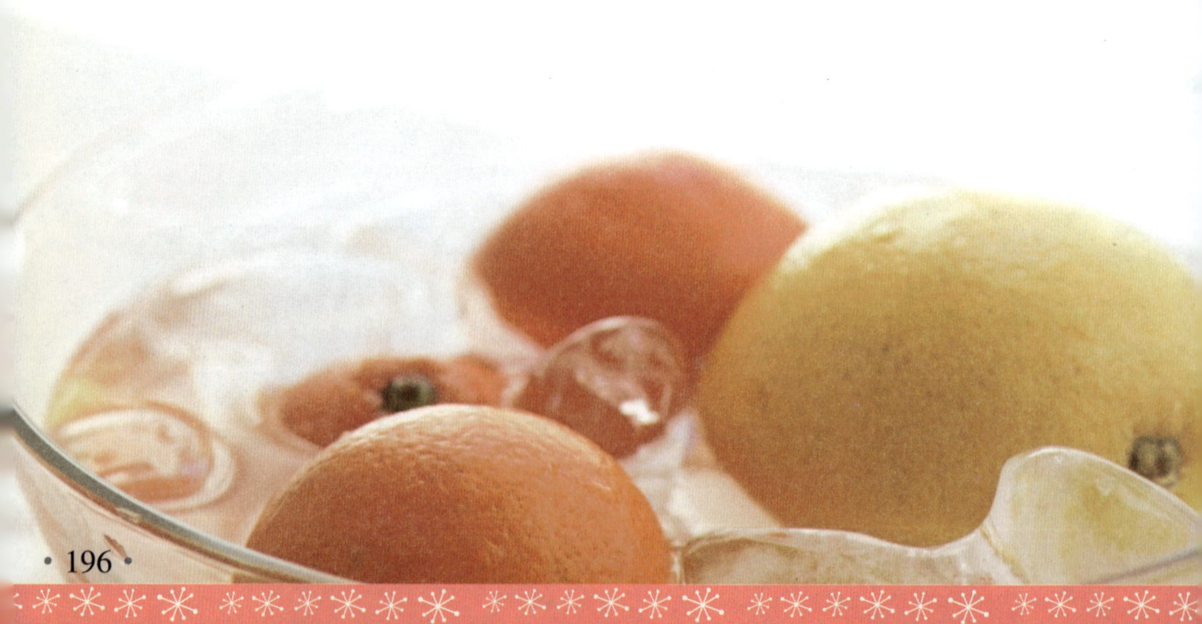

第32周 应对孕晚期不适

本周重点营养素
This Week´s Major Nutrients

每天孕妈妈要喝6～8杯水，并适量补充各种微量元素，为了减轻水肿和妊娠高血压综合征，在饮食中要少放食盐。

如果体重增长过多，孕妈妈就应该根据医生的建议适当控制饮食，少吃淀粉和脂肪，多吃蛋白质、维生素含量高的食品，以免胎儿生长过大，造成分娩困难。

本周营养饮食方案
This Week´s Nutrient-Rich Way of Eating

孕妈妈宜适量食用蜂蜜

孕妈妈的膳食一定要保证营养均衡全面，粗细荤素搭配合理。日常饮食应该注意多样化，不可偏食，除了每餐摄取足量的蛋白质、脂肪、糖类、碳水化合物、矿物质、维生素以外，孕妈妈宜适量食用蜂蜜。

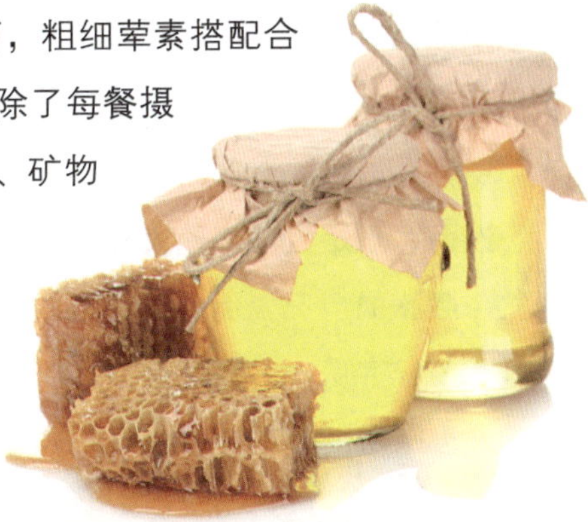

蜂蜜是天然的大脑滋补剂。因为在所有的天然食品中，大脑神经元所需要的能量在蜂蜜中含量最高。蜂蜜中富含锌、镁等多

种微量元素及多种维生素，是益脑增智、美发护肤的要素。

蜜蜂的食物是花粉。花粉是有花植物的雄性器官，即雄花花蕊中的生殖细胞，呈很小的粉末状。花粉是由将近100种物质组成的天然产物。由于蜜蜂所采的植物品种多，所以，蜜蜂酿出的蜂蜜具有高度的平衡营养和生物效应作用。故蜂蜜素有“长寿食品”之美称。

孕妈妈每天在上午、下午的饮水中各加入数滴蜂蜜，可以有效地预防妊娠高血压综合征、妊娠贫血、妊娠合并肝炎等疾病。同时，蜂蜜缓下通便，能有效地预防便秘及痔疮出血。

孕妈妈睡前饮一杯蜂蜜水，有安神补脑、养血滋阴之功效，能够治疗多梦易醒、睡眠不安。

孕妈妈可以喝优酪乳吗

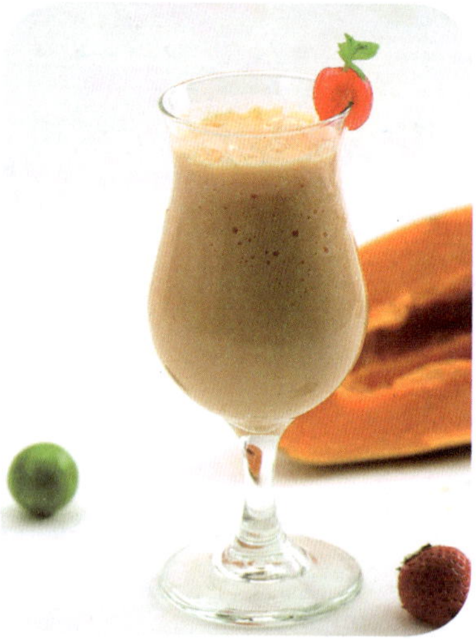

优酪乳属于乳制品，然而，虽然其与牛奶同源，但二者内容物的构成比率却有些许差距，比如优酪乳的蛋白质含量偏低，相当于牛奶的2/3，但含糖量比牛奶高。

对于有乳糖不耐症的孕妈妈和因对牛奶不适应而喝下去就呕吐的孕妈妈来说，优酪乳确实是一种非常不错的牛奶替代品。

因为优酪乳发酵所产生的有机酸有助于人体吸收钙质，且其所含的有益菌进入小肠，会帮助肠内乳酸菌发生作用，形成一种偏酸性的内环境，促进肠胃消化。

然而，正是因为优酪乳这一“整肠”作用，使得初次食用者会在食用初期有胀气、腹胀的情况，但是请不要过于忧虑，很快就会过去的。因此，饮用初期，最好不要一下喝太多，每天喝200毫升即可，等到适应后再增加，直到500毫升就够了，否则物极必反。

孕妈妈怎么吃薯类食物

首先，数量要有保证。孕妈妈每天应该摄入80克左右的薯类食物，不管是土豆、红薯，还是芋头，都可以。

其次，注意荤素搭配，只有荤素搭配得好，孕妈妈才能在吸收营养的同时，还能保证自己不发胖。但是，吃薯类时，要相应地少吃主食，其控制比例为3∶1。

最后，最好不要吃炸薯条和土豆泥。因为它们在烹制过程中被氧化了，这使得其所含的维生素C被大量破坏，也就是说其营养成分已经降低了或者没有了。此外，它所使用的油，你很难搞清楚是否新鲜、是否安全，再加上制作过程中需要高温加热，会产生致癌物。

薯类食物只含0.1%的脂肪，可以说非常少，甚至如果每天多吃点儿，还可以让你减少脂肪的摄入量，把体内多余的脂肪消耗掉。

然而，孕妈妈们吃薯类食物时，一定要注意：土豆含一种有毒物质——生物碱，它可以引起中毒、恶心、腹泻，如果蓄积得多了，还能导致胎儿畸形。通常，这种物质多集中于土豆皮，因此吃土豆一定要削皮，尤其要削净颜色发绿、发紫的皮。此外，发芽的土豆毒性更强，所以烹制之前，一定要挖掉土豆芽，并且放在清水中泡一段时间，用大火烹制。

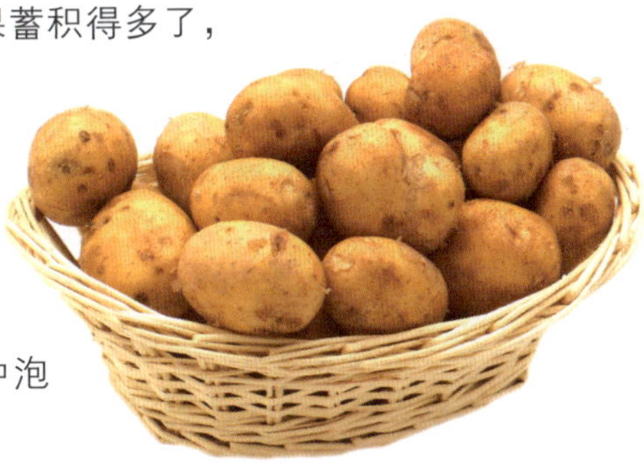

孕妈妈如何应对孕晚期不适

到了怀孕最后那几个月，孕妈妈的身体变化越来越大。有些变化是怀孕期间的正常现象，有些则应引起重视。

以下症状是孕期难以避免的正常现象，孕妈妈不必过分担忧。

胃部烧灼

由于胎儿个头越来越大，孕妈妈胃部受到挤压，再加上孕酮的影响使肠胃蠕动减缓，食物在胃中时间变长，而且孕妈妈的括约肌会比较松弛，导致胃液逆流到食道，因而引起灼热的不适感。

应对：孕妈妈要少吃多餐。每餐喝一点牛奶，吃完饭不要马上躺下。

水肿

到了孕晚期，很多孕妈妈的脚比平时足足大了两个码，鞋子都穿不下了。水肿现象从孕中期就开始出现，到了孕晚期，胎儿对下腔静脉的压迫更大，症状也就更明显了。

应对：控盐加运动。千万别吃得太咸。适度运动，散步、游泳、瑜伽都是孕妈妈不错的选择。如果出现全身快速又明显的水肿，可能是先兆子痫的前兆，孕妈妈要特别小心。

耻骨疼痛

孕晚期尤其是临近分娩的时候，很多孕妈妈会抱怨耻骨附近疼得厉害。那是因为弛缓素和黄体素这两种激素使得耻骨联合区域变得非常松弛，而骨盆承受了很大的压力，导致了耻骨联合过度分离。

应对：孕妈妈要注意多休息。

外阴部疼痛

有些孕妈妈在妊娠中晚期会感觉外阴部肿胀，同时局部皮肤发红，在行走时外阴出现剧烈疼痛。这种现象就是外阴部静脉曲张。

应对：不要久站，不要穿过紧的裤子和鞋袜，洗澡的时候注意水温不要太热。

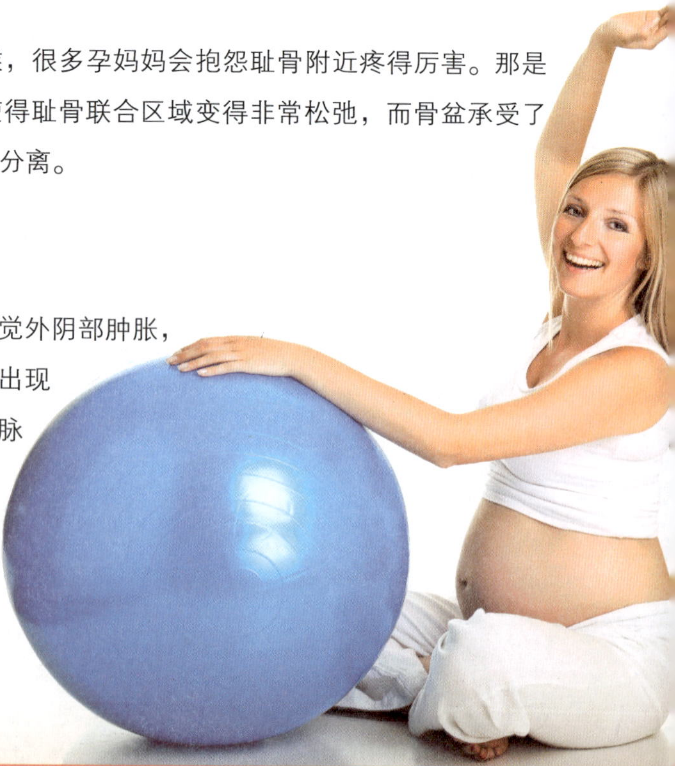

本周饮食禁忌

忌吃未经煮熟的鱼、肉、蛋

孕妈妈忌吃未经煮熟的鱼、肉、蛋等食物。生的鱼、肉等食物中往往含有绦虫、囊虫等寄生虫，直接食用这些食品可以使人感染疾病。生鸡蛋的蛋白质不易被蛋白水解酶水解，不易被肠道吸收，而且生鸡蛋常常被细菌污染，直接食用很容易得肠胃炎。经烟熏、腌制、烧烤的食物也应尽量不吃。

本周营养食谱 This Week's Diet Plan

鸡蛋炒苦瓜

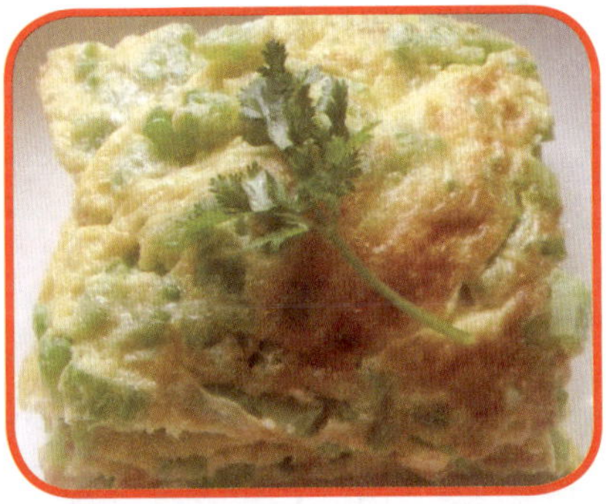

食谱原料：苦瓜2根，鸡蛋3个，精盐、葱花、姜丝、鸡精、白糖、植物油各适量。

制作方法：1.将苦瓜去皮、去瓤、洗净，对剖成四瓣，再切成薄片，加入精盐腌渍10分钟后挤出苦水，用清水反复清洗几次，沥干备用。

2.鸡蛋磕入碗中，搅散备用。

3.坐锅点火，下油烧热，倒入鸡蛋液炒成蛋花，盛出待用。

4.锅中留少许底油烧热，先下葱花、姜丝炒香，再放入苦瓜片、蛋花、精盐、鸡精、白糖翻炒均匀，即可出锅。

营养小秘密

苦瓜性凉，味甘苦，有清暑解热、清心明目、除湿治痢的功效，所以在热不思食的夏季，这道鸡蛋炒苦瓜无疑成为孕妈妈们开胃、清火的下饭菜。苦瓜的新鲜汁液，含有苦瓜甙和类似胰岛素的物质，具有良好的降血糖作用，是糖尿病患者的理想食品。

椒盐小饼

食谱原料：面粉500克，酵母、花椒粉、精盐、植物油各适量。

制作方法：1.取面粉300克加酵母、清水和匀发成面团，待用。

2.取面粉200克加热开水和成烫面团，待用。

3.发面团、烫面团加花椒粉及精盐混合揉匀，搓成粗长面柱，用刀切成2厘米长的小段，以手掌压成圆形饼状。

4.平锅上火烧热，加适量油，放入压好的小饼，以小火煎至两面呈金黄色，再加入清水，盖上锅盖，以中火焖干。

5.揭开锅盖，加入少许食用油，煎至两面酥脆，即可出锅。

营养小秘密

面粉富含蛋白质、碳水化合物、维生素和钙、铁、磷、钾、镁等矿物质，有养心益肾、健脾厚肠、除热止渴的功效。这款椒盐小饼酥脆可口，营养美味，适合孕晚期孕妈妈食用。

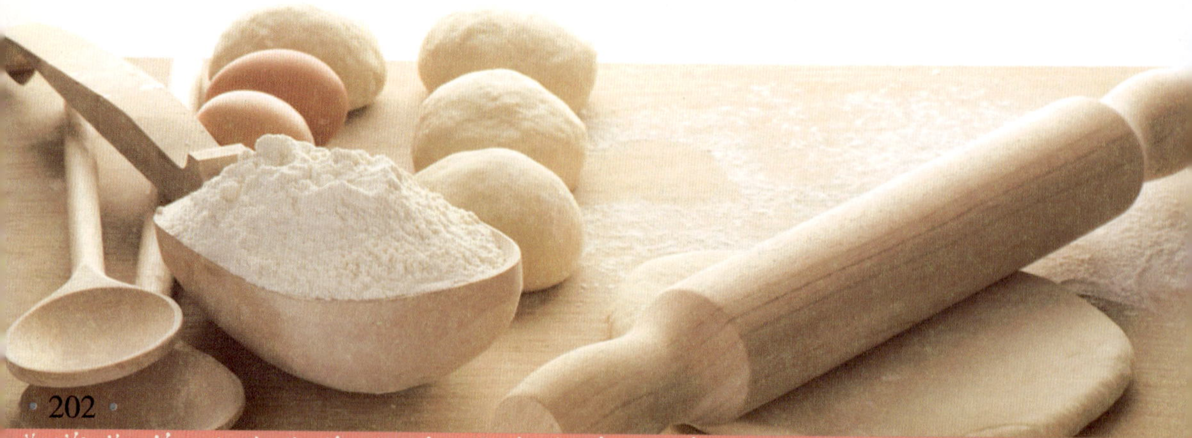

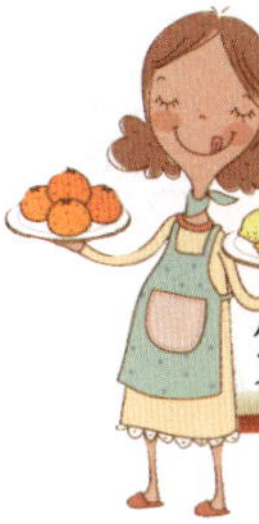

第33周 多吃西蓝花，少吃土豆

本周重点营养素
This Week's Major Nutrients

产期临近，孕妈妈身体的不适和内心的不安都有所加重，要坚持住，你和宝宝很快就会见面了。

不要重复做相同的动作，比如长时间、高强度地编织、缝纫或做园艺等，由于孕妈妈全身的关节和韧带变得松弛，过度的劳累极易使肌肉受伤，产生无菌性炎症和劳损性疾病。

此时胎儿大脑中某些部分还没有成熟，因此，适量补充脂肪，尤其是植物油仍是必需的。

可以食用一些南瓜、红薯、土豆、藕来代替米面等作为主食，它们不仅含淀粉、糖，还含有纤维素和一些微量元素，可提供更全面的营养，而且热量较低。

本周营养饮食方案
This Week's Nutrient-Rich Way of Eating

孕妈妈应多吃西蓝花

西蓝花含有一种被称为SGS的物质，它可以有效地帮助孕妈妈稳定血压，并且帮助其缓解焦虑不安的情绪。

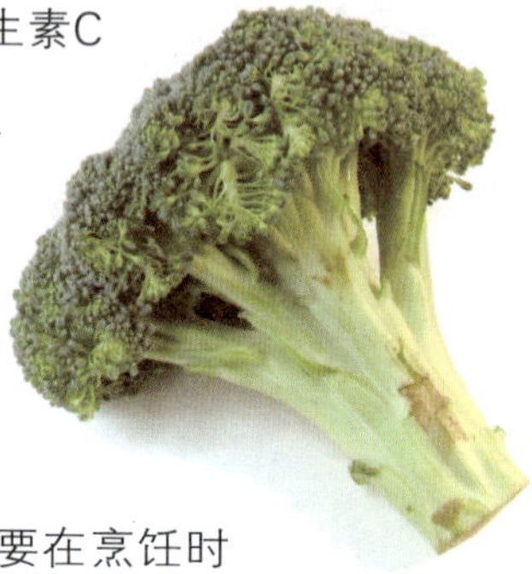

西蓝花所含的维生素C相当于番茄的4倍多，而维生素C可以帮助孕妈妈提升自身免疫力，保证胎儿不受细菌、病毒的感染，此外还有助于其吸收铁质。

西蓝花还含有丰富的叶酸，而叶酸可以保护胎儿，减少胎儿发生脊裂、脑积水、无脑等神经系统畸形的概率。

所以，孕妈妈在孕期内应该多吃点西蓝花，但是要在烹饪时少放点儿油，大火快炒，因为叶酸不稳定，如果烹饪时间太长、温度太高的话，容易被破坏掉。

孕8月补维生素吃鱼肉馄饨

海洋动物食品被营养学家称为高价的营养品。其富含脂肪、胆固醇、蛋白质、维生素A和维生素D，与眼睛、皮肤、牙齿和骨骼的正常功能关系非常密切。

据研究，海鱼中含有大量的脂肪，而且这种脂肪具有有利于新陈代谢正常进行的特殊作用，海鱼还可以提供丰富的矿物质，如镁、铁、碘等元素，对促进胎儿生长发育有良好的作用。除此之外，海洋动物食品还具有低热量高蛋白的特点。100克鱼肉可提供成人蛋白质供给量的1/3，却只提供低于100千卡的热量，因此对于高脂肪的海洋动物食品，多吃有益无害。

鱼肉馄饨

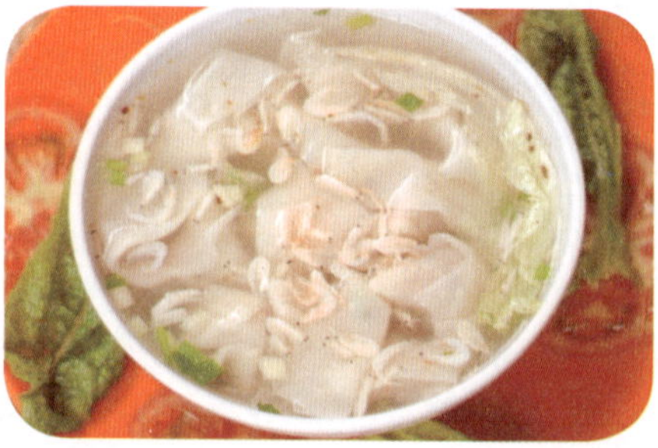

原料：干净鱼肉125克，猪肉馅75克，绿叶菜50克，绍酒5克，葱花5克，干淀粉50克，味精0.5克，精盐1克，熟鸡油5克。

做法：1.将鱼肉剁成膏状，加精盐0.5克拌匀，做成18个鱼丸；在砧板上放干淀粉，把鱼丸放在淀粉里逐个滚动，使鱼丸渗入干淀粉后有黏性，并用擀面杖擀压成直径7厘米左右的薄片，即成鱼肉馄饨皮。

2.将猪肉馅做成18个馅心，用鱼肉馄饨皮卷好捏牢。

3.旺火烧锅，放入清水1000克烧沸，下馄饨，用筷子轻搅，以免黏结。用小火烧到馄饨浮上水面5分钟左右，即可捞出。

4.在汤中加精盐和绍酒，烧沸后放入绿叶菜（韭菜、香菜均可），撒点儿味精，倒入盛有馄饨的碗中，撒葱花、淋鸡油即可食用。

特点：皮白肉红，质地滑嫩，鲜香可口。

孕妈妈要少吃土豆

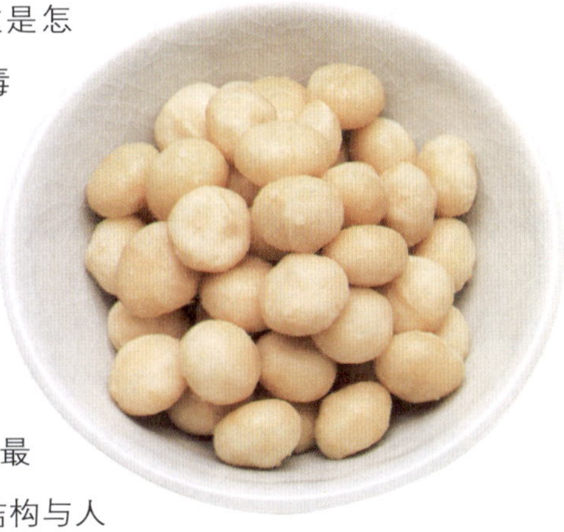

吃了发芽、腐烂的土豆导致人体中毒，这是怎么回事呢？原来，土豆中含有一种叫龙葵素的毒素，而且龙葵素较集中地分布在发芽、变绿和溃烂的部分。有人测定，每千克土豆嫩芽中龙葵素的含量可高达5200毫克，高出土豆块中60～65倍。

龙葵素被吸收进入血液后有溶血作用，还可麻痹运动、呼吸中枢，刺激胃黏膜，中毒者最终可因呼吸中枢麻痹而死亡。此外，龙葵素的结构与人类的甾体激素如雄激素、雌激素、孕激素等性激素相类似。孕妈妈若长期大量食用含生物碱较高的土豆，蓄积在体内会产生致畸效应。有人推算，有一定遗传倾向并对生物碱敏感的孕妇，食入44.2～252克土豆，即可能生出畸形儿。而且土豆中的生物碱并不能因常规的水浸、蒸、煮等烹调而减少。有鉴于此，孕妈妈还是不吃或少吃土豆为好。

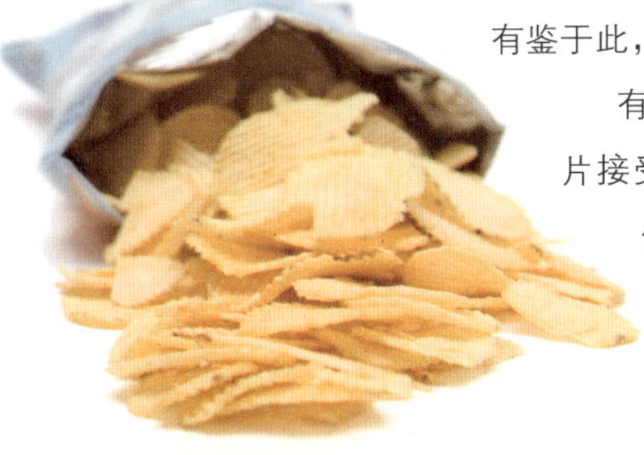

有的孕妈妈喜欢吃市场上出售的薯片，虽然薯片接受过高温处理，龙葵素的含量会相应减少，但是它却含有较高的油脂和盐分，多吃除了会引起肥胖，还会诱发妊娠高血压综合征，增加妊娠风险，所以也不能贪吃。

本周饮食禁忌

不要继续贪吃火锅

火锅涮肉很多孕妈妈都喜欢吃，尤其在天气寒冷时。然而，大多数的牛、羊体内均有弓形虫寄生，但人们并不能用肉眼看见，吃火锅时只是把肉片在热汤里烫了一下就捞出来吃，但很短的时间内不可能将弓形虫烫死，孕妈妈感染上弓形虫，可引起流产、早产、胎儿畸形，甚至死亡，因此孕妈咪最好不吃火锅涮肉。

本周营养食谱

This Week's Diet Plan

潮州大鱼丸

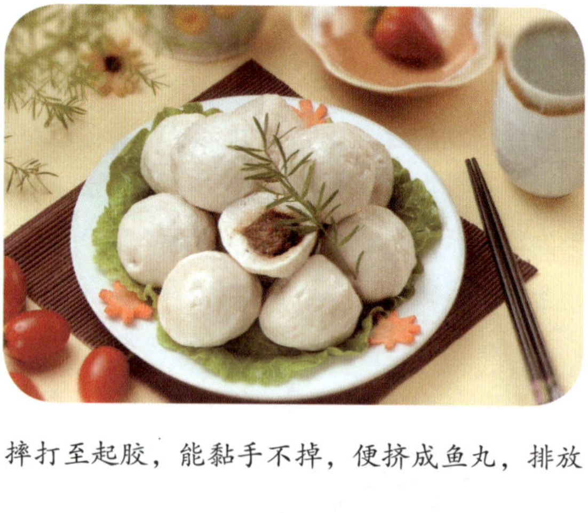

食谱原料：黄花鱼1条，鸡蛋2个，紫菜、葱花、鱼露、香油、胡椒粉、精盐、味精各适量。

制作方法：1.将黄花鱼宰杀，去鳃、鳞、内脏，洗净，片取净肉绞成鱼蓉，放在盆里。

2.鱼蓉中加入鸡蛋清、精盐、味精、清水25毫升搅匀，用力摔打至起胶，能黏手不掉，便挤成鱼丸，排放于清水盆中浸泡，约做50粒。

3.将鱼丸连清水一起倒入锅中，先用旺火煮至表面快熟成型，改用小火将鱼丸浸至微熟，取出。

4.中火烧沸汤（或水）1000毫升，将鱼丸放入煮至浮动，立即端离火位，加入紫菜、葱花、味精、鱼露、香油、胡椒粉，然后盛入汤盅或碗内即可。

营养小秘密

黄花鱼含有丰富的蛋白质、矿物质和维生素，非常适合孕晚期的孕妈妈食用。

糯米香菇饭

食谱原料：糯米400克，猪里脊肉100克，鲜香菇6朵，姜末、虾米、料酒、精盐、植物油、酱油各适量。

制作方法：1.糯米洗净后用清水浸泡12小时以上，备用；猪里脊肉、鲜香菇洗净，切细丝；虾米泡软。

2.在电饭煲中倒入少量植物油，待油热后，放入姜末、猪肉丝，略炒至变色，放虾米、香菇、料酒、酱油、精盐，然后倒入糯米，加水蒸熟即可。

营养小秘密

糯米含有丰富的矿物质，在谷物中属锌含量较高的一类，是孕妈妈补充矿物质的最佳食物。

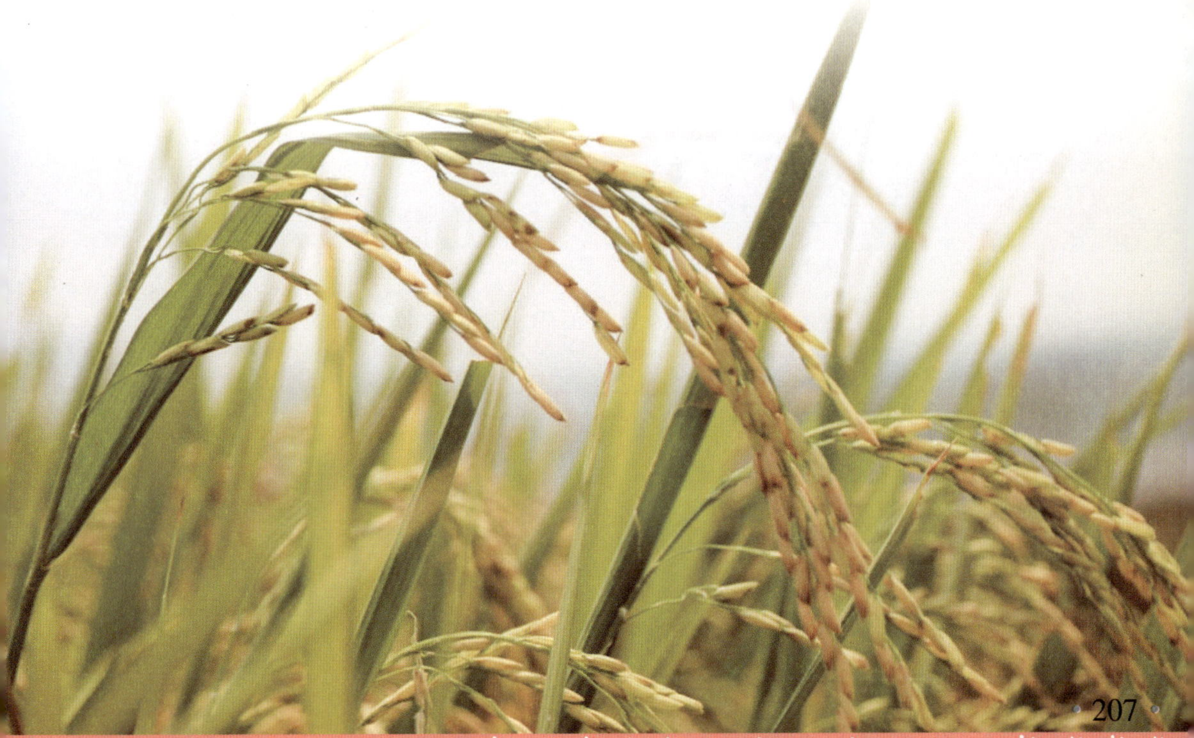

第34周 不同季节，因时择食

本周重点营养素
This Week´s Major Nutrients

本周营养原则为：食品多样化、量适当、质量高、易消化、低盐、低脂；注意晒太阳，有利于钙的吸收。这一段时间的饮食卫生尤其重要，因为如果因饮食不当造成孕妇出现其他疾病，都会影响分娩和产后妈妈及宝宝的健康。这个时候，孕妈妈消化功能减退，容易引起便秘，因此，要多吃玉米、蔬菜等含纤维的食品。

本周营养饮食方案
This Week´s Nutrient-Rich Way of Eating

孕妈妈要“因时择食”

怀孕后，既要注意根据怀孕的月份不同，随时更换食谱，又要随着季节的变化，在饮食上有所差异。

秋天气温凉爽、干燥，孕妈妈的食欲逐渐提高，再加上各种瓜果大量上市，应特别注意“秋瓜坏肚”，立秋之后不论是西瓜还是香瓜、菜瓜，都不能任意多吃了，否则会损伤脾胃的阳气。因气候干燥，在饮食的调

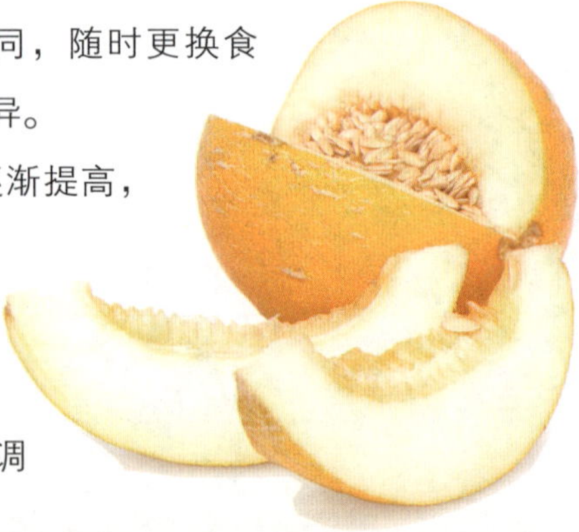

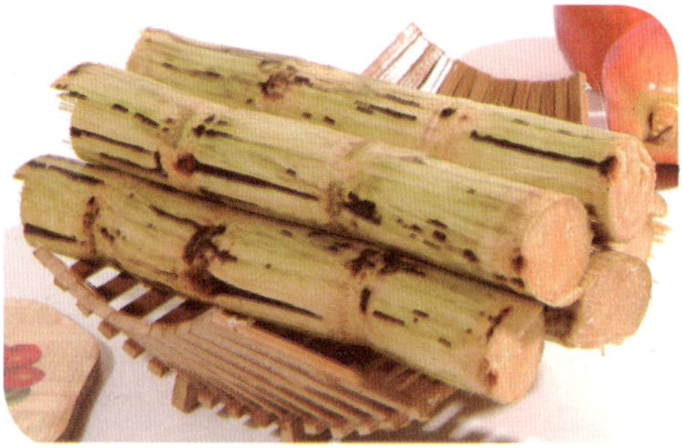

理上，要注意少吃辛辣的食品，如辣椒、生葱等。宜食用芝麻、糯米、粳米、蜂蜜、枇杷、甘蔗、菠萝、乳品等柔润食物。

冬天气候寒冷，虽宜热食，但燥热之物不可过食，以免使内伏的阳气郁而化热。饭菜口味可适当浓重一些，要含有一定的脂类。因绿叶蔬菜较少，所以应注意摄取一定量的黄绿色蔬菜，如胡萝卜、油菜、菠菜、绿豆芽等，避免发生维生素A、维生素B_2、维生素C的缺乏症。为了防御风寒，在调味品上可以多用些辛辣食品，如辣椒、胡椒、葱、姜、蒜等。此外，炖肉、熬鱼也可多吃一点儿。冬季切忌黏硬、生冷食物，此类食物易伤脾胃之阳。对于孕妈妈来说，冬季是饮食进补的最好时机。

孕妈妈如何吃得营养，又不发胖

孕期内，孕妈妈的饮食“质”要远远重于“量”，尤其是孕前本来就超重、营养过剩的孕妈妈，更应该在饮食的品质、营养价值上下工夫。

那么，这类孕妈妈应该怎样吃、吃什么呢?

首先，应该尽量少吃高脂肪、高热量食物，比如奶油蛋糕、坚果、巧克力，因为它们本身就在这方面占优势。

其次，应该尽量少吃糖，或者用水果代替，这样就既能消除孕妈妈的饥饿感又能满足其营养需求了。同时在孕前、孕早期，一定要注重补充叶酸，多吃富含叶酸的水果和蔬菜。

最后，还需要提醒这类孕妈妈的是绝对不能减肥，更不能通过饥饿减肥法达到减肥目的。

因为，孕妈妈摄取的每一种营养对于胎儿来说，都是

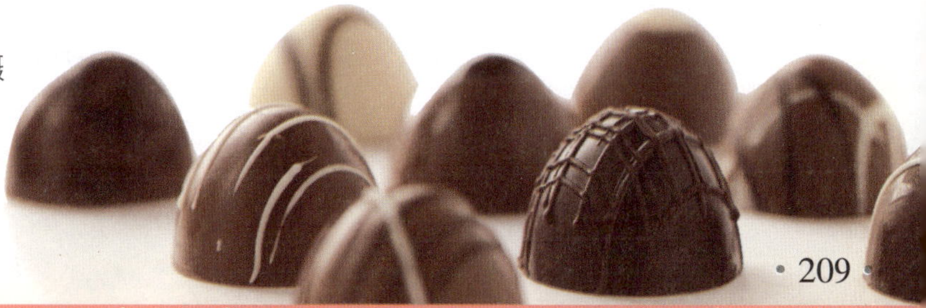

非常重要的。而孕妈妈所需要做的就是通过合理的饮食、适当的锻炼，去控制体重，不要让它再超速增长就可以了。一般情况下，在整个孕期内把体重增长控制在6～7千克就好了。

此外，肥胖的孕妈妈们要注意的是均衡饮食、均衡营养，不能只吃自己喜欢的食物，要多吃些鱼类，当然不要吃那种含铅量比较多的鱼，还要多吃非全脂的孕妈妈奶粉等。

防治便秘食物有哪些

孕妈妈能坚强面对剧烈的妊娠反应，却对难以启齿的孕期便秘束手无策！一项调查发现在20位孕妈妈中，竟有半数以上正经历着便秘的痛苦！怎么办？不妨听取营养师的意见，尝试一些通便和防便的食物吧！

通便食物

土豆：土豆是一种营养非常全面且易消化的食物，有助于胎儿的发育，保持孕期健康。同时所含的粗纤维可促进胃肠蠕动和加速胆固醇在肠道内的代谢，具有降低胆固醇和通便的作用，对改善孕期便秘很有帮助。

提示：食用前请注意观察，发芽或皮变青、变绿、变紫的土豆不可食用。

玉米：玉米是粗粮中的保健佳品。其膳食纤维含量很高，能刺激胃肠蠕动，加速粪便排泄，对妊娠便秘大有好处。当然，玉米还具有利尿、降压、增强新陈代谢、细致皮肤等功效。

提示：食用时请避免过量，易致胃闷、胀气。

黄豆：黄豆的营养价值很高，又被称为“豆中之王”“田中之肉”，它含有非常优质的蛋白质和丰富的膳食纤维，有利于胎儿的发育，并促进孕妈妈的新陈代谢。同时，丰富优质的膳食纤维能通肠利便，利于改善孕妇便秘。

提示：黄豆不宜生吃，夹生黄豆也不宜吃。

芋头：芋头富含营养，是一种很好的碱性食物。它有保护消化系统，

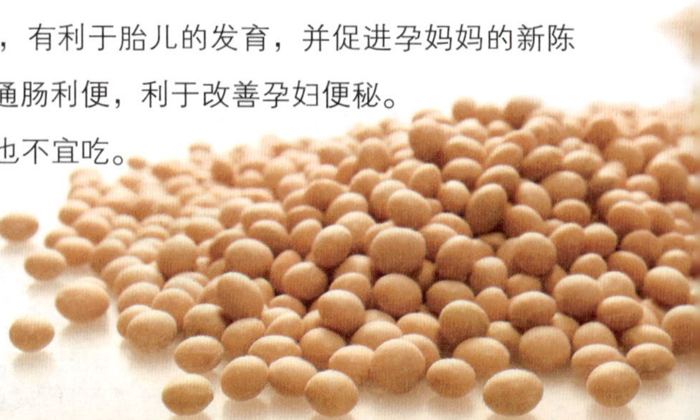

增强免疫功能的作用。孕妈妈常吃芋头，可以促进肠胃蠕动，帮助母体吸收和消化蛋白质等营养物质，还能清除血管壁上的脂肪沉淀物，对孕期便秘、肥胖等都有很好的食疗作用。

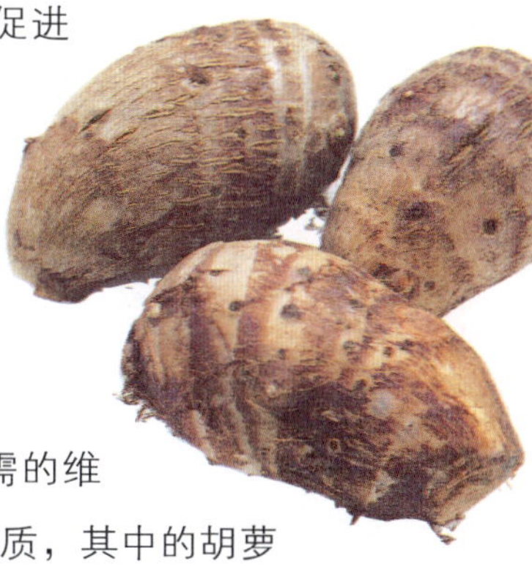

提示：食用时请避免过量，否则易致胃闷、胀气。

草莓：草莓营养丰富，含有多种人体所必需的维生素和矿物质、蛋白质、有机酸、果胶等营养物质，其中的胡萝卜素有明目养肝的功效。最主要的是其所含的果胶和膳食纤维可以助消化、通大便，对胃肠不适有滋补调理作用。

扁豆：扁豆含有丰富的蛋白质和多种氨基酸、维生素、矿物质，经常食用能健脾胃、增进食欲、健美肌肤、提高注意力。扁豆中的膳食纤维丰富，有便秘的人常吃可以促进排便通畅。

提示：烹煮时间宜长不宜短，若食用没煮熟的扁豆易中毒。.

防便秘食物

圆白菜：圆白菜营养丰富，具有抗氧化、防衰老的功能，富含维生素、叶酸和膳食纤维，多吃可促进消化，预防便秘，提高人体免疫力。

生菜：生菜极富营养，含有多种维生素和丰富的矿物质。经常食用，能改善胃肠血液循环，促进脂肪和蛋白质的消化和吸收，清除血液中的垃圾，排肠毒，防止便秘。

竹笋：竹笋富含B族维生素及多种矿物质，具有低脂肪、低糖、多纤维的特点，有促进肠道蠕动、帮助消化、消除积食、防止便秘的功效。

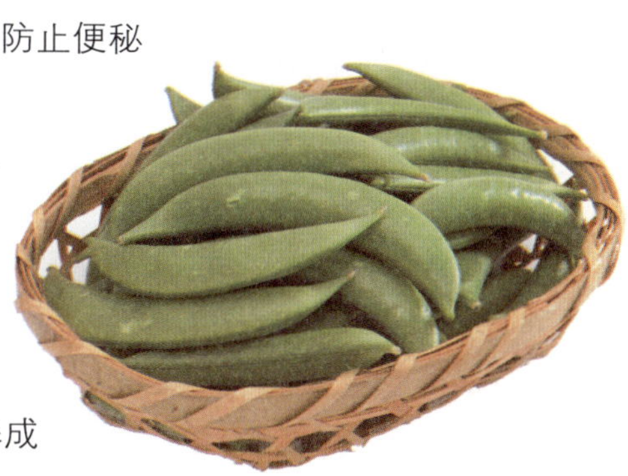

豌豆：豌豆富含人体所需的各种营养物质，可促进新陈代谢，提高人体免疫力，利于胎儿发育。其中含有的丰富膳食纤维有清肠作用。

红薯：红薯富含利于胎儿发育的多种营养成

分，同时其所含的食物纤维能有效刺激消化液分泌和胃肠蠕动，促进通便。

酸奶：酸奶富有营养，含有新鲜牛奶的全部营养，其中的乳酸、醋酸等有机酸，能刺激胃分泌，抑制有害菌生长，清理肠道。

孕晚期补气养血应吃什么

怀孕第34周，胎儿的体重增加很快，是胎儿生长发育较快的时期，各种营养的需要量也相应加大，胎儿体内的钙、铁等营养物质也都需要大量的供给。所以，这个时期饮食一定要合理，以满足胎儿生长发育的需要。

这个时期的孕妈妈需要补气、养血、滋阴，所以营养一定要跟得上。如果营养不足孕妈妈往往会出现贫血、水肿、高血压等并发症；如出现腰酸、小腹坠胀、宫缩频繁，可服桂圆鸡蛋羹；若发生水肿、高血压，应吃些红豆粥、冬瓜汤、鲤鱼汤等少盐、利尿的食物；若血蛋白低，可多吃些蛋黄、猪肝、红豆、油酥、菠菜等含铁量高的食物，提倡食物的多样化。多吃动物性食品、豆类食品和水果，选用富含维生素B、维生素C、维生素E的食物。维生素B可以促进消化，增加食欲；维生素C可以提高机体抵抗力，改善新陈代谢，有解毒、利尿的作用；维生素E能防止早产。少吃或不吃不易消化的、油炸的、易胀气的食物，如白薯、洋葱、土豆等。忌吸烟饮酒等不良嗜好。

此外，为了不造成孕妇便秘，应在每天早上饮牛奶和水，并多吃水果和蔬菜。

本周饮食禁忌

孕妈妈烹饪调料有禁忌

在给孕妈妈的饮食中，一定不要放花椒、大料、桂皮、小茴香、胡椒、辣椒等热性调料。

这些热性香料，会使孕妈妈本来就容易发生的便秘、痔疮更加严重。此外，会使得胎儿烦躁不安，频繁地胎动，甚至还会造成发育畸形、羊水早破、流产、早产等不良后果。

本周营养食谱
This Week's Diet Plan

玉米淮山猪排汤

食谱原料：玉米2根，江瑶柱、莲子各50克，生淮山薯1根，猪排骨500克，生姜、食盐各适量。

制作方法：1.将玉米去衣、须，洗净，切成小粒；江瑶柱浸泡，撕成丝状；莲子洗净待用。

2.将生淮山薯去皮，洗净，切滚刀块；猪排骨切成2厘米见方的小段；生姜切片。

3.将上述备好的食材一起放入汤煲里，加入清水2000毫升，用大火煲沸后，改小火煲约2小时，根据个人口味调入适量食盐便可食用。

营养小秘密

玉米含有较多的纤维素，能促进胃肠蠕动，把有害的物质尽快排出体外，因而它可为药用。用它配鲜淮山薯煲猪排骨，气味清润可口，孕妈妈食用具有补中益气、健脾和胃的作用。在怀孕第34周，孕妈妈消化功能减退，容易引起便秘，因此，要多吃玉米、蔬菜等含纤维的食品。

白玉菇黑豆沙拉

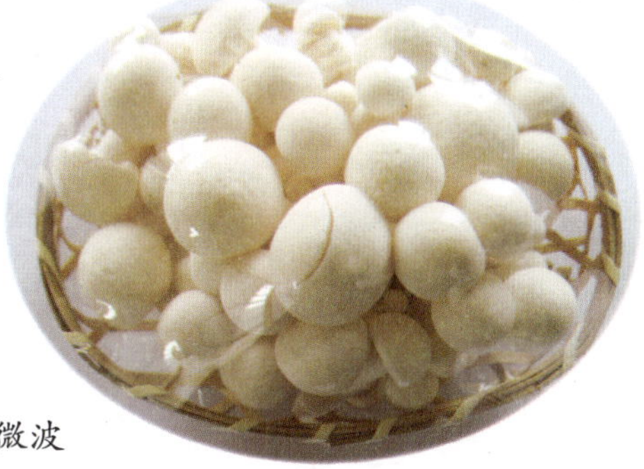

食谱原料：白玉菇、黑豆、洋葱、番茄、紫甘蓝各50克，柠檬汁、盐、胡椒粉、橄榄油、酱油、糖、醋各适量。

制作方法：1.黑豆用酱油和糖煮软，洋葱切碎，番茄切碎，紫甘蓝叶切细丝。

2.白玉菇洗净去头，分成小朵状，放入微波炉中加热2分钟。

3.将番茄碎块放入微波炉中加热1分钟，与1大勺洋葱碎、橄榄油、柠檬汁、盐和胡椒粉混合制成沙拉酱。

4.碗中放入煮好的白玉菇、黑豆、洋葱碎、紫甘蓝叶丝，拌入橄榄油、柠檬汁、醋、盐、胡椒粉即可。

营养小秘密

白玉菇含蛋白质较一般蔬菜为高，含人体必需的氨基酸比例合适，还有多种微量元素等人体必需物质，白玉菇中含有人体难以消化的粗纤维、半粗纤维和木质素，可保持肠内水分平衡，还可吸收余下的胆固醇、糖分，将其排出体外，对预防便秘、肠癌、动脉硬化、糖尿病等都十分有利。

番茄炖豆腐

食谱原料：番茄2个，豆腐1块，植物油、精盐各适量。

制作方法：1.将番茄洗净切片，锅底放少许油，放番茄片下锅煸炒，注意火候不可太大，约七八分钟，直到番茄炒成汤汁状。

2.豆腐洗净切条，下入番茄原汤中，添适量水、精盐，大火烧开后改中小火慢炖，30分钟左右收汤即可。

营养小秘密

此菜可补充优质植物蛋白。番茄拥有“长寿果”的美誉，含丰富的蛋白质、糖类、有机酸、纤维素等，可助消化，润肠通便，清除体内有毒物质，恢复机体器官正常功能。

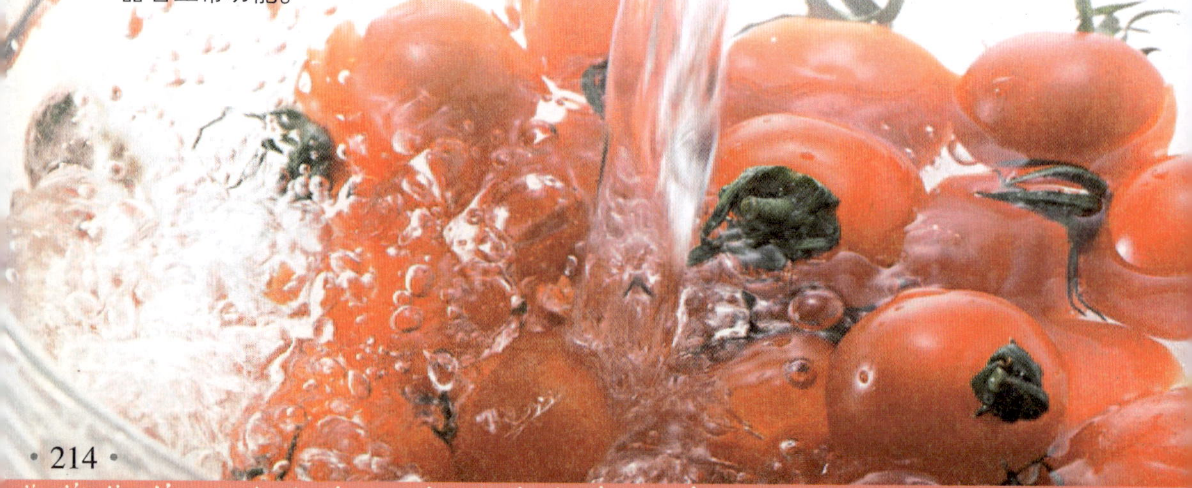

第35周 孕晚期的特殊饮食

本周重点营养素
This Week's Major Nutrients

孕妈妈的饮食中要包含多种不同的植物性蛋白质，可以使氨基酸的组成更趋于完全。例如谷类与豆类加以调配，像胚芽米配黄豆煮成饭；豆类与核果类或种子类一起食用，也可以互相弥补各自的不足。孕妈妈每天可以安排5～6餐，要注意营养均衡。如果上一餐只吃了主食和牛奶，下一餐就一定要吃一些肉类、蔬菜和水果。牛肉具有补脾胃、益气血、强筋骨等作用，可以适度缓解肌肉疼痛。

本周营养饮食方案
This Week's Nutrient-Rich Way of Eating

孕晚期的饮食需求

孕晚期是胎儿生长最快的阶段。

这时，除满足胎儿生长发育所需要的营养素外，孕妈妈和胎儿的体内还需要储存一些营养素，因此对营养素的需求量增加。为了保证胎儿生长发育的需要，孕妈妈要增加每日进餐的次数和进食量，以使膳食中各种营养素和能量能满足孕妈妈和胎儿的营养需要。

膳食组成应多样化，食物要色、香、味俱全，食品的选择应根据孕妈妈的营养需要并照顾其饮食习惯，应易于消化吸收。

要养成合理的膳食习惯。一般来说，只要孕妈妈不偏食，食物的选配得当，只需适当增加一些副食的种类和数量，基本上就可以满足营养需要。这时供给充足的蛋白质、磷脂和维生素可使胎儿脑细胞的数目增多，有利于胎儿智力发育。胎儿此时期的体重约为出生时的70%。

此阶段孕妈妈食量明显增加，应多吃些含蛋白质、矿物质和维生素丰富的食物，如牛奶、鸡蛋、动物肝脏、鱼类、豆制品、新鲜蔬菜和水果。此外，还要多吃些含铁、维生素B_{12}和叶酸丰富的食物，如动物血、肝，木耳，青菜等，既可防治孕妈妈本身贫血，又可预防孩子出生后缺铁性贫血的发生。要尽量少吃过咸的食物，不宜大量饮水，以预防高血压综合征的发生；还要注意少吃含能量高的食物，以免孕妈妈过于肥胖、胎儿过大。

补钙食谱：银鱼豆芽

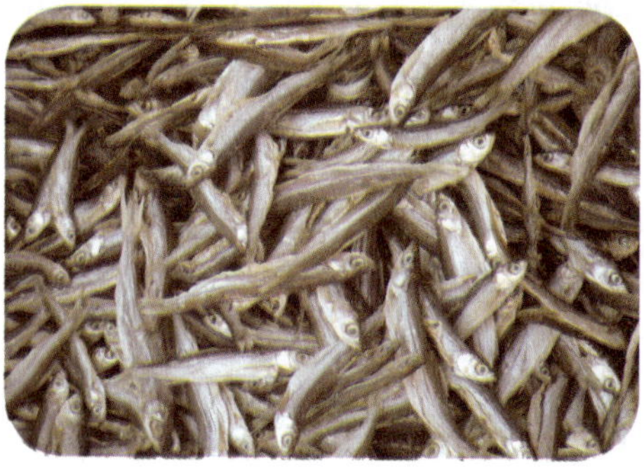

原料：银鱼20克，黄豆芽300克，鲜豌豆50克，胡萝卜丝50克，葱花、植物油各适量。

做法：银鱼焯水，沥干，豌豆煮熟；炒锅加油，葱花爆香，炒黄豆芽、银鱼及胡萝卜丝；略炒后加入煮熟的豌豆，也可调成糖醋味。

营养功能：银鱼含钙丰富，豆类也是植物中含钙丰富的食品，胡萝卜中含有大量维生素A。红、黄、绿、白四色相间，定会令孕妈妈胃口大开。

从第8个孕月起，胎儿牙齿钙化和建造骨骼需大量的钙。因此，孕妈妈对钙的需求量很大，每天应摄取1550毫克钙。如果缺钙，除了常感腰酸、腿痛、手脚发麻、腿抽筋外，婴儿在出生后牙齿容易坏掉，严重缺钙时可导致先天性佝偻病。另外，孕妈妈也会因此易发妊娠高血压综合征。

孕妈妈如何吃才能生出健康宝宝

日常饮食中有很多食物看似平常，其实对孕妈妈具有非常好的保健作用。如果注意摄取这些食物，可以帮助孕妈妈健康地孕育胎儿。

1.富含维生素C的果蔬——预防先兆子痫

先兆子痫是孕晚期容易发生的一种严重并发症，威胁孕妈妈和胎儿的健康。研究发现，每天从食物中摄取维生素C较少的孕妈妈，发生先兆子痫的概率是健康孕妈妈的2~4倍。

2.鱼类——避免胎儿脑发育不良

鱼体中含有的DHA在胎儿的脑细胞膜形成中起着重要作用。孕妈妈一周内至少要吃1～2次鱼，以吸收足够的DHA，满足胎儿的脑发育需求，而且有助于降低早产的可能性。

3.黄豆芽——促进胎儿组织器官建造

黄豆芽中富含胎儿所必需的蛋白质，还可在孕妈妈体内进行储备，以供应分娩时消耗及产后泌乳，同时可预防产后出血、便秘，提高母乳质量，所以黄豆芽是孕产妇理想的蔬菜。

4.鸡蛋——促进胎儿的大脑发育

鸡蛋营养成分全面而均衡，尤其是蛋黄中的胆碱被称为“记忆素”，对胎儿的大脑发育非常有益。所以，鸡蛋也是孕妈妈的理想食品。每天吃3～4个为宜，不可多吃。

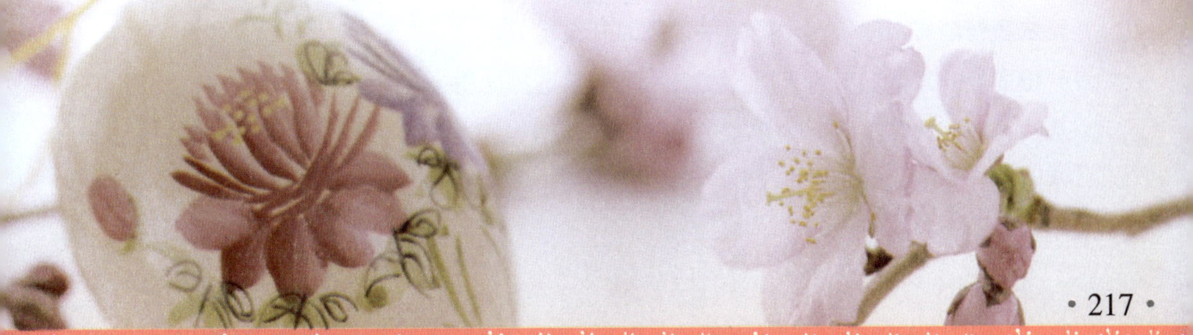

5.南瓜——促进胎儿脑细胞发育

孕妈妈食用南瓜，不仅能促进胎儿的脑细胞发育，增强其活力，还可防治妊娠水肿、高血压等孕期并发症，促进血凝及预防产后出血。

6.新鲜酸味水果——防止胎儿神经管畸形

杨梅、草莓、樱桃、葡萄等水果富含叶酸，而叶酸是胚胎神经管发育非常重要的物质。在孕早期多吃些新鲜酸味水果，能降低胎儿发生神经管畸形的风险。

7.动物肝——避免发生缺铁性贫血

孕期内，孕妈妈、胎儿都需要铁，一旦缺乏容易患孕期贫血或引起早产。所以，孕期一定要注意摄取富含铁的食物。各种动物肝脏中铁含量较高，但一周吃一次即可，在吃这些食物的同时，最好同吃富含维生素C或果酸的食物，如柠檬、橘子等，增加铁在肠道的吸收率。

8.核桃、芝麻——安胎并促进胎儿脑发育

核桃和芝麻具有补气养血的功效，也具有安胎作用，并且含有丰富的脑磷脂、卵磷脂及DHA，孕妈妈吃一些核桃和芝麻可以弥补体内脂类的不足，促进胎儿大脑发育。

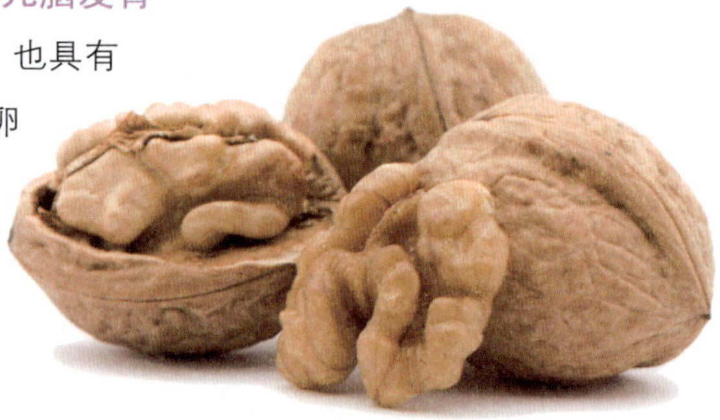

孕晚期便秘食疗三部曲

补充水分

便秘通常是因为水分缺乏而形成小而硬的大便，无法顺畅地排出体外。孕妈妈必须及时补充水分。水分摄取量一般情况下每天以2～3升为准，请选择优质水，纯净水或矿泉水。为了避免肚子受凉，请饮用温水。

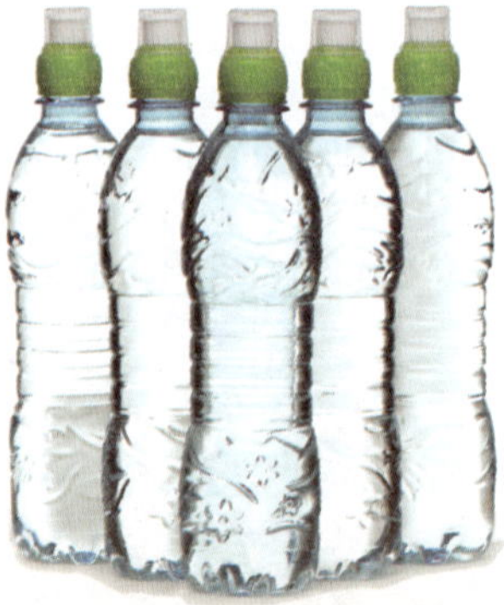

食用富含食物纤维的食物

食物纤维可以软化分解大便，促进肠蠕动，能有效地预防大肠癌、糖尿病、肥胖、便秘等疾病。食物纤维主要存在于蔬果类、豆类、全谷类和菌类等食物中，但食物纤维摄入量不能太多，过多会引起肠胀气、大便次数过多等不适现象，也容易妨碍一些必需微量元素的吸收。每日蔬菜、水果与谷类和豆类食物的比例应该是5：6。

适当食用营养补助食品

改善便秘的营养品主要为乳酸菌，它含有抗菌物质和大量活性乳酸，具有帮助消化的作用。不过，孕妈妈不要把食用营养品与吃饭等同，营养品只是起辅助的作用。孕妈妈在选择营养品的时候要注意质量，选择安全性高的产品。

本周注意事项

不规则的肚子痛

大约在分娩前一个月，宫缩就已经开始了。有些人刚开始时还没感觉，只有用手去摸肚子时，才会感受到宫缩。到了孕晚期，这种无效宫缩会经常出现，且频率越来越高。

主要解决方法是：

不需要服用药物，而且服用药物一般也不大能缓解。

出现这种情况的时候要注意休息，不要刺激腹部。

如果痛到坐立不安，工作、生活受到影响，需要去医院。

本周营养食谱
This Week's Diet Plan

海苔牛肉

食谱原料：牛肉1000克，海苔、芝麻少许，麻油、盐、味精各适量。

制作方法：1.牛肉洗净，整块放入锅内，加水开小火烧至酥，捞起冷却后切片。

2.将牛肉片放入容器内，加芝麻、麻油、盐、味精调味，拌匀后装盘。

3.在牛肉片上撒上撕碎的海苔即可。

营养小秘密

牛肉、猪肉等红色肉类中含有丰富的铁质，孕妈妈每天食用100克以上的红色肉类，能有效地预防贫血。海苔的蛋白质含量较高，矿物质和维生素的含量极其丰富，并且含有能帮助胎儿大脑发育的不饱和脂肪酸。

鱼粒虾仁

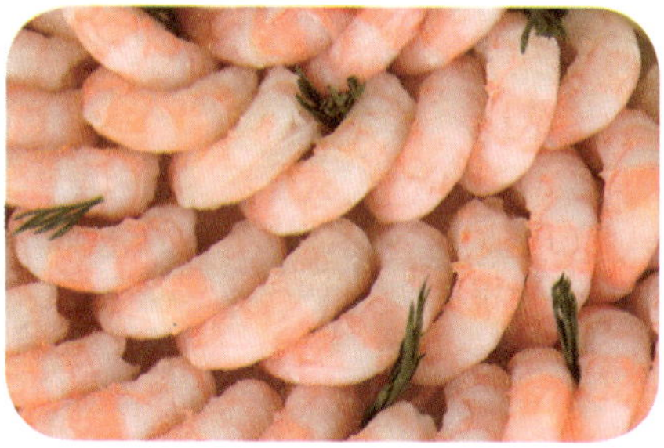

食谱原料：虾仁、鱼肉、荸荠各100克，玉米粒50克，淀粉、盐、鸡精、鸡汤、植物油各适量。

制作方法：1.将净鱼肉切成丁（即鱼粒），虾仁洗净，均加少许淀粉拌匀；荸荠洗净，去皮，切丁。

2.锅中烧热油，放入鱼丁和虾仁炒散，再放入鸡汤和荸荠，加盐和鸡精调味，炒至荸荠呈半透明时放入玉米粒翻炒均匀即可。

营养小秘密

虾仁和鱼都能提供丰富的优质蛋白，此菜能帮助孕晚期的孕妈妈补充蛋白质。

清蒸鲈鱼

食谱原料：鲈鱼1条，熟火腿30克，笋片30克，香菇4朵，香菜、姜丝、葱丝、精盐、料酒、酱油各适量。

制作方法：1.将鲈鱼去除内脏，收拾干净，洗净，擦净身上多余水分，放入蒸盘中。

2.香菜择洗干净，切段备用。

3.将火腿切成与笋大小相近的片，一起码在鱼身上；香菇用温水泡发，去蒂，切片，码在鱼身及周围处。

4.再将姜丝、葱丝放入鱼盘中，加入精盐、酱油、料酒。

5.蒸锅中放水，大火烧开，放入鱼盘，大火蒸8～10分钟，鱼熟后立即取出，饰以香菜段。

营养小秘密

此菜可缓解胎动不安。鲈鱼是一种既补身又不会造成营养过剩而导致肥胖的营养食物，是健身补血、健脾益气和益体安康的佳品。同时鲈鱼具有补肝肾、益脾胃、化痰止咳之效，还可治胎动不安等症。

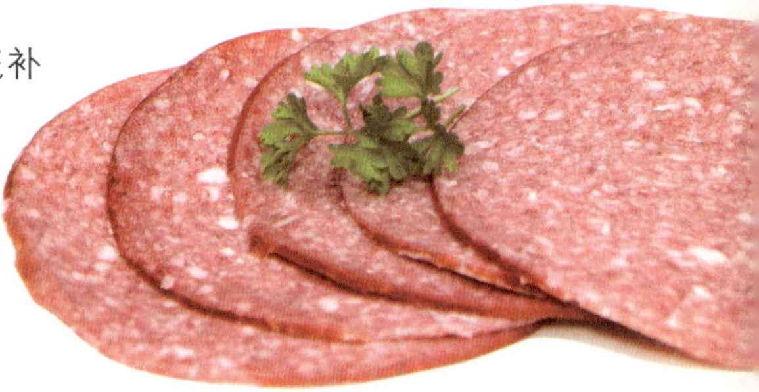

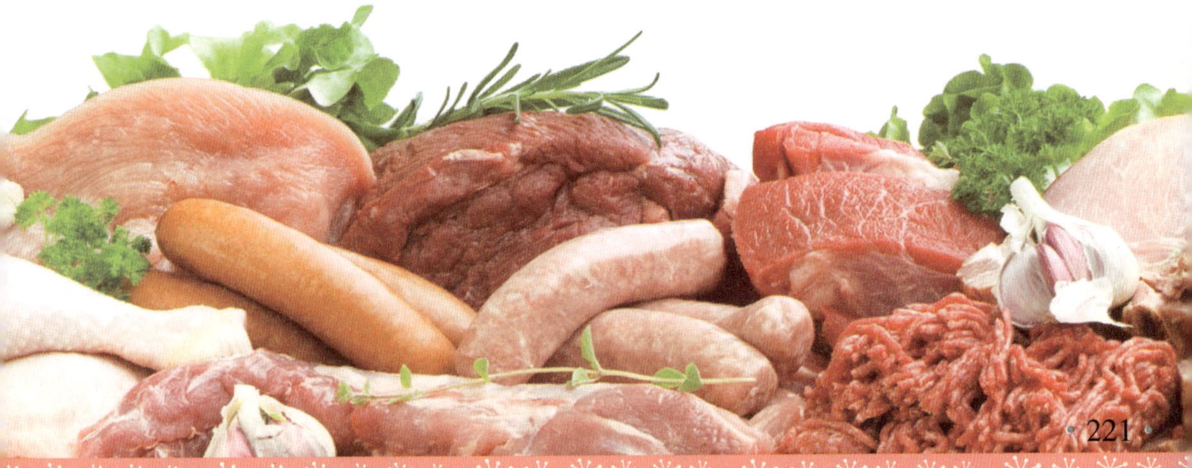

第36周 饮食一样能祛斑

T本周重点营养素
This Week's Major Nutrients

进入本月，孕妈妈的胃部仍会有挤压感，所以每餐可能进食不多，不能充分摄取维生素和足够的铁、钙，这时，可以适当加餐，以保证营养的总量。

第9个孕月里，必须补充维生素和足够的铁、钙、充足的水溶性维生素，以硫胺素最为重要。本月如果硫胺素不足，易引起呕吐、倦怠、体乏，还可影响分娩时子宫收缩，使产程延长，分娩困难。另外，胎儿肝脏以每天5毫克的速度储存铁，直到存储量可达300~400毫克。此时铁摄入不足，可影响胎儿体内铁的存储，产后易患缺铁性贫血。妊娠全过程都需要补充钙，但胎儿体内的钙一半以上是在怀孕期最后2个月储存的。如9个孕月里钙的摄入量不足，胎儿就要动用母体骨骼中的钙，致使孕妈妈发生软骨病。

此外，在第9个孕月里，请继续控制食盐的摄取量，以减轻水肿的不适。由于孕妈妈的胃部容纳食物的空间不多，所以不要一次性地大量饮水，以免影响进食。

T本周营养饮食方案
This Week's Nutrient-Rich Way of Eating

孕妈妈感冒的食疗方

孕妈妈在妊娠期间抵抗力会减弱，若不慎患上感冒，又不能吃药治疗，可尝试下述食疗方，有效治疗感冒，保障身体健康。

俗语说得好："常喝萝卜白菜汤，不用郎中开药方。"在感冒初起时服用，味道很好，平时多食更有好处。

萝卜白菜汤：用白菜心250克，白萝卜60克，加水煎好后放红糖10～20克，吃菜饮汤。

菜根汤：白菜根3个洗净切片，加大葱根7个，煎汤加白糖，趁热服。

萝卜汤：白萝卜150克洗净切片，加水900毫升，煎至600毫升，加白糖5克，趁热服一杯，半小时后再服一杯。

米醋萝卜菜：萝卜250克，米醋适量，萝卜洗净切片，用醋浸一小时，当菜下饭。

以上四种食疗方在感冒初起时食用。

下面几种姜茶均需趁热服用，然后盖被取微汗，最好能够睡上一觉，有助于降低体温，缓解头痛、身痛。

橘皮姜片茶：橘皮、生姜各10克，加水煎，饮时加红糖10～20克。

姜蒜茶：大蒜、生姜各15克，切片加水一碗，煎至半碗，饮时加红糖10～20克。

姜糖饮：生姜片15克，3厘米长的葱白3段，加水50克，煮沸后加红糖。

另有几种感冒食疗小验方如下：

葱豉汤：连须葱白30克，淡豆豉10克，生姜3片，加水500克煮沸，再加黄酒30克，热服，盖被取汗。

橘皮水：鲜橘皮30克（干橘皮15克），加水3杯，煎成2杯，加白糖，趁热饮。

香菜黄豆汤：香菜30克，黄豆50克，加水1000毫升，煎至600毫升，食盐调味。

雪梨煲：雪梨洗净，连皮切碎，加冰糖，用砂煲或瓦煲隔水蒸。适用于风热咳嗽。

杭菊糖茶：杭白菊30克，白糖适量，加适量开水浸泡，代茶饮。

荸荠水：荸荠数个，冰糖适量，加水同煮，吃荸荠饮汤。

无论采取哪种方法，其要旨均在于多多喝水。多喝水，多排尿，身体新陈代谢所产生的废物就可以及时排出体外，使身体经常处于一种“干净”的状态，有助于孕妈妈抵抗感冒病毒的侵袭，这对于腹内的宝宝更有好处。

如何饮食祛除孕期黄褐斑

黄褐斑的形成与孕期饮食有着密切关系，如果孕妈妈的饮食中缺少一种名为谷胱甘肽的物质，皮肤内的酪氨酸酶活性就会增加，从而导致黄褐斑“大举入侵”。

黄褐斑是由于组织细胞间的微细循环受淤阻，细胞溶解死亡，黑色素增多形成色斑沉着所造成的，脸部的表皮层最薄，毛细血管最丰富，也最易形成色素沉着。色素沉着部位主要在表皮基底层，黑色素颗粒明显增多，较为严重者真皮层的噬黑素细胞内也有较多黑色素，与正常相比，色素细胞的数目，黑色素形成以及黑色素颗粒的活性都有不同的增长。

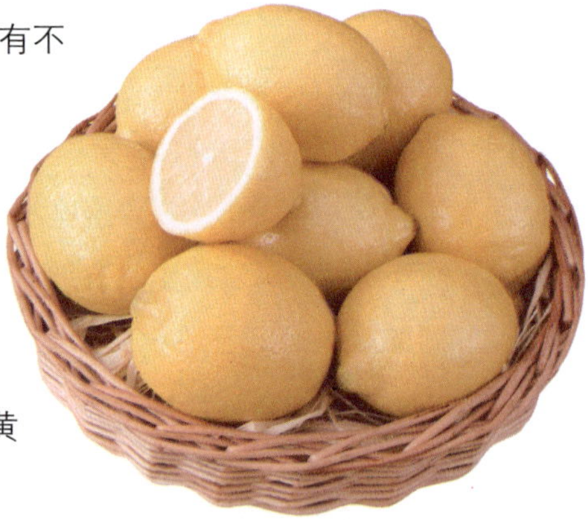

虽然黄褐斑有碍面容，但孕妈妈们也不必过于为此烦恼，在此我们推荐几种对防治黄褐斑有很好疗效的食物，请不妨试试。其中富含维生素C的食物如猕猴桃、番茄、柠檬、各类新鲜蔬菜；富含维生素E的食物如黄豆、牛奶、带谷皮类食物。

本周饮食禁忌

鸡蛋与豆浆不能混合食用

豆浆中含有胰蛋白酶抑制物，它能抑制人体蛋白酶的活性，影响蛋白质在人体内的消化和吸收，鸡蛋的蛋清里含有黏性蛋白，可以同豆浆中的胰蛋白酶结合，使蛋白质的分解受到阻碍，从而降低人体对蛋白质的吸收率。

本周营养食谱
This Week's Diet Plan

海米菠菜粥

食谱原料：米300克，海米、菠菜各50克，盐适量。

制作方法：1.将米洗净，海米泡水，菠菜洗净焯烫后切段。

2.锅中加适量水煮沸，放入米和海米一起熬煮成粥，待粥熟后再放入菠菜略煮，最后加适量盐调味即可。

营养小秘密

孕晚期的孕妈妈食用此粥可补肾益气、滋阴养血。

八宝菜

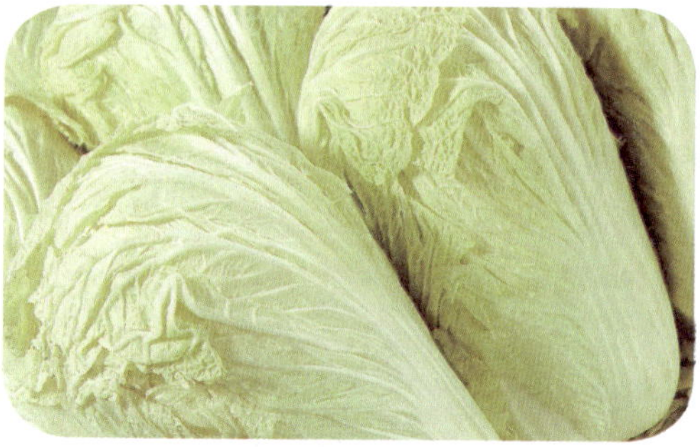

食谱原料：瘦肉、火腿、大白菜、竹笋片、香菇、花菜、虾仁、青菜各100克。

制作方法：1.瘦肉、火腿、大白菜、竹笋切片，香菇泡软，花菜切块，虾仁由背剖切洗净，备用。

2.虾仁、肉片调好作料，水烧开后，加入大白菜烫一分钟，青菜烫两分钟捞起。

3.热油先把虾仁、肉片分别炒熟捞起，放入作料及香菇、火腿、大白菜、青菜和笋片，炒约两分钟，再加入虾仁、肉片，再以作料勾芡即可起锅。

营养小秘密

怀孕36周的孕妈妈饮食宜多样化、量适当、质量高、易消化、低盐、低脂，这款含多种维生素的食谱可以满足孕妈妈的营养需求。

鱼头豆腐汤

食谱原料：三文鱼头1个，豆腐1块，姜片、枸杞、料酒、精盐各适量。

制作方法：1.鱼头一切为二，去鳃、洗净，用加了料酒、精盐的开水烫2分钟，捞出；豆腐切成3厘米大小的块。

2.将鱼头、豆腐放入汤锅内，并加入足量的水，大火烧开。

3.放入姜片、料酒、枸杞，用小火炖煮一个半小时，起锅前加入精盐调味。

营养小秘密

三文鱼是高蛋白、低热量的健康食品，它含有多种维生素以及钙、铁、锌、镁、磷等矿物质，并且还含有丰富的不饱和脂肪酸。

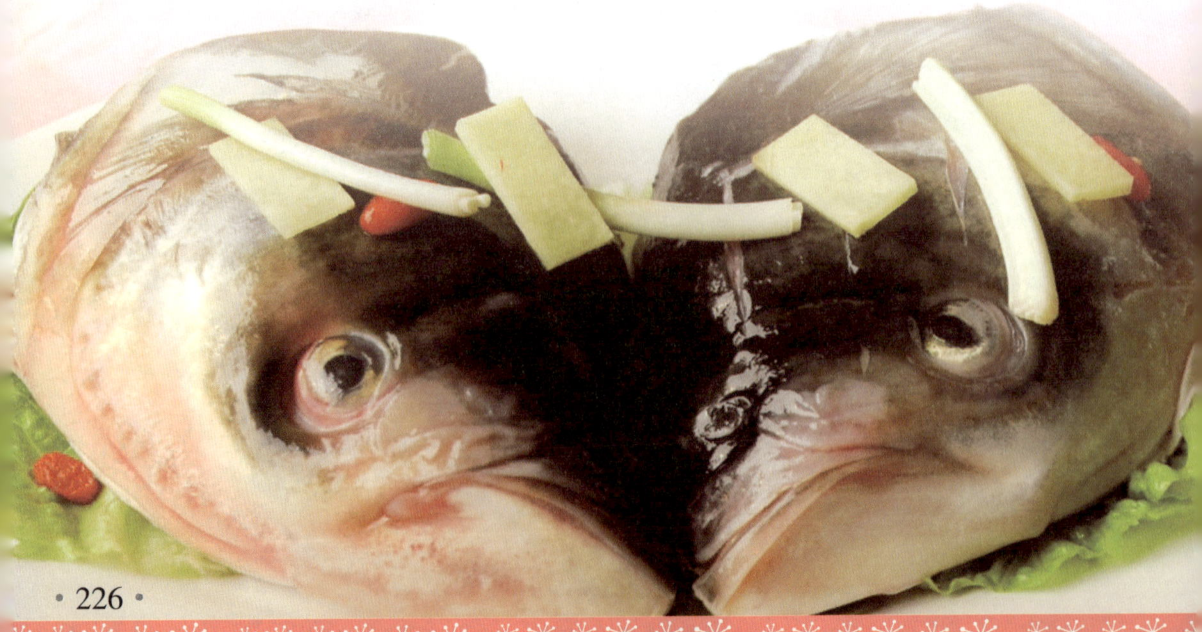

第37周 有助顺产的饮食

T 本周重点营养素 his Week´s Major Nutrients

每天6～8杯水。

怀孕后期，铁质若摄取不足，胎儿出生后容易得缺铁性贫血；缺钙时，孕妈妈可能出现软骨病，导致胎儿畸形。在食用富含钙质食品的同时，也要多摄取含有维生素D的食物，促进钙质吸收。另外，如果孕妈妈碳水化合物摄取不足，可能导致蛋白质缺乏或酮症酸中毒。不过，怀孕后期必须稍加限制碳水化合物的摄取，以免胎儿过大。现在，孕妈妈要吃一些有补益作用的膳食，可以更好地蓄积能量，迎接宝宝的到来。还可以吃一些淡水鱼，有促进乳汁分泌的作用，可以为宝宝准备营养充足的初乳。

T 本周营养饮食方案 his Week´s Nutrient-Rich Way of Eating

孕期容易忽视的养分

孕妈妈除了要注意均衡合理的饮食之外，万万不可忽视空气、水和阳光的重要性，它们所提供的营养是其他物质无法替代的。

新鲜的空气是人体新陈代谢过程中所必需的。身处城市的孕妈妈，每日面临各种有害废气的威胁，不少人大多数时间待在室内，呼吸不到新鲜的空气，这不仅会使孕妈妈的健康受损，而且也会给胎儿带来不利的影响。因此，早上起床后，孕妈妈最好到有树林或草地的地方去做操或散步，呼吸植物所释放出来的清新空气。平时，也应该经常到树木多的地方或较大面积的草坪去散步。晚上睡觉时，最好能稍微开一点窗子，以有利于空气的流动。

人体重量的60%都是各种液体，水的重要性不言自明。调节体内各组织的功能、保持机体的稳定性以及协助代谢过程，都离不开水。怀孕期间多喝水还有助于皮肤和肺部的排泄及调节体温。同时，孕妈妈要注意少吃盐和过咸的食品，否则体内大量存在的钠离子会引起浮肿和不适。

孕妈妈同样也离不开阳光。阳光中的紫外线照到人体的皮肤上，可穿透皮肤表面，使之产生维生素D，可以帮助体内钙质的吸收，防止胎儿患先天性佝偻病。紫外线除了能防治佝偻病外，还具有杀菌和消毒作用。阳光在室内照射30分钟以上，能达到空气消毒的效果。但是紫外线不能穿透玻璃，所以不要隔着玻璃晒太阳，应该打开窗子或门，让阳光充分进来，或者进行适当的户外活动。这样可以提高孕妈妈的抵抗力，预防感染性疾病，有益于胎儿的发育。

孕妈妈一定要喝孕妇奶粉

饮食营养不均衡，孕前准备应喝孕妇奶粉

饮食营养调理并不仅仅是从受精卵形成才开始的，尤其是叶酸、DHA（不饱和脂肪酸）等能促进胎儿大脑发育的营养素，在准备怀孕时就要补充，以使体内叶酸、DHA营养储备在孕初期就达到理想水平。

正常情况下，只要膳食平衡、营养全面，人们在日常饮食中都能获得这些营养物质。比如深海鱼类富含DHA，动物肝脏、瘦肉、蔬菜含有叶酸等。但不少职场女性长期在外就餐，通过常规饮食很难做好孕前营养储备。这时用强化了DHA、矿物质、维生素等营养素的孕妇奶粉，进行孕前营养储备再适合不过了。专家建议，这类女性应从准备怀孕前的3个月起，每天喝一杯孕妇奶粉，约250毫升。

孕初期营养需求少，不一定非喝孕妇奶粉

经历了3个月的营养储备，终于怀孕了，但恶心、呕吐等早孕反应也紧随而来，孕妈妈很想吃得多点儿再多一点儿，好让宝宝长得健壮，结果事与愿违。

事实上，孕早期胚胎较小，生长比较缓慢，孕妈妈所需热能和营养素基本上与孕前相同。按照《中国居民膳食指南（2011）》，孕早期女性饮食上可以注意以下几点：清淡、适口的膳食，有利于降低怀孕早期的妊娠反应，使孕妈妈尽可能多地摄取食物，满足营养需要；根据孕妈妈的食欲和反应的轻重及时进行调整，采取少食多餐的办法，保证进食量；尽量多地摄入富含碳水化合物的谷类或水果，保证每天至少摄入150克碳水化合物（约合谷类200克）；多摄入富含叶酸的食物并补充叶酸，受孕后3个月应继续每日补充叶酸400微克。

由于怀孕早期孕妈妈所需的营养和普通人一样，不必马上食用孕妇奶粉，再加上早孕反应，她们可能也喝不下孕妈妇粉。

妊娠中期、晚期牛奶换为孕妇奶粉，保障充足营养

随着恶心、呕吐等不适慢慢减退、消失，孕妈妈的胃口越来越好，腹中宝宝所需的营养也越来越多了。在常人均衡、全面饮食的基础上，妊娠中晚期的孕妈妈要适当增加鱼、禽、蛋、瘦肉、海产品、奶类的摄入量。其中，每天增加50～100克瘦肉、鱼、蛋，增加400～500毫升牛奶。鱼、禽、蛋、瘦肉、奶是优质蛋白质的良好来源，而牛奶还是钙的良好来源。

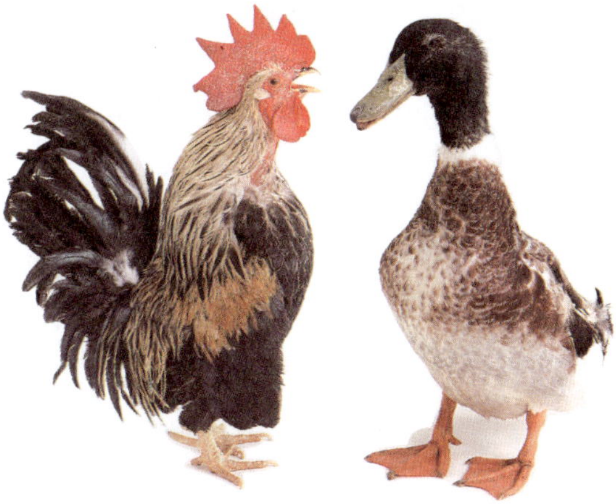

此外，从孕中期开始孕妈妈血容量和血红蛋白增加，同时，胎儿需要铁储备，建议从孕中期开始增加铁的摄入量，孕妈妈每周可以吃1～2次动物血。即便均衡饮食，相当一部分孕妈妈由于食量、习惯等，仍难以获得满足胎儿生长及自身健康的诸多营养素，尤其是钙、铁等。专家建议有条件者可以在孕中期、晚期女性膳食指南的基础上，把孕期所需的牛奶换成孕妇奶粉，来弥补

营养的不足。

补锌有助于顺产

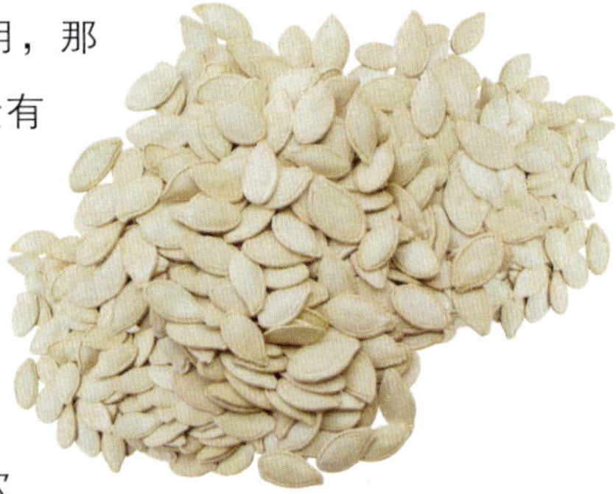

很多孕妈妈不了解锌有一个更为重要的作用，那就是孕妈妈的分娩方式与其孕期的饮食中锌含量有关。换句话说，孕妈妈每天摄取的锌越多，其顺产的机会越大；反之，孕妈妈剖宫产或借助产钳的机会就会增加。

对于大多数孕妈妈来说，通过食物补充锌是最有效的也是最安全的。因此，孕妈妈在日常饮食中一定要注意补充锌元素。

孕妈妈可以经常吃些动物肝脏、肉、蛋、鱼以及粗粮、干豆，这些都是含锌比较丰富的食物。另外，像核桃、瓜子、花生都是含锌较多的小零食，每天最好都吃些，这样能起到较好的补锌作用。

还有一种水果是补充锌非常好的来源，那就是苹果。苹果不仅富含锌等微量元素，还富含脂质、碳水化合物、多种维生素等营养成分，尤其是细纤维含量高，有助于胎儿大脑皮层边缘部海马区的发育，同时也有助于胎儿后天的记忆力。孕妈妈每天吃1~2个苹果就可以满足锌的需要量。

还有一点孕妈妈要注意，要尽量少吃或不吃过于精致的米、面，因为小麦磨去了麦芽和麦麸，成为精面粉时，锌已大量损失，只剩下五分之一了。大米也是如此。

孕晚期如何饮食以减少分娩痛苦

孕晚期，如果孕妈妈营养摄入不合理，或者是摄入过多，就会使胎儿长得太大，出生时造成难产。所以，这时的孕妈妈饮食要以量少、丰富、多样为主。

从第8个月开始，胎儿的身体长得特别快，胎儿的体重通常主要是在这个时期增加的。主要特点为大脑、骨骼、血管、肌肉都在此时完全形成，各个脏器官发育成熟，皮肤逐渐坚韧，皮下脂肪增多。若孕妈妈营养摄入不合理，或者是摄入过多，就会使胎儿长得太大，出生时造成难产，所以一定要合理地安排此期孕妈妈的饮食。

饮食要以量少、丰富、多样为主，一般采取少吃多餐的方式进餐，要适当控制进食的数量，特别是高蛋白、高脂肪食物，如果此时不加限制，过多地吃这类食品，会使胎儿生长过大，给分娩带来一定困难。

脂肪性食物里含胆固醇量较高，过多的胆固醇在血液里沉积，会使血液的黏稠度急剧升高，再加上妊娠毒素的作用，使血压也升高，严重的还会出现高血压脑病，如脑出血等。饮食的调味宜清淡些，少吃过咸的食物，每天饮食中的盐量应控制在7克以下，不宜大量饮水。

孕妈妈应选体积小、营养价值高的食物，如动物性食品，避免吃体积大、营养价值低的食物，如土豆、红薯，以减轻胃部的胀满感。特别应摄入足量的钙，孕妈妈在吃含钙丰富食物的同时，应注意维生素的摄入。

孕妈妈要摄取足够的优质蛋白质和必需脂肪酸，但尿蛋白高的孕妈妈应限制蛋白质、水分和食盐的摄入，多吃植物性油。注意均衡营养，平常的饮食生活要节制食盐的摄取，热量高的食物、甜食、米、面包等主食不要吃太多，要多吃含有优质蛋白质的蛋、牛奶、肉类以及大豆制品等，同时也要考虑食用含有其他营养成分的食物。

需要注意的是，妊娠晚期容易出现妊娠高血压综合征，该病是引起早产和胎儿、婴儿、产妇死亡的重要原因之一。

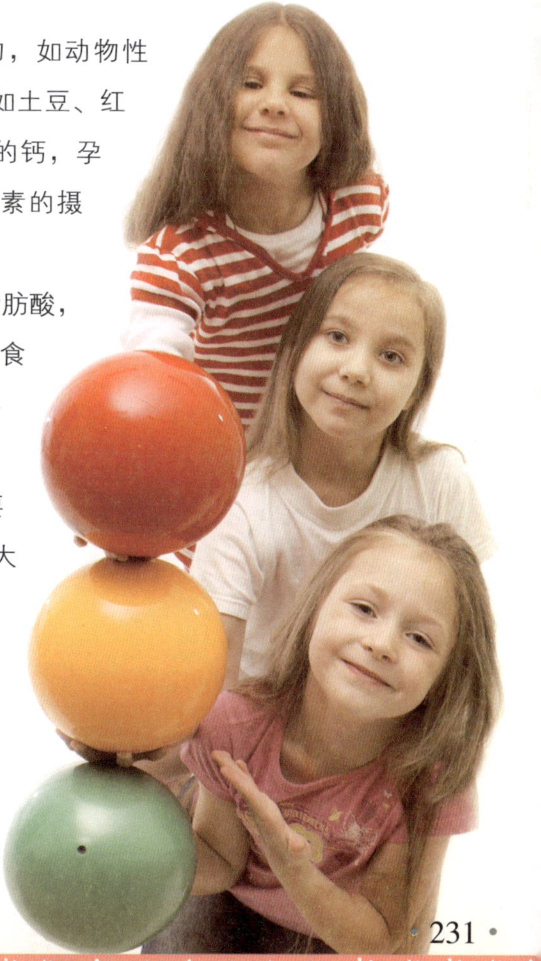

本周饮食禁忌

忌喝长时间煮的骨头汤

动物骨骼中所含的钙质是不易分解的，不论多高的温度，也不能将骨骼内的钙质溶解，反而会破坏骨头中的蛋白质。因此，熬骨头汤的时间越长，不但无益，反而有害。肉类脂肪含量高，而骨头上总会带点肉，因此熬的时间长了，熬出的汤中脂肪含量也会很高。

本周营养食谱 This Week's Diet Plan

虾皮烩萝卜

食谱原料：白萝卜1根，水发粉丝200克，虾皮50克，鸡汤100毫升，盐、香菜末各适量。

制作方法：1.将白萝卜洗净，切成丝；水发粉丝切成段。

2.锅中热油，放入虾皮煎炒至虾皮油亮、发出香味时，放入白萝卜丝翻炒，再加入鸡汤和粉丝，汤汁烧开后加盐，撒上香菜末即可出锅。

营养小秘密

萝卜的营养价值在于其营养成分丰富而均衡，含有大量的葡萄糖、果糖、蔗糖、多种维生素和矿物质。虾可食部分的蛋白质占16%~20%，还有钙、脂肪、磷、铁、维生素A等多种营养物质。这道虾皮烩萝卜健胃消食、滋补强身，还能帮助孕晚期的孕妈妈补充钙质。

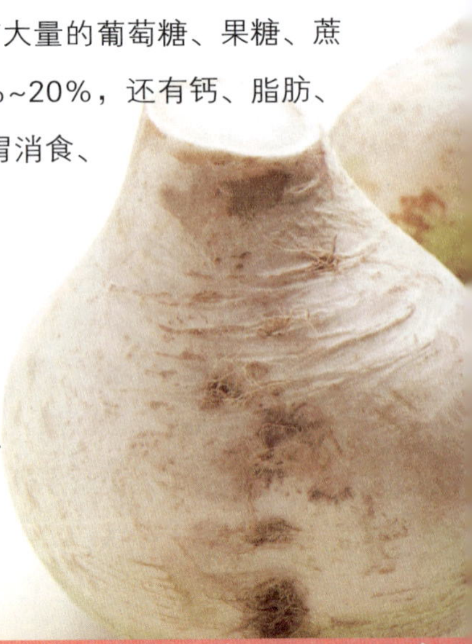

粉葛猪骨汤

食谱材料：猪骨500克，粉葛1根，红枣5颗，陈皮、盐各适量。

制作方法：1.粉葛去皮洗净，切段；红枣（去核）洗净；陈皮浸软。

2.猪骨洗净，斩块，与粉葛、红枣、陈皮一起放入锅内，加清水适量，武火煮沸后，文火煲3小时，加盐调味供用。

营养小秘密

此汤具有健脾养阴，生津止渴的作用。

鸭血豆腐汤

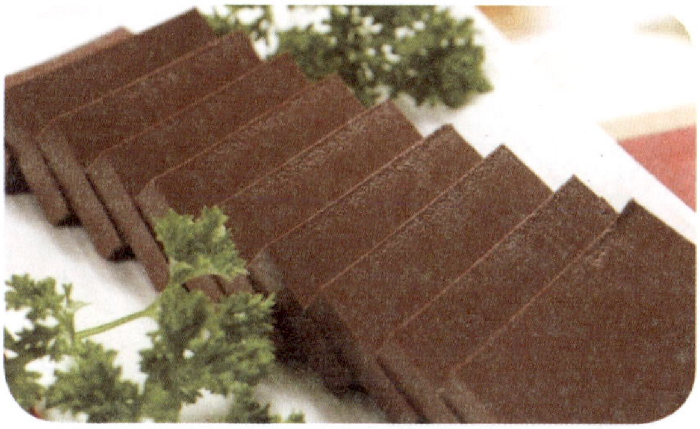

食谱材料：鸭血250克，豆腐1块，高汤、米醋、精盐、淀粉、胡椒粉、香菜叶各适量。

制作方法：1.鸭血、豆腐洗净切块或切丝。

2.将鸭血、豆腐放入煮开的高汤中炖熟，加米醋、精盐、少许胡椒粉调味，以淀粉勾薄芡，最后撒上香菜叶。

营养小秘密

豆腐是补钙高手，鸭血能满足孕妈妈对铁质的需要。酸辣口味不仅能调动孕妈妈的胃口，还能促进钙质的吸收。

第38周 多吃增加产力的食物

本周重点营养素 This Week's Major Nutrients

本周要继续频繁地吃东西，每次少吃，要吃得有营养。喝水、牛奶和果汁来保持体内水分，不要喝碳酸饮料，否则会引起肿胀。饮食习惯的改变也会影响孕期睡眠质量，均衡的饮食很重要。尽量避免食用影响情绪的食物，如咖啡、油炸食物，尤其是食品中的饱和脂肪酸会改变体内的激素分泌，造成许多不适。

孕妈妈可以多吃一些脂肪和糖类等能量较高的食品，为分娩储备能量。脂肪每天25克，碳水化合物每天500克左右。

注意营养就可以，具体吃什么可以根据自己的喜好选择。

本周营养饮食方案 This Week's Nutrient-Rich Way of Eating

孕晚期孕妈妈的营养需求

孕晚期阶段，胎儿生长迅速，大脑发育达到高峰，肺部迅速发育，皮下脂肪大量堆积，体重增加较快，对能量的需求也达到高峰。

在这期间的孕妈妈会出现下肢浮肿现象，有些孕妈妈在临近分娩时心情忧虑紧张，食欲不佳。为了迎接分娩和哺乳，孕晚期孕妈妈的饮食营养较孕中期应有所增加和调整。

孕晚期孕妈妈的营养需求如下：

首先，要多吃含矿物质丰富的食物，特别是含铁和钙丰富的食物。含铁丰富的食物有动物的肝脏、菠菜和蛋黄等。动物的肝脏中含有血红素、铁、叶酸和维生素等，是孕晚期补充铁的较好选择。含钙丰富的食物有海鱼、海米和虾仁等。

其次，要增加蛋白质的摄入，以防止产后出血，增加泌乳量。

再次，要补充必需的脂肪酸和DHA。DHA是胎儿大脑、眼睛发育和维持正常功能所需的营养素，人体内不能合成，必须从食物中获得。鱼肉中DHA含量较高，孕妈妈应多食用。

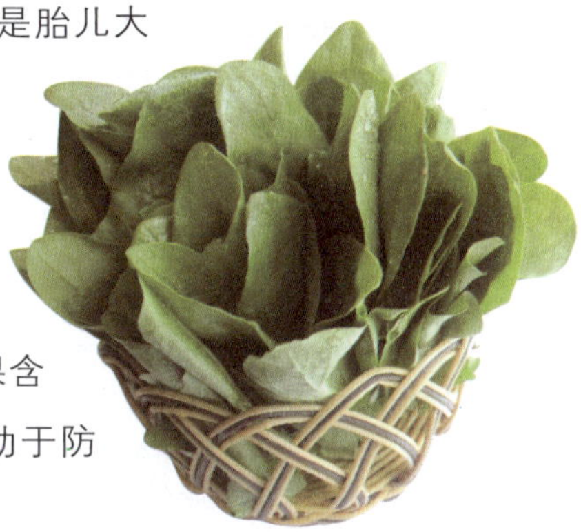

最后，要进食含有丰富维生素、无机盐和纤维素的食物，绿叶蔬菜如菠菜和白菜等；水果含有较多的维生素C和果胶。多吃蔬菜水果，有助于防治便秘。

哪些食疗方法有利于降低妊娠期高血压的危害

妊娠高血压的孕妈妈不能随便吃降压药，因为药物会对胎儿产生很大的危害。对付妊娠高血压，最好在饮食上特别用心，通过食疗方法来稳定血压是妊娠高血压孕妈妈最安全、最优先选择的方法。

宜多吃芹菜

芹菜纤维较粗，香味浓郁，富含胡萝卜素、维生素C、烟酸及粗纤维等，有镇静降压、清热凉血等功效。妊娠高血压的孕妈妈常吃芹菜，能够有效缓解症状。

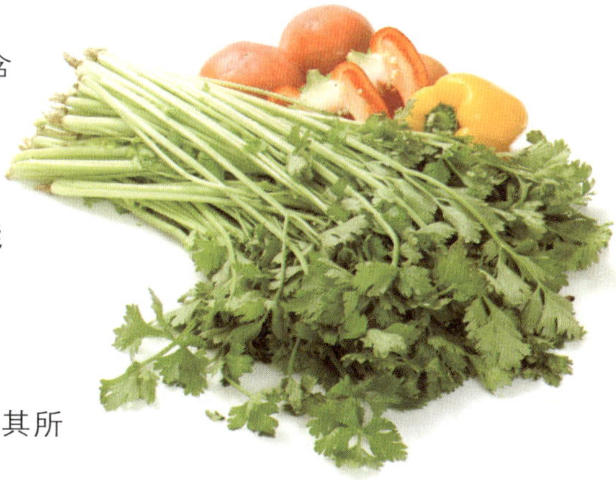

宜多吃鱼

鱼富含优质蛋白质与优质脂肪，其所

含的不饱和脂肪酸比任何食物中的都多。不饱和脂肪酸是抗氧化的物质，可以降低血中的胆固醇，抑制血小板凝集，从而有效地防止全身小动脉硬化及血栓的形成。所以鱼是孕妇防治妊娠期高血压的理想食品。

宜多吃鸭肉

鸭肉性平而不热，脂肪高而不腻。它富含蛋白质、脂肪、铁、钾、糖等多种营养素，有清热凉血、祛病健身的功效。不同品种的鸭肉，食疗作用也不同。纯白鸭肉可清热凉血，妊娠期高血压病患者宜常食。研究表明，鸭肉中的脂肪不同于黄油或猪油，其化学成分近似橄榄油，有降低胆固醇的作用，对防治妊娠期高血压病有益。

宜多吃黄鳝

黄鳝是一种高蛋白、低脂肪的食品，能够补中益气，治虚疗损。孕妈妈常吃黄鳝可以防治妊娠期高血压病。

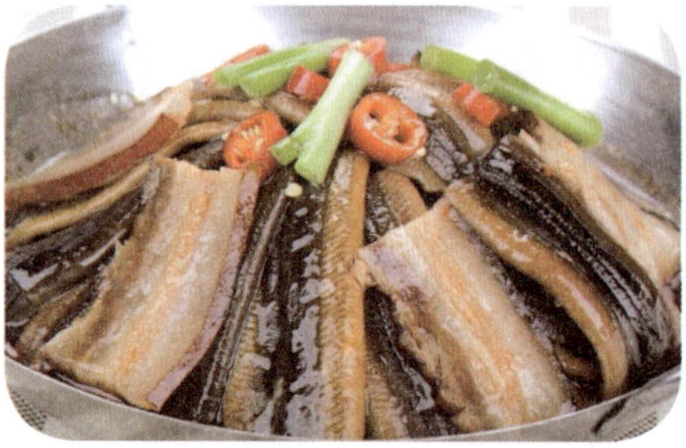

另外，妊娠高血压的孕妈妈也不宜长时间仰卧睡觉，这样会加重病情，最合理的睡眠姿势是左侧卧位。

产前孕妈妈增加产力的食谱

分娩是一项重体力活，产妇的身体、精神都经历着巨大的能量的消耗。其实，分娩前期的饮食很重要，饮食安排得当，除了补充身体的需要外，还能增加产力，促进产程的发展，帮助产妇顺利分娩。在中国，一直以来就有在分娩前进补以帮助顺利分娩的做法。

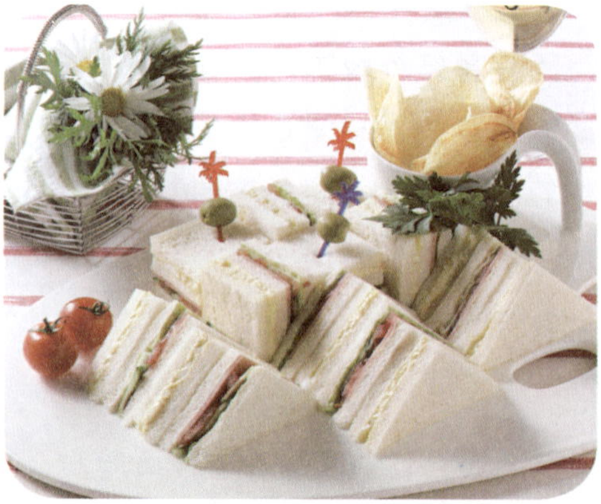

在第一产程中，由于时间比较长，产妇睡眠、休息、饮食都会由于阵痛而受到影响，为了确保有足够的精力完成分娩，产妇应尽量进食。食物以半流质或软烂的食物为主，如鸡蛋挂面、蛋糕、面包、粥等。快进入第二产程时，由于子宫收缩频繁，疼痛加剧，消耗增加，此时产妇应尽量在宫缩间歇摄入一些果汁、藕粉、红糖水等流质食物，以补充体力，帮助胎儿的娩出。

分娩时的食物，应该选择能够快速消化、吸收的高糖或淀粉类食物，以快速补充体力。不宜吃油腻、蛋白质过多、需花太久时间消化的食物。

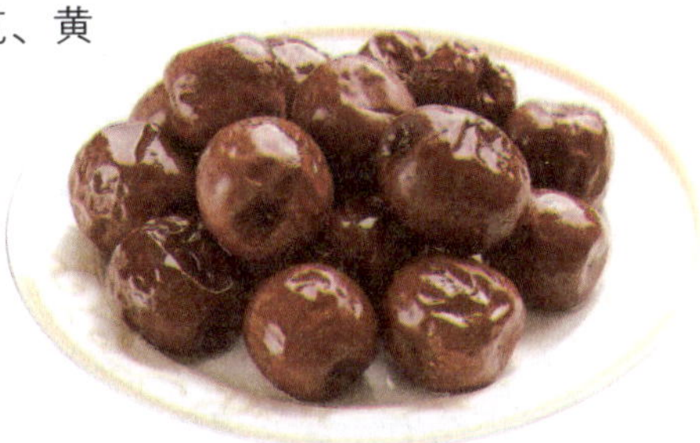

优质羊肉350克、红枣100克、红糖100克、黄芪15～20克、当归15～20克加1000毫升水一起煮，在煮成500毫升后，倒出汤汁，分成2碗，加入红糖。在临产前三天开始早晚服用。这个方法能够增加孕妇的体力，有利于顺利分娩，同时还有安神、快速消除疲劳的作用。

本周饮食禁忌

分娩时不宜多吃桂圆

民间有产时吃桂圆鸡蛋或桂圆汤增力气、补气血的风俗，其实是缺乏科学依据的。桂圆进入胃内，被消化、吸收有一个过程，不能在半小时内马上见效，起到补充体力的作用。从中医角度来看，桂圆安胎，抑制子宫收缩，会减慢分娩过程，还有可能促使产后出血，所以分娩时不宜多吃桂圆。

本周营养食谱 This Week's Diet Plan

炒鸡杂

食谱原料：鸡腰子、鸡肝、鸡心、鸡肠各100克，莴苣50克，木耳50克，泡红辣椒、姜、葱、酱油、盐、白糖、醋、味精、淀粉各适量。

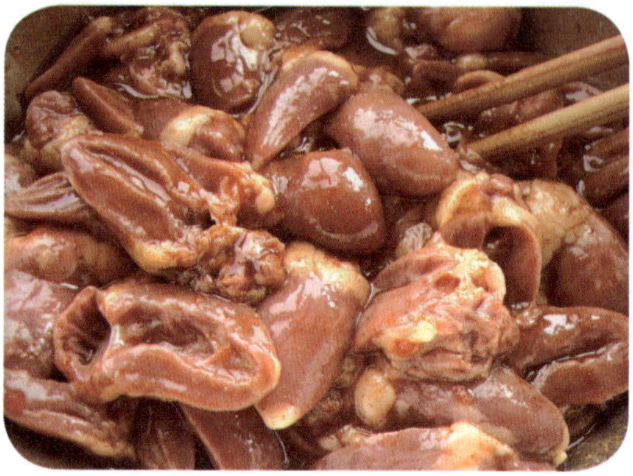

制作方法： 1.将鸡腰子、鸡肝、鸡心、鸡肠翻洗干净；鸡腰子去筋切片，鸡肝、鸡心切片，肠用沸水氽一下，切成长段；莴苣切成马耳朵状。

2.把酱油、盐、白糖、醋、味精、淀粉调芡汁；泡红辣椒切成马耳朵状。

3.锅内放油烧到五成热时，放鸡杂，炒散断生，再加入莴苣片、姜、葱、泡红辣椒、木耳，炒出香味，然后烹入芡汁，起锅盛盘。

营养小秘密

这道菜含有丰富的维生素及铁质，补血益智。

鸡肝含有丰富的蛋白质、钙、磷、铁、锌、维生素A、B族维生素。大量的维生素A含量远远超过奶、蛋、肉、鱼等，对维持正常生长和生殖机能，保护眼睛，维持正常视力，防止眼睛干涩、疲劳，维持健康的肤色具有重要意义。

另外丰富的维生素B_2和铁，对补充机体辅酶，完成机体对有毒成分的祛毒，补血养生都有重要作用。肝中还具有一般肉类食品不含的维生素C和硒，能增强人体的免疫反应，抗氧化，防衰老，并能抑制肿瘤细胞的产生。

老烧齐头

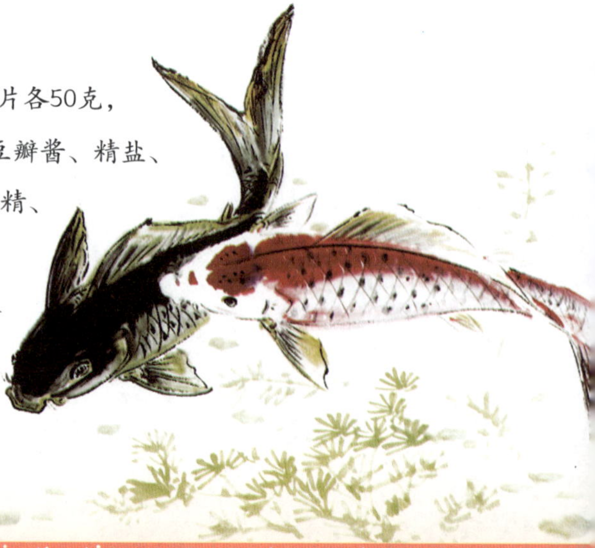

食谱原料： 鲫鱼1条，红辣椒、玉兰片各50克，猪五花肉、白扁豆各100克，木耳50克，豆瓣酱、精盐、黄酒、白糖、酱油、葱段、姜丝、蒜、味精、淀粉各适量。

制作方法： 1.将鲫鱼去鳞、挖鳃，从鲫鱼腹外边顺长开3厘米左右长的口，取出内脏，洗净备用。

2.把初步加工的鲫鱼剁去胸鳍、背鳍的1/3，修齐尾鳍，洗净，鱼身两面顺长解两刀，沥干水分，用精盐少许，黄酒腌制入味。

3.红辣椒一破四。

4.玉兰片浸发，洗净，切成大柳叶片。

5.葱段、蒜瓣花刀剞上十字纹。

6.猪五花肉切成鸡冠形，与加工好的白扁豆、木耳一起放盘内待用。

7.炒锅放旺火上，添入熟猪油，将鱼上拌匀干淀粉下锅煎制，待两面煎黄，起锅沥油。

8.用锅内余油将豆瓣酱炒熟，煸好红辣椒、玉兰片、木耳、白扁豆，盛入盘内待用。

9.鱼排到锅垫上，放入锅内，加入煸好的配料、豆瓣酱添入头汤500毫升，下入精盐适量、黄酒、白糖、酱油、葱段、姜丝、蒜，移至小火烧制。

10.待鱼烧透，下入味精，起锅装盘内即成。

营养小秘密

本品用于补虚养身调理、营养不良调理和健脾开胃调理。

薏米炖鸡

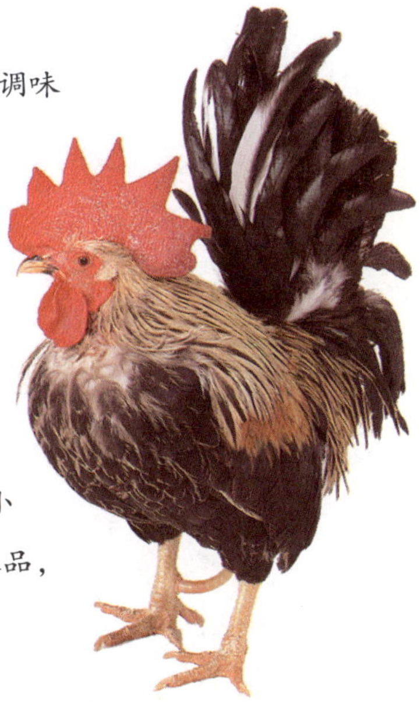

食谱原料：瘦鸡1只，薏米1两，冬菇3朵，白菜、调味品各适量。

制作方法：1.薏米预先浸泡1夜，然后洗干净，备用；冬菇浸泡变软后清洗干净，去蒂，备用；白菜洗净，备用。

2.鸡收拾好，洗干净，放入沸水中煮片刻，然后取出放在清水中冲干净。

3.把鸡放入炖锅内，加入适量的开水，炖约1.5个小时；放入冬菇、薏米，再炖1.5个小时；放入白菜和调味品，继续炖一会儿即可出锅。

营养小秘密

本品滋养美容。薏米能柔美肌肤，消除关节和肌肉的疼痛，更可益补，孕妈妈吃了薏米炖鸡有滋养强壮的作用，还能美容。

海带排骨汤

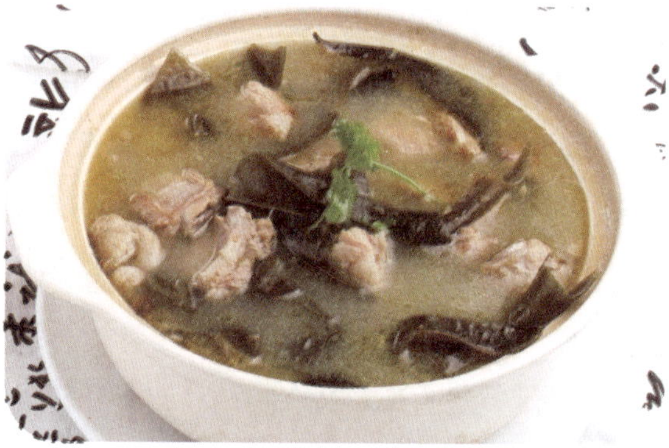

食谱原料：海带200克，排骨300克，蜜枣2颗，黄豆30克，姜片5克，盐、鸡粉、麻油适量。

制作方法：1.将排骨洗净，斩成长8厘米的段，放入滚水中煮1分钟，取出待用。海带洗净，切成丝状。

2.将全部材料放入煲内，加水1000克，先用猛火煲半小时，再转用慢火煲2小时，最后放入调料拌匀便成。

营养小秘密

海带含有丰富的钙、碘等营养物质。排骨含有大量的蛋白质、脂肪及钙、磷等。这款菜品有软坚散结、补虚利水、强筋壮骨的作用。孕妈妈常食，有利于胎儿大脑的正常发育。

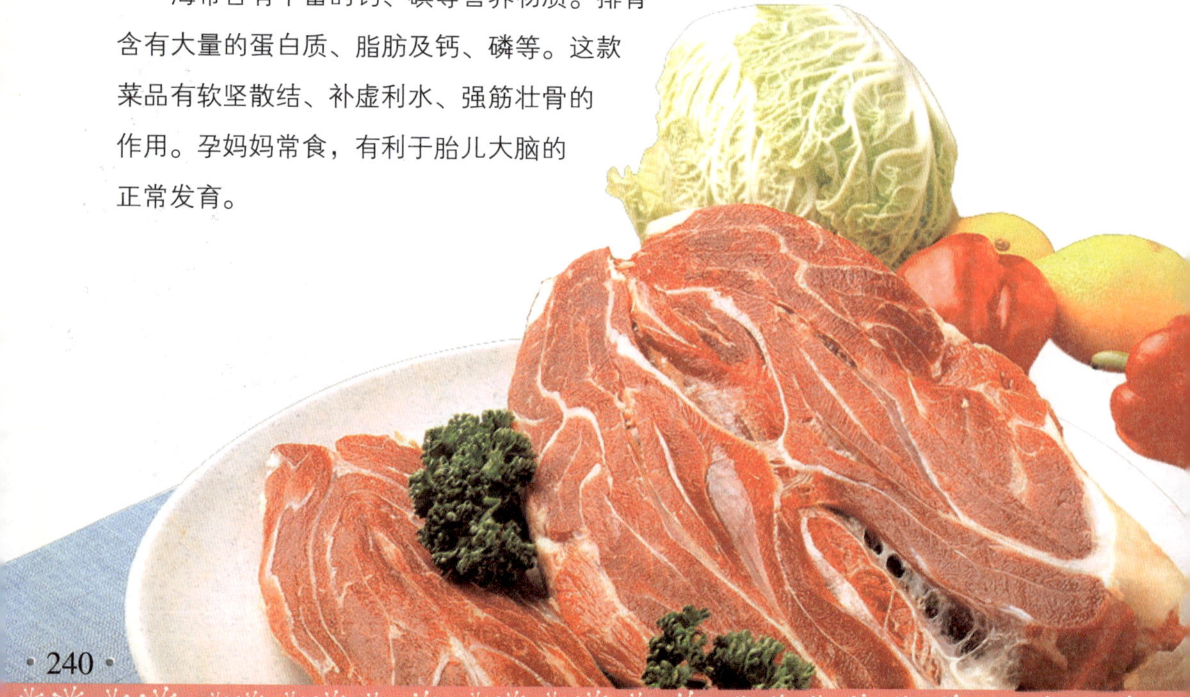

第39周 吃饱吃好，储备体能

本周重点营养素
This Week´s Major Nutrients

孕晚期，最需要哪些营养？

首先是蛋白质，孕期孕妈妈除了每天摄入45克蛋白质满足母体营养外，还应额外摄入6克。其次是碳水化合物，多食用富含淀粉的食物（如土豆），少食含蔗糖较多的食物，这些热量供给孕妈妈平时的活动及机体的消耗，还供给胎儿活动及新陈代谢所需要的能量。脂肪，尽管不宜多食脂类，但一点不吃也不可取。另外非常重要的是维生素，要保持健康，人体需要多种维生素（如维生素B、维生素C）。但动物肝脏含大量维生素，多吃会引起许多疾病，应避免食用。矿物质也是人体必需的，如人体各种化学变化都离不开铁元素，铁还是构成血红蛋白的主要成分。

本周营养饮食方案
This Week´s Nutrient-Rich Way of Eating

孕晚期补蛋白质，产后奶水多

一般女性平均每天需蛋白质约60克。但女性在怀孕期，蛋白质的需要量增加，以满足胎儿生长的需要。通常，机体对蛋白质的需求是随着妊娠期的延长而增加的，在怀孕的早、中、晚期，孕妈妈每天应分别额外增加蛋白质5克、15克和20克。要注意，必须增加优质蛋白质的摄入量，即多食鱼、蛋、奶及豆类制品。相比较而言，动物性蛋白质在人体内吸收利用率较高，而大豆和豆制品等植物性蛋白质吸收利用率较差。怀孕晚期孕妈妈需要储备一定量的蛋白质，以供产后的乳汁分泌。

如果蛋白质摄入不足，会导致孕妈妈体质下降，胎儿生长变慢，而且孕妈妈产后身体常出现恢复不良、乳汁稀少等现象，对母子的身体都不利。因此，孕妈妈应根据不同时期的需要，合理摄入蛋白质。

素食的孕妈妈必须吃肉吗

有些女性怀孕前就吃素，而有些女性怀孕后一见到肉就恶心，对于这些孕妈妈而言，只要仔细选择搭配合理、营养丰富的食品，吃素食完全可行。

吃素的孕妈妈一定要保证摄入的热量能满足怀孕的需要，因为素食所能提供的热量明显要比肉类少。如果热量摄入不足，身体就会分解自身的蛋白质，从而影响孕妈妈自身及宝宝的生长发育。同时，孕妈妈还应注意食物的营养价值，多吃些富含维生素、微量元素的新鲜蔬菜、豆类、干果、麦芽等。

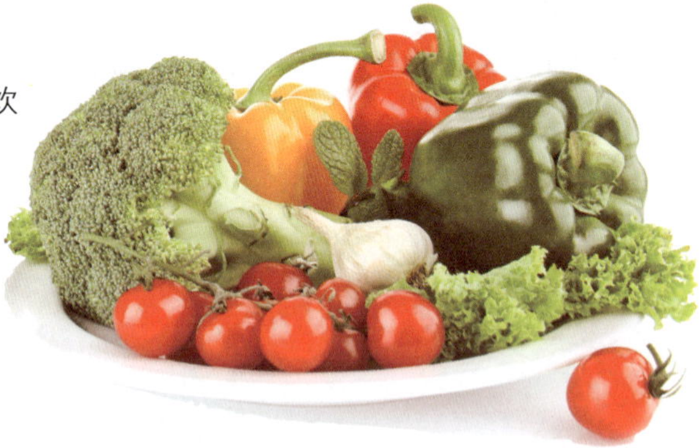

如果是纯素型，只要能保证饮食的品种及用量合理，也可以保证孕期的营养需求。而蔬菜素食型和水果素食型是不能满足孕妈妈和宝宝的营养需要的，这一点一定要引起注意。

孕晚期饮食注意事项

为了储备分娩时消耗的能量，孕妈妈应该多吃富含蛋白质、糖类等能量较高的食品，还要注意食物口味清淡、易于消化。蜂蜜是糖类物质精品，含有多种氨基酸、维生素A、维生素D、维生素E、泛酸及肌醇等营养素，不仅能补充孕妈妈所需的营养素，还是大脑的天然增补剂。因为，大脑细胞所需的营养在蜂蜜中含量是最高的，同时还可以有效预防或改善妊娠高血压综合征、妊娠贫血、妊娠合并肝炎、痔疮、便秘以及失眠等疾病。

饮食要平衡，适当增加一些副食品的种类及数量。提倡加食鸡蛋，每天1~2个，蛋类富含蛋白质、钙及各种维生素。多吃蔬菜水果、动物的肝脏、海带等，以补充维生素A及维生素C及钙、铁。多吃豆类、花生及芝麻等富含维生素B、维生素C、铁和钙的食品。适当吃些杂粮，如杂合面、小米、玉米，补充维生素B。

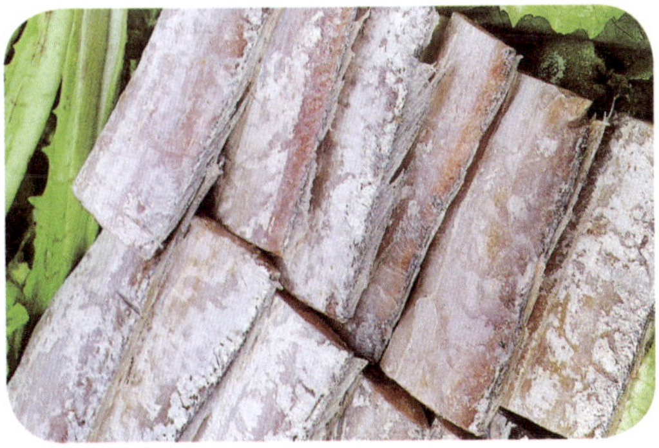

每日膳食要注意“两搭配，一注重”：两搭配——粗细粮搭配，荤素菜搭配；一注重——注重“早餐吃得好，午餐吃得饱，晚餐吃得少”。

妊娠后，随着孕月的增加，孕妈妈对营养的需求随之加大，到孕后期可能每日需要进餐5次以上，以“少食多餐”为原则。

注意：不能吃过多的脂肪及碳水化合物；严格控制食盐量（5克/天）；及时补充含钙丰富的虾皮、骨头汤、海带、紫菜等；不宜多吃水果，一天一个即可。

贫血：可吃猪肝或黑木耳，每次少量，每周2～3次。

高血压者：少吃蛋黄及不含鳞的鱼类（带鱼、鳗鱼、鳝），多吃低脂低蛋白食物。

本周饮食禁忌

禁忌提醒

此期孕妈妈进餐的次数每日可增至5餐以上，以“少食多餐”为原则，应选择体积小、营养价值高的食物，如动物性食品等，少吃营养价值低而体积大的食物，如土豆、红薯等。为了储备分娩时消耗的能量，孕妈妈应多吃富含蛋白质、糖类等热量较高的食品，还要注意食物口味清淡、易于消化。

本周营养食谱
This Week's Diet Plan

羊肉冬瓜汤

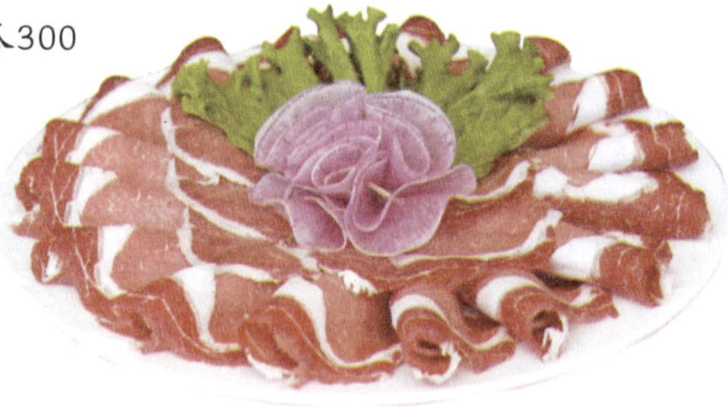

食谱原料：羊肉片100克，冬瓜300克，植物油、香油、葱末、姜末、盐、鸡精各适量。

制作方法：1.冬瓜去皮、瓤，洗净，切成薄片；羊肉片用盐、鸡精、葱末、姜末拌匀腌渍5分钟。

2.锅内倒油烧热后放入冬瓜略炒，加适量清水，加盖烧沸；向烧沸的锅中加入腌渍好的羊肉片，煮熟后加香油即可。

营养小秘密

羊肉甘温，有补虚祛寒、温补气血、开胃健力之功效；冬瓜性寒味甘，有很好的利尿消肿的功效，对怀孕晚期出现水肿及小便短赤的孕妈妈，有一定疗效。

荔枝鸡翅

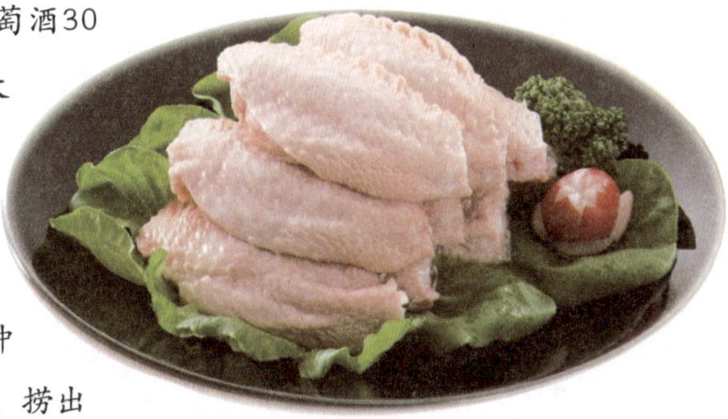

食谱原料：鸡翅500克，红葡萄酒30克，盐2克，味精1克，冰糖2克，大葱3克，姜3克，花椒2克，料酒5克，胡椒粉1克，植物油15克。

制作方法：1.鸡翅中折为两截，用盐、料酒、胡椒粉码味30分钟至1小时后放入沸水煮，并去除浮沫，捞出待用。

2.葱切长段，姜切片，锅内放油烧热，葱姜略炒，加入冰糖汁、红葡萄酒、盐、花椒，烧沸后放入鸡翅，用小火慢慢煨约1小时，待汁浓肉熟时，拣去葱、姜，加入味精炒匀，起锅装盘即可。

营养小秘密

此品适合孕晚期孕妈妈。鸡翅中含有大量可强健血管、滋润皮肤的成胶原及弹性蛋白质，对于血管、皮肤及内脏颇具好处。翅膀内含有大量维生素A，远远超过青椒。对视力、生长、上皮组织及骨骼的发育、精子的生成和胎儿的生长发育都是必需的。

豉汁贵妃蚌

食谱原料：贵妃蚌500克，蒜、豆豉、红椒粒、葱各适量。

制作方法：1.以小刀除去贵妃蚌一边壳，取出肠脏，洗净滴干水分，排在碟上。

2.蒜肉、豆豉剁茸，用一汤匙油慢火爆香，盛起，加入调味料及红椒粒拌匀，淋在贵妃蚌上，撒上葱粒，隔水蒸5分钟取出，倒入豉汁，淋上少许滚油，即可趁热食。

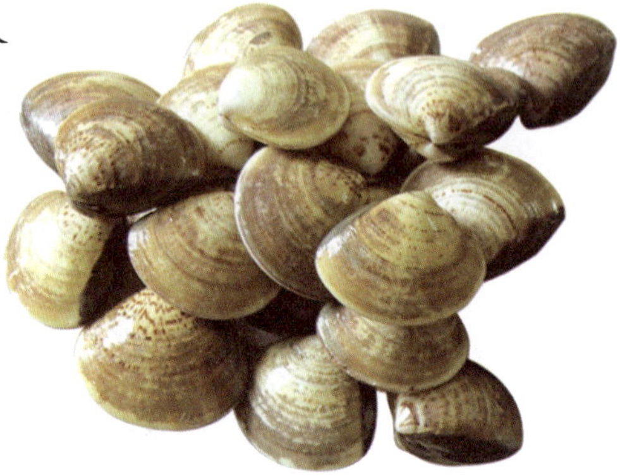

营养小秘密

此品含有丰富的蛋白质，能帮助孕妈妈补充所需要的蛋白质。

砂仁馒头

食谱材料：砂仁、白糖、熟猪油各适量，馒头粉200克。

制作方法：1.砂仁去壳洗净烘干，研成细末砂仁。

2.将白糖、砂仁末、熟猪油、馒头粉一起加水和成面团，分成20份，自定形状，上笼蒸约10分钟即可。

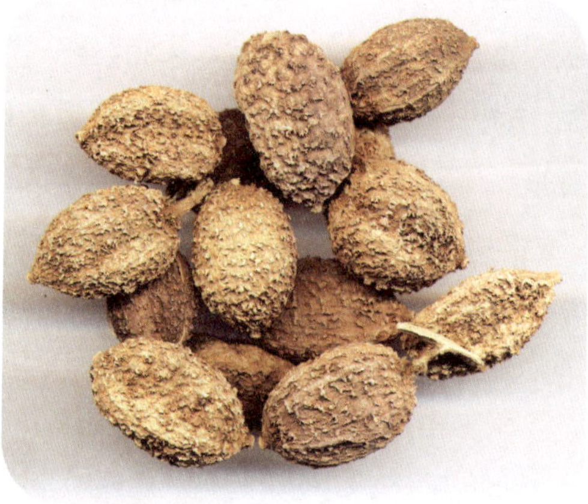

营养小秘密

此馒头具有开胃健脾，温中化湿，安胎的功效。

莲藕红枣章鱼猪手汤

食谱原料：红枣6～8颗，绿豆50克，章鱼干1只，莲藕50克，猪手500克，酱油、精盐适量。

制作方法：1.红枣去核洗净，绿豆洗净，二者一同用清水浸泡片刻。

2.章鱼干洗净，用温开水浸泡半小时。

3.莲藕洗净去节，切成块状。

4.猪手洗净，与上述食材放置在瓦煲内，先用大火煮沸，后用小火煲两个半小时。

5.捞起莲藕，把猪手切块状，拌入酱油调味供佐餐用。汤水调入适量精盐即可。

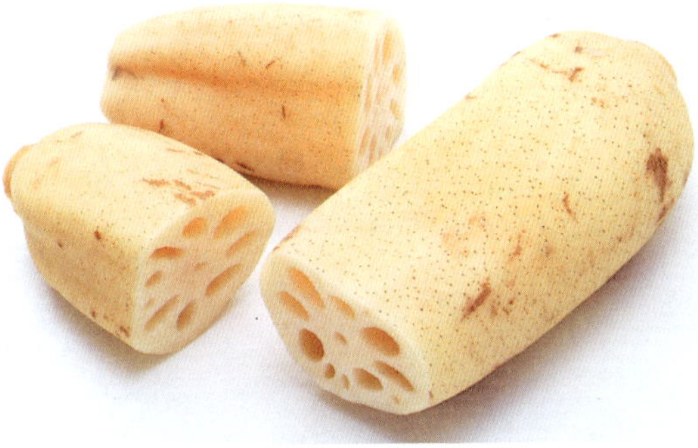

营养小秘密

催乳、养血、健骨。此汤气味香浓、可口，具有补中益气、养血健骨的作用，营养又开胃，同时又能养血、滋润肌肤，还有催乳的作用。

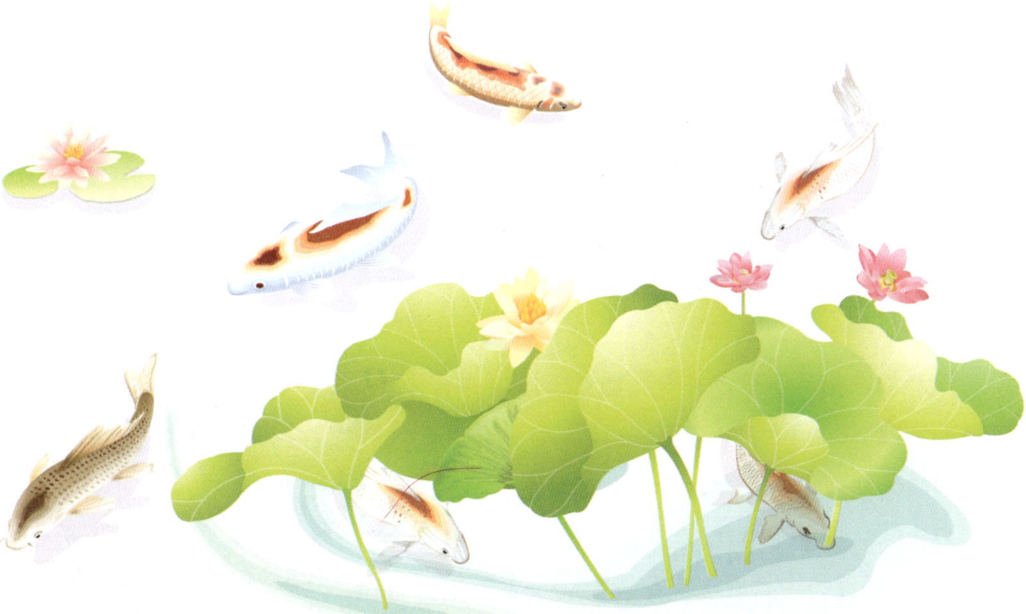

第40周 分娩前的助产食谱

本周重点营养素
This Week´s Major Nutrients

如果孕妈妈要给宝宝哺乳做准备，要尽量保证每天80~100克的蛋白质摄入量。产前可以常喝莲藕、红枣、章鱼干、绿豆、猪手一起煲的汤。莲藕性平，健脾开胃，益血生肌；红枣性温，补脾和胃，益气生津。临产前还可以准备一些容易消化吸收、少渣、可口味鲜的食物，如面条鸡蛋汤、面条排骨汤、牛奶、酸奶、巧克力等食物，同时注意补充水分，让自己吃饱吃好，为分娩准备足够的能量。否则吃不好睡不好，紧张焦虑，容易导致疲劳，将可能引起宫缩乏力、难产、产后出血等危险情况。

本周营养饮食方案
This Week´s Nutrient-Rich Way of Eating

产前吃巧克力好

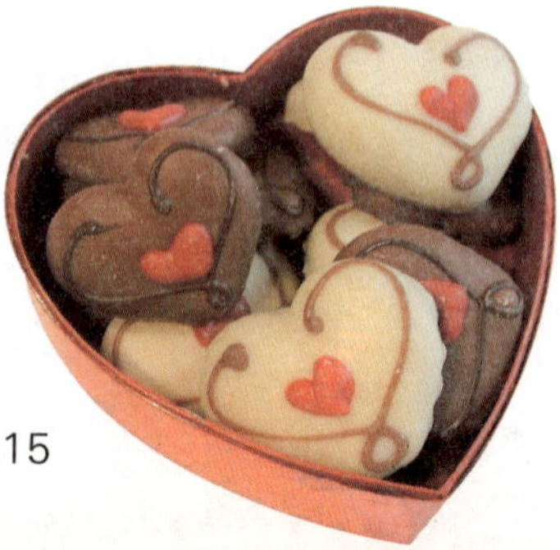

产妇在临产前要多补充些能量，以保证有足够的力量，屏气用力，顺利分娩。很多营养学家和医生都推荐巧克力，认为它可以充当“助产大力士”，并将它誉为“分娩佳食”。据测定，每100克巧克力中含有碳水化合物50余克，蛋白质15

克，还有微量元素、维生素、铁和钙等。它符合产妇生理需要的两个特点：一是含有能很快被产妇吸收利用的优质碳水化合物，其被吸收利用的速度是鸡蛋的5倍；二是它富含产妇十分需要的微量元素和维生素、铁及钙等。它们不但可以加速产道创伤的恢复，还可促进母乳的分泌与增加母乳的营养成分。因此，产前让产妇适当多吃些巧克力，对母亲与婴儿都是十分有益的。

间歇进食补充体力

由于阵阵发作的宫缩，孕妈妈往往不能好好进食。这时候，孕妈妈应在宫缩间歇期见缝插针地补充一些食物。

临产期间，因为宫缩的干扰及睡眠的不足，产妇胃肠道分泌消化液的能力降低，蠕动功能也减弱，吃进的食物从胃排到肠里的时间也由平时的4小时增加至6小时左右，极易存食。因此，产妇最好不要吃不易消化的油炸或油腻食物。临产饮食应以富于糖分、蛋白质、维生素、易消化的食物为主。可根据产妇自己的爱好，选择蛋糕、面汤、稀饭、肉粥、藕粉、点心、牛奶、果汁、巧克力等多种饮食。机体需要的水分可由果汁、水果、糖水及白开水补充。产妇既不可过于饥渴，也不能暴饮暴食，要少吃多餐。

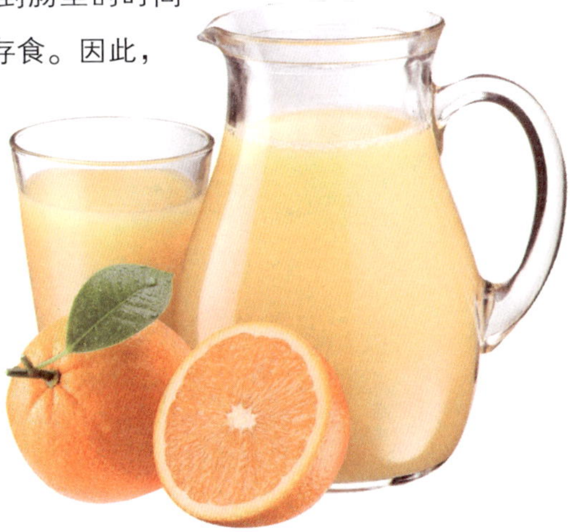

产前吃花胶产后恢复快

“鲍、参、翅、肚”是公认的高档菜式，鲍、参、翅很多人都知道是何物，但是肚是什么东西呢？肚其实就是广东人说的花胶，也就是鱼肚，是鱼鳔的干制品，富含胶质，因此又叫做花胶。

花胶不仅是筵席名菜，还有相当的滋补作用和药用价值。花胶含有丰富的蛋白质、胶质等，有滋阴、固肾的功效，可助人体迅速消除疲劳，对外科手术病人伤口的恢复也有一定帮助。一般来说，孕妈妈从怀孕4～5个月开始便可食用花胶，临生产前多吃几次，更能有利于新妈妈的产后恢复。

合理营养为胎儿和分娩做最后准备

摄入充足的维生素

孕晚期需要充足的水溶性维生素，尤其是维生素B_1，如缺乏则易引起呕吐、倦怠等症状，导致分娩时子宫收缩乏力，所以孕妈妈要多吃富含维生素B_1的粗粮。

供给充足的必需脂肪酸

孕晚期是胎儿大脑细胞发育的高峰期，需要补充充足的必需脂肪酸，以满足胎儿大脑发育所需。孕妈妈可多吃海鱼。

储备热能

孕晚期孕妈妈的热能供给量与孕中期相同，不需要补充过多，尤其在孕晚期最后1个月，要适当限制饱和脂肪和碳水化合物的摄入，以免胎儿过大，影响分娩。

增加蛋白质的摄入

孕晚期是蛋白质在孕妈妈体内储存相对较多的时期，其中胎儿约存留170克，母体存留约为375克，这要求孕晚期膳食蛋白质供给比未孕时每日增加25克，应多摄入动物性食物和大豆类食物。

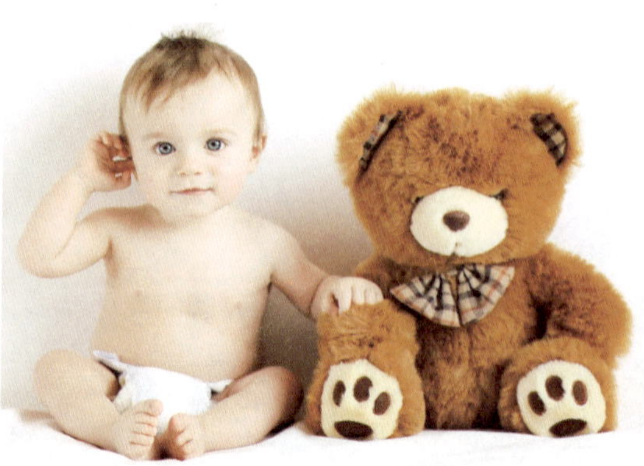

增加钙和铁的摄入

胎儿体内的钙一半以上是在孕晚期储存的，孕妈妈应每日摄入1500毫克的钙，同时补充适量的维生素D。胎儿的肝脏在孕晚期以每天5毫克的速度储存铁，直至出生时达到300～400毫克的铁质，孕妈妈应每天摄入铁28毫克，可多吃动物肝脏等。

孕妈妈产前应多吃助产食品

孕妈妈在产前应该多吃些助产类的食品，这样能有助于顺利分娩。

畜禽血：如猪、鸭、鸡、鹅等动物血液中的蛋白质被胃液和消化酶分解后，会产生一种具有解毒和滑肠作用的物质，可与侵入人体的粉尘、有害金属元素发生化学反应，变为不易被人体吸收的废物而排出体外。

海带：对放射性物质有特别的亲和力，其胶质能促使体内的放射性物质随大便排出，从而减少积累和减少诱发人体机能异常的物质。

海鱼：含多种不饱和酸，能阻断人体对香烟的反应，并能增强身体的免疫力。海鱼更是补脑佳品。

豆芽：贵在“发芽”，无论黄豆、绿豆，豆芽中所含的多种维生素能够消除身体内的致畸物质，并且能促进性激素的生成。

鲜果、鲜菜汁：能解除体内堆积的毒素和废物，把积累在细胞中的毒素溶解并由排泄系统排出体外。

临产前的饮食原则

临产孕妈妈应该吃高蛋白、半流质、新鲜而且味美的食品，诸如鸡蛋、牛奶、瘦肉、鱼虾和大豆制品等。同时，食物要少而精，防止胃肠道充盈过度或胀气，以便顺利分娩。另外由于分娩过程中消耗水分较多，因此，临产前应吃含水分较多的半流质软食，如面条、大米粥等。民间的习惯是在临产前给产妇吃白糖（或红糖）卧鸡蛋或一碗肉丝面、鸡蛋羹等。这些都是临产前较为适宜的饮食。应该注意的是，临产前不宜吃太过油腻的油煎、油炸食品。

为满足产妇对热量的需要，临产前可适当吃一些巧克力（不宜过多）。因巧克力含脂肪和糖丰富，热量高，尤其对于那些吃不下食物的临产妇更为适宜。

中医学认为，当孕妈妈进入临产阶段以后，在饮食调节上应采取利窍滑胎的方法，这对于促进分娩、缩短产程、减少产痛有积极的作用。尤其是初产妇、胎体偏大或产窍涩滞者，更为重要。这方面的食物有：冬葵叶、苋菜、马齿苋、牛乳、蜂蜜、慈姑、兔脑等。

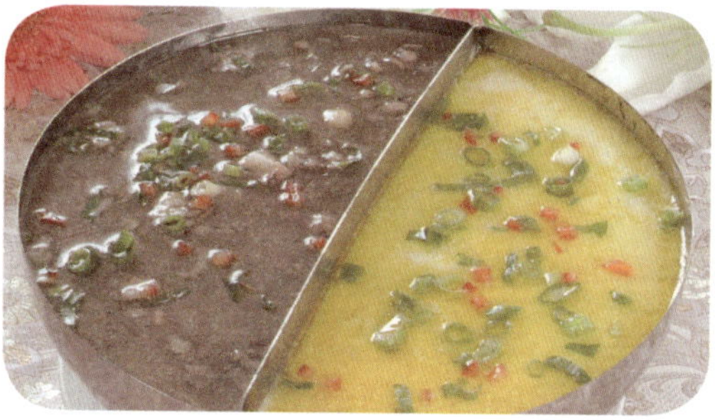

本周注意事项

临产时饮食要注意什么

临产时产妇应进食高能量易消化的食物，如牛奶、巧克力糖及自己喜欢的饭菜。如果实在因宫缩太紧，很不舒服而不能进食时，也可通过输入葡萄糖、维生素来补充能量。总之，为了孩子及产妇自己的健康，临产时注意饮食是很必要的。

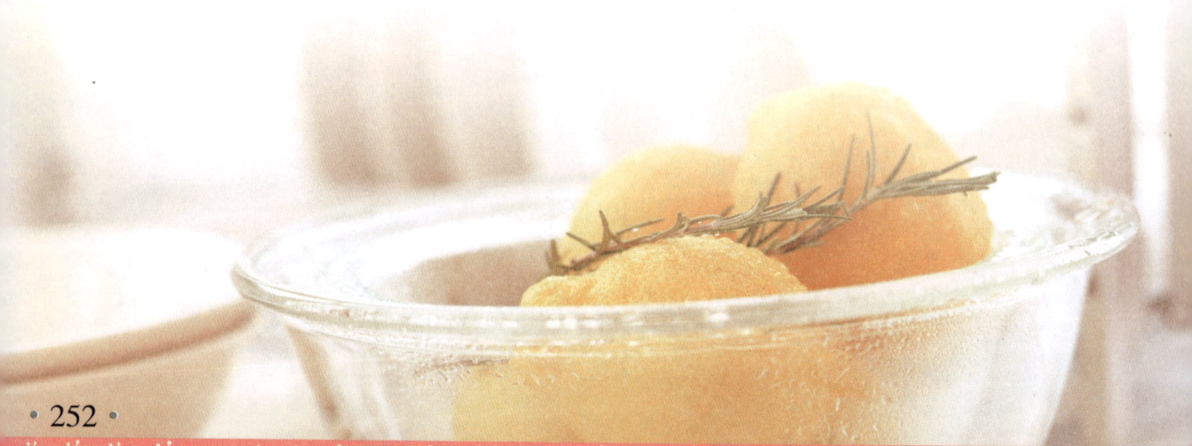

本周营养食谱
This Week's Diet Plan

茄泥肉丸

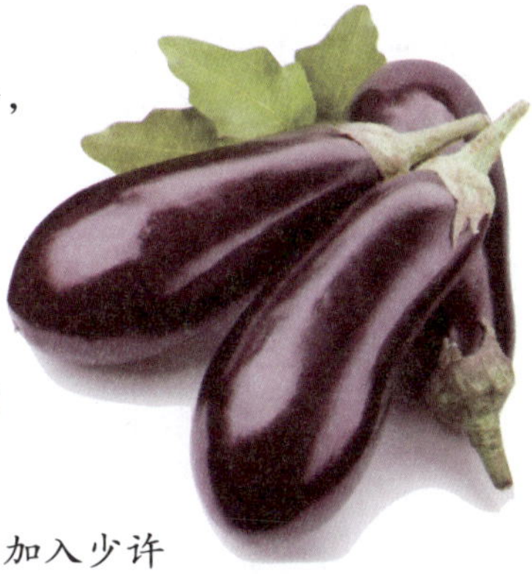

食谱原料：猪肉100克，茄子500克，鸡蛋2个，葱、姜、酱油、酒、盐、胡椒粉、淀粉各适量。

制作方法：1.葱洗净拍碎；姜5片拍碎浸泡于一碗冷水中。

2.猪肉绞碎放入大碗，加入酱油、酒、盐、胡椒粉及淀粉，仔细拌匀。

3.茄子洗净切条，隔水蒸约20分钟熟软取出，加入少许葱、姜汁水，捣成泥状，拌入肉泥中，同一方向搅拌至糊状。

4.鸡蛋打在碗内调匀，茄泥肉酱挤起小丸。

5.烧热油锅，将茄泥肉丸蘸蛋液粘上生粉炸，先用中火炸，后改小火炸熟内部，起锅前，再用大火炸脆外皮，捞起放于盘中即成。

营养小秘密

孕晚期的孕妈妈宜食用一些易消化食物、少渣、可口味鲜的食物，同时注意补充水分，让自己吃饱吃好，为分娩准备足够的能量。猪肉纤维较为细软，结缔组织较少，做成肉丸更易消化，而且味道可口，十分适合孕妈妈食用。

肉苁蓉海参炖瘦肉

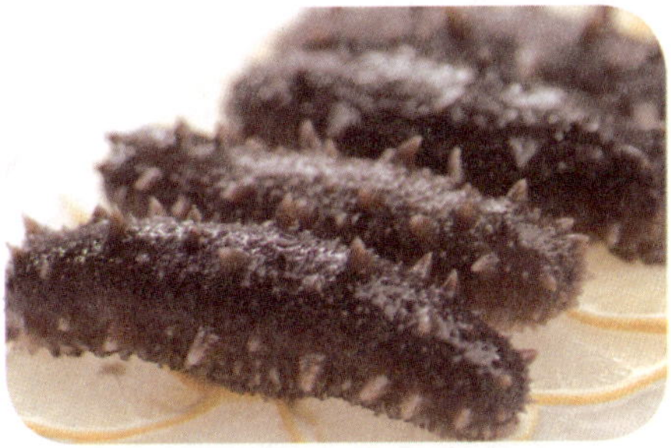

食谱原料：猪瘦肉、肉苁蓉、海参、枸杞各50克，盐、味精各适量。

制作方法：1.肉苁蓉洗净，浸软；海参浸发，洗净，切丝；枸杞洗净；猪瘦肉洗净，切块。

2.把猪瘦肉、肉苁蓉、海参、枸杞放入炖盅内，加开水适量，炖盅加盖，文火隔水炖3～4小时，加入盐、味精调味即可。

营养小秘密

猪肉含有丰富的优质蛋白质和必需的脂肪酸，并提供血红素（有机铁）和促进铁吸收的半胱氨酸，能改善缺铁性贫血；海参含胆固醇低，脂肪含量相对少，对高血压、冠心病、肝炎等病人及老年人堪称食疗佳品，常食对治病强身很有益处。此炖菜具有补肾益精、养血润肠的作用，是孕期的一道美食。

紫苋菜粥

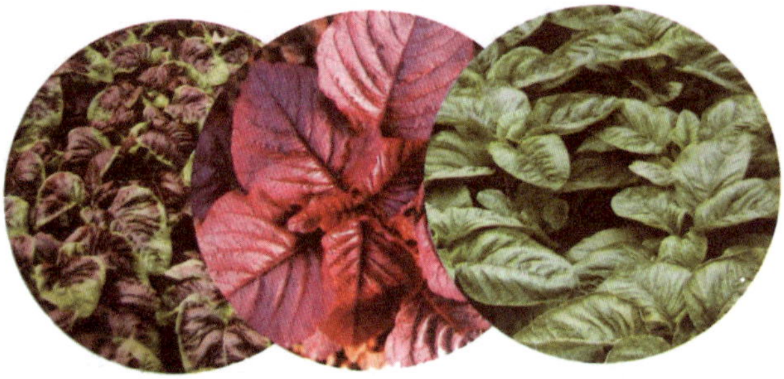

食谱原料：紫苋菜250克，大米100克，香油、精盐、鸡精各适量。

制作方法：1.将紫苋菜择洗干净，切成细丝。

2.将大米淘洗干净，放入锅内，加清水适量，置于火上，煮至粥成时，加入香油、紫苋菜、精盐、鸡精，再煮半分钟即成。

营养小秘密

临盆前的保健餐。此粥具有清热止痢、顺胎产的作用。特别是产妇临盆时进食，能利窍、滑胎、易产。

木瓜炖牛排

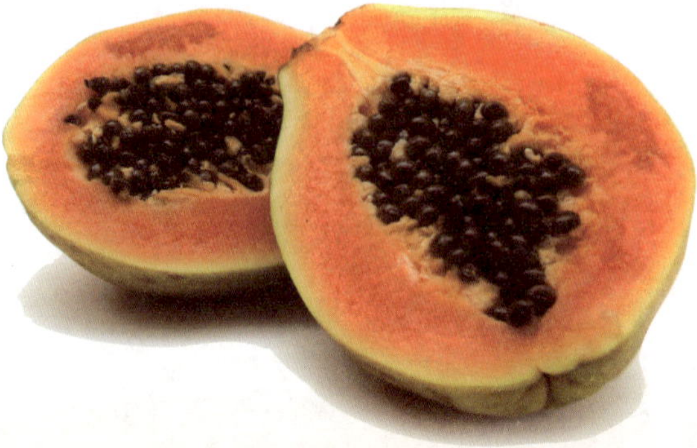

食谱原料：木瓜1个，牛排300克，蒜末、蚝油、高汤、料酒、精盐各适量。

制作方法：1.用精盐、料酒等将牛排

先腌制4小时，再将牛排切成条状；木瓜洗净，切成条状。

2.用蒜末将油锅爆香后，将牛排下锅，再加入蚝油、高汤和少许料酒，大火煮开后改小火炖煮。

3.肉快烂熟时，加入木瓜，搅拌至熟。

营养小秘密

这道菜具有催乳、增体力的功效。木瓜中含有一种酵素，能消化蛋白质，有利于胃肠的消化和吸收。木瓜中的木瓜蛋白酶，对乳腺发育很有益，催乳的效果显著，可以预防产后少奶。

绿豆薏米粥

食谱原料：绿豆50克，薏米50克，大米50克。

制作方法：1.将薏米、绿豆洗净，用清水浸泡数小时。

2.将绿豆、薏米、大米倒入锅中。加入比米多10倍的清水，大火煮开后，改小火煮透。

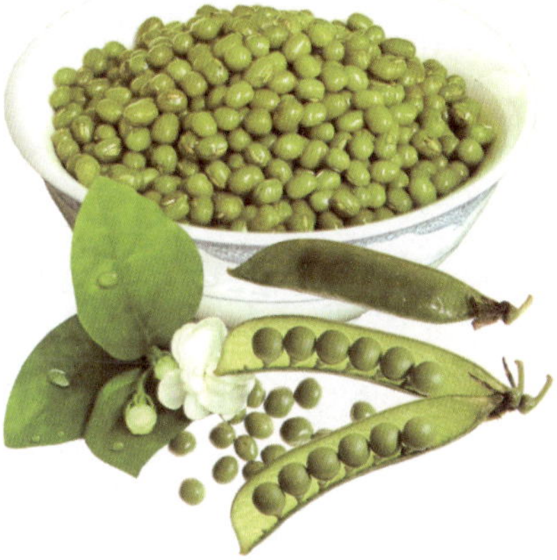

营养小秘密

此粥易被消化吸收，可减轻胃肠负担、增强体质。薏米有利胎的功效，孕妈妈食用可以帮助顺利生产。

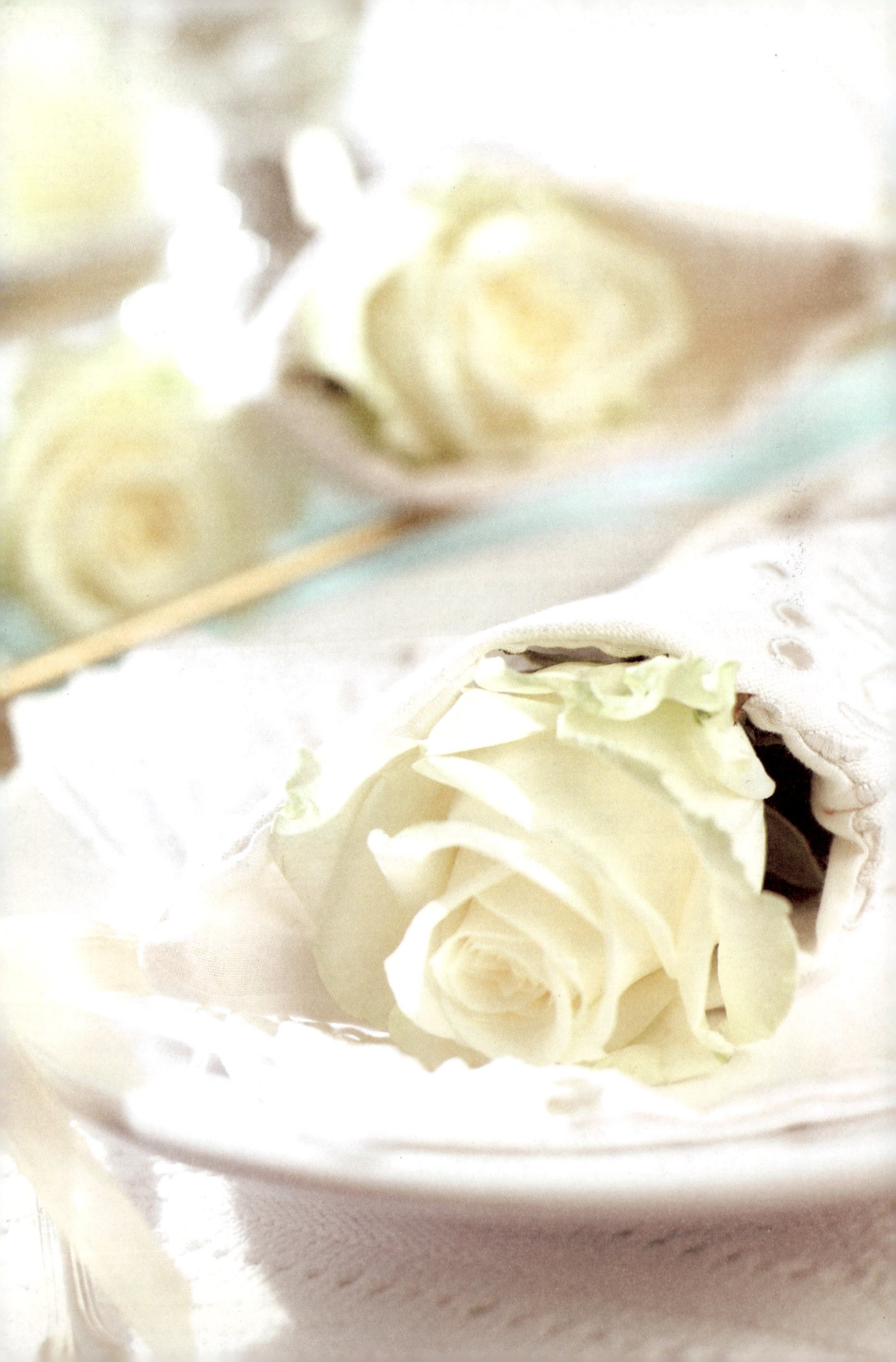